全国中医药行业高等职业教育"十四五"规划教材
全国高等医药职业院校规划教材（第六版）

医学心理学

（第三版）

（供中医学、临床医学、针灸推拿、中医骨伤、中药学、康复治疗技术等专业用）

主 编 范国正

全国百佳图书出版单位
中国中医药出版社
·北 京·

图书在版编目（CIP）数据

医学心理学 / 范国正主编 . -- 3 版 . -- 北京 : 中国中医药出版社 , 2025. 8. -- (全国中医药行业高等职业教育“十四五”规划教材).

ISBN 978-7-5132-9302-0

Ⅰ. R395.1

中国国家版本馆 CIP 数据核字第 2025PJ8354 号

融合教材服务说明

全国中医药行业职业教育“十四五”规划教材为新形态融合教材，各教材配套数字教材和相关数字化教学资源（PPT 课件、视频、复习思考题答案等）仅在全国中医药行业教育云平台“医开讲”发布。

资源访问说明

到“医开讲”网站（jh.e-lesson.cn）或扫描教材内任意二维码注册登录后，输入封底“激活码”进行账号绑定后即可访问相关数字化资源（注意：激活码只可绑定一个账号，为避免不必要的损失，请您刮开序列号立即进行账号绑定激活）。

联系我们

如您在使用数字资源的过程中遇到问题，请扫描右侧二维码联系我们。

中国中医药出版社出版

北京经济技术开发区科创十三街 31 号院二区 8 号楼

邮政编码　100176

传真　010-64405721

保定市西城胶印有限公司印刷

各地新华书店经销

开本 850 × 1168　1/16　印张 15.5　字数 417 千字

2025 年 8 月第 3 版　2025 年 8 月第 1 次印刷

书号　ISBN 978 – 7 – 5132 – 9302 – 0

定价　59.00 元

网址　www.cptcm.com

服务热线　010-64405510

购书热线　010-89535836

维权打假　010-64405753

微信服务号　zgzyycbs

微商城网址　https://kdt.im/LIdUGr

官方微博　http://e.weibo.com/cptcm

天猫旗舰店网址　https://zgzyycbs.tmall.com

如有印装质量问题请与本社出版部联系（010-64405510）

全国中医药行业高等职业教育“十四五”规划教材
全国高等医药职业院校规划教材（第六版）

《医学心理学》编委会

主　审

徐传庚（山东中医药高等专科学校）

主　编

范国正（娄底职业技术学院）

副主编

李明芳（重庆三峡医药高等专科学校）
李红梅（滨州职业学院）
张　帆（山东中医药高等专科学校）
李亚南（湖北中医药高等专科学校）
陈庆佳（广东江门中医药职业学院）

编　委（以姓氏笔画为序）

王丰盛（长沙卫生职业学院）
王亚娟（甘肃中医药大学）
付驿晴（娄底职业技术学院）
汤　楚（湖南中医药高等专科学校）
李　陟（赣南卫生健康职业学院）
杨红玲（天津中医药大学）
吴　静（中南大学湘雅医院）
张艾丽（甘肃卫生职业学院）
周特飞（娄底市第一人民医院）
胡瑞平（濮阳医学高等专科学校）
高婷婷（山西卫生健康职业学院）
郭嘉一（南阳医学高等专科学校）
涂瑞琪（江西中医药高等专科学校）
黄　伟（昆明卫生职业学院）
曹　莉（湖南环境生物职业技术学院）
程　琳（南阳理工学院张仲景国医国药学院）
薛锦莲（江苏医药职业学院）
霍静静（毕节医学高等专科学校）

学术秘书（兼）

付驿晴（娄底职业技术学院）

全国中医药行业高等职业教育“十四五”规划教材
全国高等医药职业院校规划教材（第六版）

《医学心理学》
融合出版数字化资源编创委员会

主　审

徐传庚（山东中医药高等专科学校）

主　编

范国正（娄底职业技术学院）

副主编

李明芳（重庆三峡医药高等专科学校）　　李红梅（滨州职业学院）
张　帆（山东中医药高等专科学校）　　李亚南（湖北中医药高等专科学校）
陈庆佳（广东江门中医药职业学院）

编　委（以姓氏笔画为序）

王丰盛（长沙卫生职业学院）　　王亚娟（甘肃中医药大学）
付驿晴（娄底职业技术学院）　　汤　楚（湖南中医药高等专科学校）
李　陟（赣南卫生健康职业学院）　　杨红玲（天津中医药大学）
吴　静（中南大学湘雅医院）　　张艾丽（甘肃卫生职业学院）
周特飞（娄底市第一人民医院）　　胡瑞平（濮阳医学高等专科学校）
高婷婷（山西卫生健康职业学院）　　郭嘉一（南阳医学高等专科学校）
涂瑞琪（江西中医药高等专科学校）　　黄　伟（昆明卫生职业学院）
曹　莉（湖南环境生物职业技术学院）　　程　琳（南阳理工学院张仲景国医国药学院）
薛锦莲（江苏医药职业学院）　　霍静静（毕节医学高等专科学校）

学术秘书（兼）

付驿晴（娄底职业技术学院）

前 言

“全国中医药行业高等职业教育‘十四五’规划教材”是为贯彻党的二十大精神和习近平总书记关于职业教育工作和教材工作的重要指示批示精神，落实《中医药发展战略规划纲要（2016—2030年）》等文件精神，在国家中医药管理局领导和全国中医药职业教育教学指导委员会指导下统一规划建设的，旨在提升中医药职业教育对全民健康和地方经济的贡献度，提高职业技术院校学生的实践操作能力，实现职业教育与产业需求、岗位胜任能力严密对接，突出新时代中医药职业教育的特色。鉴于由中医药行业主管部门主持编写的“全国高等医药职业院校规划教材”（三版以前称“统编教材”）在2006年后已陆续出版第三版、第四版、第五版，故本套“十四五”行业规划教材为第六版。

中国中医药出版社是全国中医药行业规划教材唯一出版基地，为国家中医、中西医结合执业（助理）医师资格考试大纲和细则、实践技能指导用书，全国中医药专业技术资格考试大纲和细则唯一授权出版单位，与国家中医药管理局中医师资格认证中心建立了良好的战略伙伴关系。

本套教材由50余所开展中医药高等职业教育的院校及相关医院、医药企业等单位，按照教育部公布的《高等职业学校专业教学标准》内容，并结合全国中医药行业高等职业教育“十三五”规划教材建设实际联合组织编写。本套教材供中医学、中药学、针灸推拿、中医骨伤、中医康复技术、中医养生保健、护理、康复治疗技术8个专业使用。

本套教材具有以下特点：

1. 坚持立德树人，融入课程思政内容和党的二十大精神。把立德树人贯穿教材建设全过程、各方面，体现课程思政建设新要求，发挥中医药文化的育人优势，推进课程思政与中医药人文的融合，大力培育和践行社会主义核心价值观，健全德技并修、工学结合的育人机制，努力培养德智体美劳全面发展的社会主义建设者和接班人。

2. 加强教材编写顶层设计，科学构建教材的主体框架，打造职业行动能力导向明确的金教材。教材编写落实“三个面向”，始终围绕中医药职业教育技术技能型、应用型中医药人才培养目标，以学生为中心，以岗位胜任力、产业需求为导向，内容设计符合职业院校学生认知特点和职业教育教学实际，体现了先进的职业教育理念，贴近学生、贴近岗位、贴近社会，注重科学性、先进性、针对性、适用性、实用性。

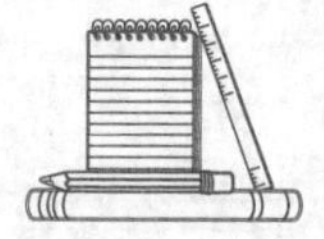

3. 突出理论与实践相结合，强调动手能力、实践能力的培养。鼓励专业课程教材融入中

医药特色产业发展的新技术、新工艺、新规范、新标准，满足学生适应项目学习、案例学习、模块化学习等不同学习方式的要求，注重以典型工作任务、案例等为载体组织教学单元，有效地激发学生的学习兴趣和创新潜能。同时，编写队伍积极吸纳了职业教育“双师型”教师。

4. 强调质量意识，打造精品示范教材。将质量意识、精品意识贯穿教材编写全过程。教材围绕“十三五”行业规划教材评价调查报告中指出的问题，以问题为导向，有针对性地对上一版教材内容进行修订完善，力求打造适应中医药职业教育人才培养需求的精品示范教材。

5. 加强教材数字化建设。适应新形态教材建设需求，打造精品融合教材，探索新型数字教材。将新技术融入教材建设，丰富数字化教学资源，满足中医药职业教育教学需求。

6. 与考试接轨。编写内容科学、规范，突出职业教育技术技能人才培养目标，与执业助理医师、药师、护士等执业资格考试大纲一致，与考试接轨，提高学生的执业考试通过率。

本套教材的建设，得到国家中医药管理局领导的指导与大力支持，凝聚了全国中医药行业职业教育工作者的集体智慧，体现了全国中医药行业齐心协力、求真务实的工作作风，代表了全国中医药行业为“十四五”期间中医药事业发展和人才培养所做的共同努力，谨此向有关单位和个人致以衷心的感谢。希望本套教材的出版，能够对全国中医药行业职业教育教学发展和中医药人才培养产生积极的推动作用。需要说明的是，尽管所有组织者与编写者竭尽心智，精益求精，本套教材仍有一定的提升空间，敬请各教学单位、教学人员及广大学生多提宝贵意见和建议，以便修订时进一步提高。

国家中医药管理局教材办公室

全国中医药职业教育教学指导委员会

2024 年 12 月

编写说明

《医学心理学》是国家中医药管理局教材办公室和中国中医药出版社为深入贯彻落实党的二十大精神和习近平总书记关于职业教育的重要指示，适应新时代高素质医学人才培养的新要求，突出新时代中医药职业教育的特色，精心组织策划、编写出版的全国中医药行业高等职业教育“十四五”规划教材之一。本教材主要适用于高等职业教育中医药类专业、临床医学及其他相关医学专业学生学习，亦可作为临床医务工作者、心理咨询人员及心理学工作者的培训参考教材。

医学心理学是将心理学的理论、技术和方法应用于医学领域，研究心理因素在健康和疾病及其相互转化过程中的作用及其规律的学科。目前，在我国各级医疗卫生单位、各类健康服务机构及医养结合社区，存在着大量躯体疾病与心理障碍“共病”的人群，随着社会经济、医学科学的发展和医学模式的转变，医学心理学在临床医学中发挥的作用越来越明显，地位也越来越高，已经成为现代医学教育体系中不可或缺的一部分。目前，医学心理学作为执业医师和执业助理医师资格考试的必考科目，同时在医师职称考试中，医学心理学也成为考试内容之一。本教材编写旨在满足上述需求，为临床医疗、预防保健及健康服务等岗位培养实用型技术技能型人才。

本教材建设以“三基”（基本理论、基本知识、基本技能）、“五性”（思想性、科学性、先进性、启发性、适用性）和“三导向”（目标导向、问题导向、需求导向）为原则，深化医教协同、产教融合、校企合作，推动校企“双元”合作开发教材，服务医学职业教育教学需要。本教材是在上一版《医学心理学》基础上的修订。新修订的教材既保留了原来教材的基本框架与核心，又根据医学职业教育新要求、医学职业岗位新特点、新时代医疗卫生和健康服务业发展的新需求，结合本学科的最新进展，重点突出以下四个方面的建设：一是坚持理论与实践相结合，强化了实践能力培养。在教材编写过程中，充分融入了医学心理学临床应用领域的新技术、新规范与新标准。为了确保教材内容紧密贴合临床实际，编写团队积极邀请医院专家加入，借助他们丰富的临床经验与专业知识，提升教材的实用性与专业性。同时，考虑到实践教学的重要性，对实践内容进行了单独列示，使其更加清晰、系统。并且，为了有效激发学生对本模块（项目）的学习兴趣，教材采用案例导入的形式展开教学，通过生动具体的实际案例，引导学生主动探索知识，增强他们的学习积极性与主动性。二是坚持立德树人，突出课程思政教育。教材编写中通过素质学习目标、案例导入、知识链接、课后思考、授课视频体现课程思政建设新要求，发挥中医药文化育人优势，推进课程思政与中华民族传统文化、党的二十大精神、职业精神融合，大力培育和践行社会主义核心价值观，努力培养德、智、体、美、劳全面发展的社会主义建设者和接班人。三是坚持深化教育教学模式改革，加强教材数字化建设。适应数字化、个性化、智能化的教育教学模式，把数字资源静态势能转化为教育改革动能，适应新形态教材建设需求，将数字化新技术融入教材建设中，丰富融合出版数字化资源，满足中医药职业教育教学需要，实现人人可学、时时可学、处处可学的数智能力建设。四是坚持岗、课、证融通，教学内容与考试接轨。教材编写内容科学、规范，突出以学生为中心，以岗位胜任力、岗位职业能力需求为导向，与执业助理医师、执业医师等执业资格证考试大纲一致，增加了考纲摘要等内容，提高了学生的执业考试能力。

本教材共按照13个模块编写，各模块内容既有相对的独立性，又保持一定的相关性。主要包括心理学基础理论、心理学相关知识、医学心理学基本技能及心理知识临床应用等内容。教材的编写队伍来自全国各地高职高专院校一线教师和医院专家，具有丰富的教学经验和临床经验，这提高了教材内容应用的针对性，扩大了教材使用的覆盖面。其中范国正、霍静静编写模块一，李明芳、薛锦莲编写模块二，黄伟、曹莉、霍静静、张帆、李陟编写模块三，胡瑞平、付驿晴、霍静静编写模块四，陈庆佳编写模块五，高婷婷编写模块六，郭嘉一编写模块七，程琳、杨红玲编写模块八，张艾丽、李红梅编写模块九，李亚南、汤楚编写模块十，王丰盛、王亚娟编写模块十一，涂瑞琪、李明芳编写模块十二，周特飞、吴静编写模块十三，李明芳、范国正编写附录。

本教材的编写工作得到国家中医药管理局、中国中医药出版社及参编院校的大力支持与帮助，以及上一版教材主编徐传庚教授及编委们的辛勤付出与指导。同时，本教材还参考了国内外心理学、心理咨询与治疗等有关方面的资料和最新研究成果，在此一并致谢。

由于编者水平和时间有限，其中难免存在缺点和不足，诚恳地希望各位同行和广大师生提出宝贵意见与建议，以便再版时修订提高。

《医学心理学》编委会

2025年3月

目 录

模块一 绪 论

扫一扫，查阅本模块 PPT、视频、知识链接等数字资源

【学习目标】

1. 知识目标：掌握心理学、医学心理学的概念及医学模式的转变，熟悉心理学的实质，了解医学心理学的主要任务、研究原则和研究方法。

2. 能力目标：具备基本的医学心理学知识并能运用相关理论知识分析解决医学临床中的有关问题。

3. 素质目标：理解学习医学心理学的意义，树立正确的健康观，培养良好的职业素养与正确的人生价值观。

项目一 基本概念

一、心理学

在我们的生活中，有着各种各样的现象，如日月星辰、四季交替、飞禽走兽、植物枯荣、风土人情、社会变革等。其中，有些属于自然现象，有些属于社会现象。人的心理现象既有自然生物的原始属性，又有社会属性，是自然界最复杂、最奇妙的现象之一。人可以看、触、听、说、嗅，拥有“万物之灵的智慧”，还有七情六欲、坚强的意志……这些都属于心理现象。心理学是研究心理现象的特点、本质及发生、发展、变化规律的科学。

心理学作为一门科学，与我们平时观察、了解到的一般常识有着明显的区别。首先，心理学的概念是明确的，其范围是确定的，一般常识的概念和范围往往是模糊的、不确定的；其次，心理学的内容是客观的，能经得起反复验证，一般常识则往往含有较多的主观成分，未必经得起验证；最后，心理学是一门科学，它不仅描述心理活动的外在现象，还揭示心理活动的特点、本质及内在规律，一般常识则只能描述或解释心理活动的外在现象，不能准确阐释其特点、本质。

心理学是一门古老而又年轻的学科。说其古老，是因为对有关心理现象的描述和记载已有悠久的历史；言其年轻，是因为心理学作为一门独立的学科只有一百多年的历史。直到 1879 年，德国生理学家、哲学家威廉·冯特（Wilhelm Wundt）在莱比锡大学建立了第一个心理学实验室，心理学才脱离了哲学等学科的范畴而成为一门独立的学科。

二、医学心理学

医学心理学是医学与心理学相结合而产生的一门交叉学科，即将心理学的理论、技术和方法运用于医学领域，研究心理因素在人体健康、疾病及其相互转化过程中的作用和规律的科学。

除了医学心理学，还有一些其他学科也研究心理因素或行为因素在健康和疾病中的作用，但是侧重点不同。如护理心理学是将心理学的理论、技术和方法运用于护理领域，研究心理因素在临床护理中所起作用和规律的科学；精神病心理学侧重于生物、心理和社会因素在精神疾病中的作用；健康心理学侧重于探讨心理因素对维持健康和预防疾病中的影响，帮助人们保持健康、战胜疾病；临床心理学主要借助心理测验等手段对患者的心理和行为进行评估，并通过心理咨询、心理治疗等途径调整和解决心理问题；病理心理学（又称变态心理学、异常心理学）是用心理学原理和方法研究病态心理与行为发生、发展、变化的原因与规律，并探讨其机制，其研究成果是医学心理学中一些理论和方法的重要来源。

项目二　心理的实质

一、脑是心理活动的器官

在漫长的生物进化历程中，人类形成了高度发达的器官——脑，进而成为自然界万物的主宰。人脑是世界上最复杂的器官。

心理是人脑的功能，人脑是心理活动的器官。人脑发育不良，或受到损伤，人的心理就会出现问题。

通过动物进化可以看出，有了神经系统之后，才有了心理活动，脑或神经系统越复杂，心理活动也就越复杂。在自然界中，植物和无机物没有心理，没有神经系统的动物也没有心理。人的心理现象随着神经系统的产生而出现，并随着神经系统的逐步发展而不断完善。人的大脑是神经系统发展的最高产物。

各种心理活动的产生以脑的生理活动为基础。心理生理学和医学临床研究表明，脑的不同部位与不同的心理功能有关。莫斯科大学著名心理学家亚利山大·鲁利亚（Alexander Luria）认为，人的心理的功能定位不局限于脑的皮质区域，还包括系列协同工作的脑区复杂系统，其中的每个区域与心理活动又有不同的联系。鲁利亚设想人脑有三个功能系统或功能联合区，分别是调节紧张度与觉醒状态联合区，信息的接受、加工和储存联合区，以及制定活动程序、调节和控制行为联合区。这三个功能联合区，分别具有不同的功能，但它们并不是完全独立地进行活动，而是相互联系、相互协调地完成每一项复杂的心理活动。

二、客观现实是心理的源泉

脑是心理活动的器官，但脑只为心理活动提供了物质基础，客观现实是心理活动产生的源泉和内容。各种心理现象都是客观事物作用于人的感觉器官，通过大脑活动而产生的。离开客观现实来研究人的心理现象，心理就成了无本之木、无源之水。

客观现实包括自然环境和社会环境，还包括人类自己。人类的各种心理活动，无论是简单，还是复杂，都可在客观现实中找到依据。看到的彩虹是光线作用于我们的视觉器官而引起的视觉反应，听到的音乐是声波作用于我们的听觉器官而引起的听觉反应。即使是科幻、神话中的虚构形象，其原始材料也同样来自客观现实。

三、社会实践是心理活动产生的基础

人脑对客观现实的反映，不是简单、机械的复制、摄影和翻版，而是一种主观能动的反映。人的心理是一种主观映象，这种主观映象可以是事物外部的形象，也可以是内在的体验，还可以是公式和概念等。

20世纪20年代，在印度的森林里发现了两个“狼孩”。尽管“狼孩”有正常的人脑，但他脱离了人类社会，没有人类社会的实践经验，后来尽管经过教育、改造，但其仍具有狼的生活习性，而没有正常人的心理。由此可见，社会实践活动是人类心理活动产生的基础，在心理发展过程中起着积极、重要的作用，这种作用对人生早期的影响表现得更为明显和突出。

总之，人类的心理是人脑的功能，是客观现实在人脑中主观能动的反映。完整、健康的心理现象，是人脑和环境相互作用的结果，是自然和社会相互结合的产物。心理学是自然科学与社会科学之间的交叉学科，因此，对心理的实质和规律的研究应该是自然科学和社会科学的共同任务。一名心理学家，应该既是一位自然科学家，又是一位社会科学家。

项目三 医学心理学的研究对象和任务

一、医学心理学的研究对象

医学心理学的研究对象是医学领域中的各种心理现象。

健康个体的心理现象是一个完整的统一体。一般将其分为心理过程和个性心理两部分。心理过程包括认知过程，情绪、情感过程和意志过程，简称知、情、意。个性心理是指一个人比较稳定的影响其整个行为并使之与他人有所区别的心理特征的总和，包括心理特征、心理倾向性和自我意识，见图1-1。

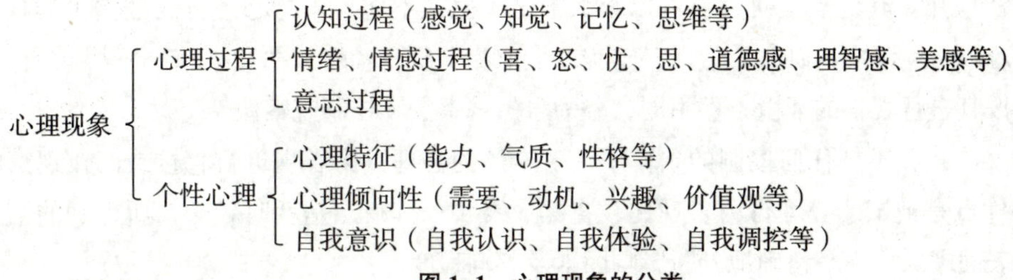

图1-1 心理现象的分类

医学心理学研究的范围很广泛，既涵盖了医学与心理学的许多内容，又涉及人文社会科学领域的广泛知识。

二、医学心理学的主要任务

医学心理学的主要任务包括：

1. 研究心理行为的生物学和社会学基础。

2. 研究心理社会因素在各类疾病发生、发展和变化过程中所起作用的规律。

3. 研究个体心身相互作用的规律及其内在机制。

4. 研究各种疾病发生和全过程中心理行为的特点及其干预措施和方法。

5. 将心理学的技术和原理应用于医学临床及其他领域，探讨如何维持健康和预防疾病。

项目四　医学心理学的研究原则和方法

一、医学心理学的研究原则

1. 科学性原则　科学性原则是所有学科研究的基本原则。坚持科学性原则，一要用科学的手段和方法，二要具有科学的态度。因为人的心理现象是世界上最复杂的现象之一，假如我们仅仅从某领域的技术和手段出发，或者仅仅从某个理论甚至某个人的观点出发，以猜测代替证据，那将会把心理学的研究引入歧途。

2. 整体性原则　人的心理活动是一个统一的整体，心理活动与外界环境也是相互联系、相互影响的。因此，医学心理学的研究既要注意心理因素各成分、各层次之间的联系，又要注意心理因素与外界环境之间的相互影响。

3. 发展性原则　从心理学的研究历史看，人类对心理活动的认识是逐步发展、逐渐深入的，个体在不同环境和条件下，其心理活动也是不同的。因此，对医学心理学的研究必须用发展的观点，善于总结和分析以往的研究成果，敢于提出新的观点，科学预测学科发展的未来前景。

4. 理论联系实际原则　医学心理学的研究目的，一方面是探索心理现象发生、发展和变化的规律，另一方面是运用心理学的知识为医学临床提供服务，解决医学领域中的实际问题。因此，不坚持理论联系实际的原则，研究本身无价值可言，也不会有生命力。

二、医学心理学的研究方法

1. 观察法　是指研究者通过对心理现象的外部活动进行科学观察和分析，揭示心理行为活动发生发展规律的方法。观察法是医学心理学常用的方法之一，在心理评估、心理咨询、心理治疗中被广泛应用。其优点是研究者可以获取被试不愿或不能报告的心理行为数据；其缺点是观察的结果难以检验证实，研究质量在一定程度上取决于研究者的水平。

观察法按其进行观察的环境条件不同，分为自然观察法和控制观察法。

自然观察法是在不加任何控制的条件下，对个体的心理行为表现进行直接或间接观察的研究方法。其优点是被试的心理行为表现比较自然、真实；其缺点是耗时较长，所得到的结果很可能是一种表面现象，不易精确地判断影响因素及影响程度。

控制观察法是指对被试做特定处理或让其处于预先设置好的情境中进行观察的方法。其优点是能够准确地控制影响因素及影响的程度，研究过程也比自然观察法耗时短；其缺点是观察到的心理行为现象可能失真，观察结果的效度与研究者的水平及控制条件有关。

2. 实验法　是指在控制情景下系统地操作某一实验变量，使相应的心理行为现象随之产生或改变，从而分析两者因果关系的一种方法。其优点是研究速度较快，并可根据需要研究的心理行为现象，灵活调整、控制环境变量；其缺点是实验变量的控制要有相应的条件，如相应的仪器设备、标准的计算工具及配套的控制软件等。实验法根据研究目的和手段的不同，可分为实验室实验法和自然实验法两种。

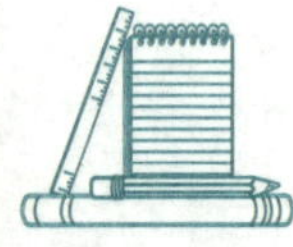

（1）实验室实验法：实验室实验法是指在实验室条件下，通过人为地严格控制相应实验变

量，借助专门的仪器设备，来研究心理行为变化规律的方法。其缺点是被试在实验室环境中容易出现紧张心理，相应的实验结果可能会产生偏差。

（2）自然实验法：是指在医学临床或日常生活、工作环境中，对被试的部分变量进行操作，进而分析其心理行为反应的研究方法。其优点是研究工作与自然活动结合密切，实验结果与实际情况比较吻合。

实验法科研水平的高低主要取决于研究者的实验设计水平。当前，采用实验法对心理学进行研究，已形成一门独立的学科——实验心理学。实验心理学使心理学成为一门有着自己特定的研究对象和研究方法的实验科学。

3. 晤谈法　是医学心理学最基本也是最常用的方法之一。不同于一般的交谈，晤谈法有很强的目的性，强调对谈话内容和谈话氛围的调节与控制，是一门专业技术。

晤谈法是医学心理学研究的主要方法之一，在心理咨询、心理治疗、心理评估等工作中也经常被用到。

4. 测验法　即在标准的条件下，按照规范的程序，给予被试统一的刺激，将被试的反应与常模比较，从而对被试的心理和行为给出量化结论的方法。测验法是临床心理学研究中最常用的一种方法。

在现代研究中，医学心理学还有很多研究方法，如调查法、个案法、模拟法及统计学的方法等，在实际工作中，各种方法往往配合使用，并在实践中逐渐改进，不断创新。

项目五　医学模式的转变与医学心理学简史

医学模式（medical model）是研究医学问题时所遵循的总原则和出发点，即从总体上认识健康和疾病及其相互转化的哲学观点，包括健康观、疾病观、诊断观、治疗观等，它影响着某一时期整个医学工作的思维、行为方式及其结果，同时也使医学带有一定的倾向性、习惯化的风格和特征。

一、医学模式的转变

医学模式是人类维护健康、防治疾病的经验总结，其发展经历了神灵主义医学模式、自然哲学医学模式、机械论医学模式、生物医学模式及生物－心理－社会医学模式。

（一）神灵主义医学模式

最早出现的医学模式可追溯至原始社会的神灵主义医学模式。由于古代人类对客观世界的认知存在局限，无法明确区分自我与环境，普遍存在着图腾崇拜和泛神论观念，故对于疾病与健康，多采用超自然力量进行阐释，将疾病视为神灵惩罚或恶魔作祟的结果。因此，针对疾病的治疗，或祈求神灵庇佑与宽恕，或采取驱邪避鬼的方式以期摆脱疾病的困扰。虽然神灵主义医学模式是一种古老且落后的医学模式，但是其至今仍在一定程度上影响着现代社会。

（二）自然哲学医学模式

随着社会生产力的不断进步和科学技术水平的持续提升，人类逐步具备了客观认识自我及环境的能力，并初步形成了对健康与疾病的理性认识框架。在古希腊等西方地区及中国等东方地区，逐渐萌生了朴素辩证的整体医学观念，进一步深化了人们对疾病的认知，进而确立了自然哲学医学模式。在研究心身关系的过程中，人们从哲学的物质与精神关系的视角出发，推动

了心理学研究的演进。该医学模式以朴素的唯物论和辩证法为理论基石，阐释疾病的发病机制并提出防治措施。它遵循朴素的唯物论、整体观及心身一元论的原则，摒弃了迷信与巫术的影响，打破了“神”对人体及环境的桎梏，强调身心和谐统一，并着重关注自然环境与疾病之间的关联。

（三）机械论医学模式

欧洲文艺复兴引发了工业革命，牛顿的力学理论奠定了机械唯物主义自然观的基础。该观点认为自然现象可以用“力”和“机械运动”来解释，医学领域也出现了机械论医学模式。该模式将人体视为机器，将健康视为机械的正常运转，疾病则视为机械故障。这种思想模式主导了医学近两百年，尽管它忽略了生物、心理和社会因素，但也促进了解剖学和生物学的发展，如血液循环和细胞病理学的发现，推动医学科学的进步。机械论医学模式推动了医学进入实验时代，对医学发展产生了重要影响。

（四）生物医学模式

以英国医生威廉·哈维（William Harvey）在1628年发表《心血运动论》建立血液循环学说作为近代医学的起点，生物科学在这一时期取得了很多巨大成就。19世纪自然科学的三大发现——能量守恒定律、细胞学说和进化论，进一步促进了生物学与医学的发展，使科学方法得以广泛应用于医学实践。此时，人们对健康的认识已有显著提升，并确立了生物医学模式。该模式认为，每种疾病均能在器官、细胞或分子层面找到可测量的形态学或化学改变，并能确定其生物或物理的特定原因，进而找到相应的治疗手段。生物医学模式主要包含两大观点：一是二元论，认为躯体与精神存在精细的分工，疾病具有微观的生物学基础；二是还原论，认为疾病具有微观的物理和化学基础，其治疗最终可归结为物理和化学方法。生物医学模式是医学发展的重大里程碑，它奠定了实验研究的基础，推动了特异性诊断与治疗方法的进步，指导了医疗卫生实践，有效控制和消灭了急性传染病及寄生虫病，显著提升了人类的健康水平。然而，这种形而上学的认识方式仅关注其存在，而忽视其产生、发展和消亡；仅看到其静止状态，而忘却其运动。尽管生物医学模式强调生命活动在结构、功能和信息交换方面的统一性，却忽视了“人是生物性与社会性的统一体”这一核心要素。这一缺陷限制了医学家对健康和疾病的全面理解。

（五）生物－心理－社会医学模式

自20世纪起，伴随生产力的提升和社会的演进，人类的生活方式经历了显著的变革。环境和心理社会因素在人类健康与疾病中的作用越发显著，导致人类的“疾病谱”与“死亡谱”发生根本性转变。过去那些主要威胁人类健康的传染病、寄生虫病和营养缺乏症大为减少，心脑血管病、癌症等与心理社会因素密切相关的疾病，即所谓“心身疾病”的患病率逐年上升。1977年，美国罗彻斯特大学医学院精神病学和内科教授乔治·恩格尔（George Engel）在《科学》杂志上发表了《需要新的医学模式——对生物医学的挑战》一文，批评了生物医学模式的“还原论”和“心身二元论”的局限性。他指出生物医学模式的缺陷是“疾病完全可以用偏离正常的可测量生物（躯体）变量来说明，在其框架内没有给疾患的社会、心理和行为方面留下余地”。他尖锐地批评了生物医学模式的局限性，认为生物医学模式既包括还原论，即最终从简单的基本原理中推导出复杂现象的哲学观点，又包括身心二元论，即把精神与身体分开的学说，并在1977年提出了“生物－心理－社会医学模式”。他认为“为了理解疾病的决定因素，达到合理治疗和卫生保健的目标，医学模式必须考虑到患者、患者的生活环境和生活因素，以真正消除疾病的破坏作用。生物医学模式逐渐演变成生物－心理－社会医学模式是医学发展的必然”。生

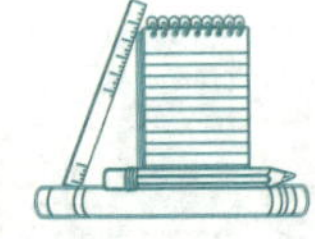

物－心理－社会医学模式将心理作用、社会作用同生物作用有机地结合起来，揭示了三种因素相互作用导致生物学变化的内在机制，形成了一个适应现代人类保健技术的新医学模式，集中反映了现代医学发展的特征和趋势。

生物－心理－社会医学模式不仅是对身心一体化的重新诠释，更推动了医学模式的新转变和心理学向应用化和科学化方向的发展。健康心理学的出现是人们对心身关系认识发展的必然产物，近代生物医学模式向生物－心理－社会医学模式的转变，成为健康心理学创建的理论基石。

二、国外医学心理学概况

尽管医学心理学是心理学与医学发展到一定阶段才相互结合而产生的一门新兴学科，但人的心与身之间相互联系、相互作用的问题，却在人类历史的早期就已经被发现，并进行了相应的探索和研究。例如，患者的躯体和精神（心理）是怎样构成的？他们是怎样活动的？在什么情况下通过什么手段恢复原来的健康状态和正常机能？患者的躯体和精神是什么关系？与周围的人和环境的不同关系对疾病的发生有什么影响？采取什么手段保持自身健康、不患病并能长寿等。中外许多历史资料都有相关记载，只不过受到当时科技水平的限制，多数认识尚属于朴素唯物主义的观点或看法，还不能完全用现代科学的标准和指标来检验和衡量。

古希腊医学家希波克拉底（Hippocrates）提出了著名的体液学说，认为体液不平衡是导致疾病的原因。希波克拉底认为人体由血液、黏液、黄胆汁和黑胆汁四种体液组成，并由四种体液的不同配合产生了人体不同的体质，为心理学的气质和性格特征打下了基础。他还认为医生医治的不仅是病而且是患者，主张在治疗上必须注意人的性格特征、环境因素和生活方式等对疾病的影响。

1852 年，德国哲学家赫尔曼·洛采（Hermann Lotze）在《医学心理学》一书中首先提出了“医学心理学”的概念。当时，尽管“心理学”尚未作为一门学科诞生，但洛采已开始探讨健康、疾病与人的心理活动之间的关系。

威廉·冯特在 1867 年出版了《医学物理学手册》一书，论述了用实验方法研究人在医疗过程中的心理学问题，为医学心理学发展开辟了道路。1879 年，冯特创立了世界上第一个心理学实验室，使心理学脱离了哲学的范畴，成为一门独立的学科。冯特和洛采一样，从一名医生转向生理学研究，后又转向心理学。

但真正应用心理学于医学临床实践的，是美国心理学家赖特纳·魏特曼（Lightner Witmer）。他师从冯特，学成回美国后于 1896 年在宾夕法尼亚大学建立了第一个临床心理诊治所，专门诊断、治疗有情绪问题或学习困难的儿童。

医学心理学在美国的发展较为迅速，主要经历了三个阶段。

第一阶段，19 世纪末至“二战”爆发。大量学者（如魏特曼等）到德国跟随冯特学习，回国后建立心理学实验室，讲授心理学，并使用问卷法研究认知范围、智力、人格特点等，创办心理学刊物，促进了心理测验的发展与临床心理学的进步。霍尔还邀请精神分析学派创始人弗洛伊德和多位早期的精神分析专家到美国开会讲学，对美国的临床心理学和精神病学产生了深远的影响。

在 20 世纪初，由于精神患者的悲惨遭遇和受到社会的不公正对待，美国开展了全国范围的心理卫生运动。1908 年，在康涅狄格州成立的世界上第一个心理卫生协会推动了这一运动，接着许多州纷纷成立心理卫生协会，并于第二年成立了美国心理卫生委员会。美国心理卫生委员

会领导的这一运动，极大地改变了全社会对精神病患者的看法。

第二阶段，“二战”至20世纪50年代。第二次世界大战发生之初，心理学家协助部队各兵种筛选合格的服役人员。后来，大批有专业背景的人成为临床心理学工作者，参与了比过去更加广泛的临床工作。他们不仅对伤残士兵进行测验，而且进行个别或集体的心理治疗和康复处理。临床心理学工作者中从事心理治疗并将其作为他们主要职能的比例日益增长。战后复员，他们立志要当临床心理学家，纷纷向美国各大学或研究机构提出申请，攻读临床心理学博士学位。

“二战”后，美国退役军人管理局发现一大批受情感困扰的退伍人员需要处理（给予门诊或住院的治疗），为此与有资质的大学商定了一个合作训练计划，培养了一大批临床心理学家，并在退伍军人管理局所属机构任职。1951年，退伍军人管理局决定：凡担任临床心理学职务的必须具有博士学位。美国心理学会对训练临床心理学家的计划予以支持，成立了临床心理学训练的专门委员会，提出了培养博士研究生的计划，进行严格的培训，要求临床心理学家必须具有心理学理论知识和从事研究工作的基础，同时还必须接受一年实习医师的训练以获得临床医师必备的工作技能。由于得到联邦政府各部门的支持和较多的就业机会，大大扩展了医学心理学家的培养。

在这一阶段，临床心理学家从事的心理测验工作也与20世纪30年代以前所做的有所不同。测验的种类和范围扩大，增加了新颖的投射测验技术和成套测验，所做的测验报告不仅包括被试的问题和性格的分析与解释，而且还要对治疗的最佳方案提出建议。

第三阶段，20世纪50年代至今，临床心理学迅猛发展。随着临床心理学家学术地位的提高、队伍的扩大，他们不再局限于心理测验和心理动力学的观点，而且还从心身的、行为的、人本（存在）主义的、社会（社区）的观点进行探索，从而发展了心理测验和心理治疗技术，并在学术和临床应用上作出较多的贡献。他们主要在综合医院、精神病院、医学院、心理（精神）保健诊疗所及私人诊所，从事与人的疾病和健康有关的心理病因、心理诊断、心理治疗、心理咨询和心理卫生等方面的工作和研究。

美国的医学心理学涉及的领域很广，与许多学科结合，研究共同感兴趣的问题。在20世纪70年代，来自医院内科、精神病学、流行病学和来自心理学、医学社会学、行为生物学等相关学科的12～15位科学家，成立了“行为医学研究组”。由于行为科学广泛采用医学心理学的心理测验和心理治疗技术，1981年查尔斯·普罗考普（Charles Prokop）和劳伦斯·布拉德利（Laurence Bradley）出版了《医学心理学对行为医学的贡献》一书，该书的出版代表了美国医学心理学的一个新的发展方向。

此外，美国注重从心理卫生的角度来理解、处理和预防各阶层人群的心理问题，成为医学心理学的另一个发展方面——健康心理学（又称卫生心理学）。健康心理学汲取了当代各学科的研究成果，为心理卫生事业提供了先进的观点和理论指导，是今后医学心理学工作者大显身手的一个领域。

自1879年，第一个心理学实验室创立，大批的哲学家、生理学家和医学家按照各自不同的思路和方法对人的心理现象进行了研究和探索。至20世纪初，已形成了学派林立、百家争鸣的局面，对心理学的发展起到了巨大的促进作用。其中，对心理学发展影响较大，并与医学关系密切的学派有心理动力学派、行为主义学派、人本主义学派、认知学派和心理生理学派等。

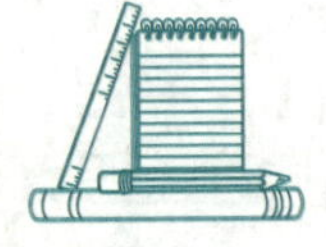

三、我国医学心理学发展简况

我国是世界上医学心理学思想产生的发源地之一。先秦时期的许多著名思想家，如孔子、孟子、荀子等，对人性的本质、人性与环境的相互关系等内容都有过十分精辟的论述。

《黄帝内经》是一部综合论述中医理论的经典著作，其与《希波克拉底文集》的成书年代大约处于同一时期。《黄帝内经》的问世，标志着中医学心理学理论体系的基本形成。《黄帝内经》中提到的“五神”“五志”“体质人格”等内容，与现代医学心理学的心理现象吻合；在对疾病病因、病机、诊断、治疗、预防、康复等内容的描述中，已有临床疾病与心理因素相关性的记载；提出的移情变气法、情志相胜法、暗示疗法等疗法，显示出我国传统心理治疗方法的奇异光彩；提出的“天人相应”“恬淡虚无”“勿怒”等理论，对现代人情绪调节及养生防病都有一定的借鉴价值。

项目六　学习医学心理学的意义

一、顺应学科发展前沿，确保规范化诊疗方案落地

随着社会的进步和医学的迅速发展，人们对健康的认识更加全面。1948 年，世界卫生组织就明确将健康定义为“健康不仅是免于疾病和衰竭，而是保持在生理方面、精神方面和社会适应方面的完满状态”。可见，仅从生物医学的角度已不能对健康作出全面解释。

20 世纪，特别是从第二次世界大战以来，人类的疾病谱发生了明显改变。传染病和营养不良性疾病逐渐减少，同时，心脑血管疾病、恶性肿瘤和精神性疾病等慢性、非传染性疾病逐年增加，并成为危害人类健康的主要原因。现代医学证实，这些疾病的发生、变化都与心理、社会及生活方式等因素有关，属于典型的心身疾病。人们逐渐认识到，人民生活条件的改善、社会生物医学技术的进步和医疗费用的增加，并未有效提高人类的健康水平。因此，要维持并提高人类的健康水平，还必须进一步研究心理社会因素对健康和疾病的影响，这也正是医学心理学研究的主要内容。

生物 - 心理 - 社会医学模式的确立，要求医护人员既要了解生物医学最先进的理论和技术，又要掌握医学心理学等相关知识，才能胜任当今医学临床、卫生服务及医学教育的要求。目前，我国正处于生物医学模式向生物 - 心理 - 社会医学模式的转型过程。

此外，中国的中医学源远流长，在医学模式方面有着自己的理解。中医学认为人体本身是一个有机整体，并且人与自然、社会也是一个统一体（见图 1-2）。它以人为中心，以自然环境与社会环境为背景，用系统论的整体性原则、联系性原则对生命、健康、疾病等重大医学问题做了广泛的讨论，阐述了人与自然、人与社会、精神与形体，以及形体内部的整体性联系，认为人体自身的结构与功能的统一，以及人与自然、社会环境相适应是其健康的保证，而这种人体自身的稳态及其与自然、社会环境协调性的破坏则标志着疾病的发生。因此，中医学在讨论生命、健康、疾病等重大医学问题时，不仅着眼于人体自身，而且重视自然环境和社会环境对人体的各种影响，体现了整体医学观。我们在防治疾病的过程中，要 “上知天文，下知地理，中知人事”，既要顺应自然法则，因时因地制宜，又要注意调整患者因心理、社会因素导致的精神、情志异常，提高其适应社会的能力，促使其早日康复。

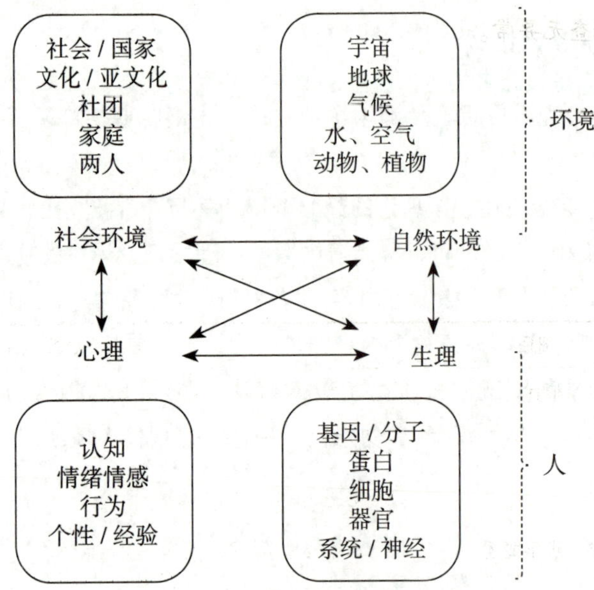

图 1-2 人与自然相互作用整体观示意图

二、强化职业素养培育，锻造医务人员过硬心理素质

在临床过程中，患者既有生物属性，又有社会属性；患者病情既有生理的改变，又有心理的变化。医务人员既要对患者进行生理、心理的双重诊断和治疗，还要适时对患者进行心理健康咨询和宣教，这就要求医务人员必须具备细致的感知能力，准确、快速的记忆能力，敏捷的思维能力，以及良好的情绪和意志品质，这些能力的提高和品质的培养，均需医学心理学的学习。

医务人员在长期的临床工作，常常处于超负荷状态，表现为心身疲惫，生活、工作中易与同事、与患者发生冲突和矛盾，甚至出现职业倦怠的现象。此时，只有对他人、对自己的心理特点有全面客观的了解，并加以科学的调节，才能避免或减少类似情况的发生。

三、提升工作科学化水平，驱动临床能力阶梯式进阶

医学心理学现已是医学院校医学类专业的必修课程，是执业医师继续教育的重要内容之一。但学科的发展和医学模式的转变需要一个过程。目前，部分医务人员对医学心理学的基本理论和常用技术尚未普遍掌握，临床研究工作尚未广泛开展，因此，许多临床经验丰富的医务人员，由于缺乏医学心理学的相关知识，使工作水平仅仅停留在经验阶段，缺乏一定的高度，可信度较低，影响医患相互的交流和沟通，这对于医学科学的发展和医务人员能力水平的提高是十分不利的。因此，学习医学心理学可帮助医学生拓展研究思路，丰富研究方法，有效提高临床工作的科学性。

案例讨论

李女士，47 岁，教师，近一周无明显诱因出现头晕、恶心、乏力等症状，头晕与体位活动无关，无呕吐、头痛。诉近一年存在失眠、易惊醒的情况，每日凌晨四五点醒来，第二天觉得头晕、乏力、记忆力差。近两月，丈夫因调动去外地工作，儿子面临中考，却出现早恋的情况，感觉压力增大，睡眠状况更差，甚至整夜难眠。一周前感到头晕、乏力伴有恶心的症状，且休息后未能缓解，遂就诊于某医院神经内科。既

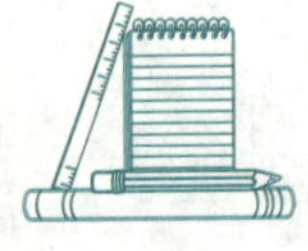

往无病史，体格检查无异常。

问题 1：如果你是该患者的主治医生，你对该患者的诊断方向是什么？

问题 2：结合本病例，请你谈谈在现代医学模式下心理社会因素在疾病的发生发展中的作用。

考纲摘要

考试类别	细目	要点及要求
临床执业助理医师资格考试大纲	1. 心理学概述	（1）心理学的概念（了解）
		（2）心理现象的分类（掌握）
		（3）心理实质的内容（熟悉）
	2. 医学心理学概述	（1）医学心理学的概念与性质（掌握）
		（2）医学模式的转变（掌握）
	3. 医学心理学的任务、观点	（1）医学心理学的任务（了解）
		（2）医学心理学的基本观点（熟悉）
乡村全科执业助理医师资格考试大纲	概述	（1）医学心理学的概念（了解）
		（2）医学模式的转变（熟悉）
		（3）医学心理学的基本观点（掌握）
公共卫生执业助理医师资格考试大纲	1. 医学心理学概述	（1）医学心理学的概念与性质（掌握）
		（2）医学模式的转变（掌握）
	2. 医学心理学的任务、观点	（1）医学心理学的任务（了解）
		（2）医学心理学的基本观点（熟悉）
	3. 心理学概述	（1）心理学的概念（熟悉）
		（2）心理现象的分类（掌握）
		（3）心理实质的内容（了解）

知识链接

学习医学心理学的策略

对于任何学科的学习，要想取得好的学习效果，就要针对这门学科的特点，采用不同的学习方法和策略。医学心理学除了介绍基本的心理学原理之外，还会结合临床医疗实践进行分析，是一门理论和实践结合紧密的学科。以下策略可帮助医学生更好地学习医学心理学。

1. 留出足够的时间来阅读教材和复习课堂笔记　本教材包含许多心理学知识、原理及需要记忆的心理学术语。要想学好这门课程，需要留出足够的时间来阅读教材和复习课堂笔记。

2. 成为心理学的爱好者和参与者　兴趣是最好的老师，带着浓厚的兴趣和疑问投入学习，才能获得最佳的学习效果。这就要求我们仔细地阅读，认真地听讲，把学到的

知识重新组织和整理，并将有价值的内容和自己的思考、总结及时记录下来。在课本的空白处写上自己的注释，这样既有助于保持注意力，也有助于以后的回忆和复习。

3. 讲究学习方法和记忆策略　心理学研究指出，人的记忆在刚开始时遗忘最快，随着时间的推移而逐渐放慢速度。所以，在学习新知识时，要及时复习，并且要有间隔地进行复习，这种经常性的学习要比考前突击更有效。在记忆时，要先理解再记忆，因为有研究表明，意义识记的效果远远好于机械识记。

4. 以学习为中心，创造良好的学习氛围　在宿舍、班级内找一些喜欢学习的同学，并与他们交流学习的内容与方法。这样，在不知不觉中，就会发现自己知识的深度和广度都有了很大提高。

5. 注重理论与实践相结合　在生活、阅读或实习过程中，遇到的问题要善于运用学过的知识进行分析，并提出可行的解决方案，在实践中检验和巩固所学的知识。理论在不用的时候是灰暗、死板的，但一旦运用到实践中，就会散发出鲜活的气息和无穷的活力。

复习思考

扫一扫，查阅复习思考题答案

一、名词解释

1. 心理学
2. 医学心理学

二、简答题

1. 心理的实质是什么？
2. 医学心理学的主要任务有哪些？
3. 医学模式的发展和转变经历了哪几个阶段？

模块二　医学心理学主要学派理论

扫一扫，查阅本模块 PPT、视频、知识链接等数字资源

【学习目标】

1. 知识目标：掌握精神分析理论、行为主义理论、人本主义理论的基本观点，熟悉心理生理学理论、认知心理学理论的主要观点。

2. 能力目标：具有运用不同学派观点，从不同角度分析患者心理问题的基本能力。

3. 素质目标：树立严谨的科学精神，能够将不同学派的人文理念融入日常医疗工作中，在为患者提供医疗服务时，不仅关注疾病的治疗，还要体现全方位的人文关怀。

20 世纪初，心理学进入快速发展时期，由此也产生了许多学派。不同的学派从各自的学科背景出发提出了对人性的基本看法，形成了不同的理论观点。每一种理论都试图对人类的正常或异常心理与行为进行解释，同时也形成了相应的防治疾病的方法并应用于临床实践，对医学心理学的形成和发展产生了重要的影响。下面介绍几种有影响的学派理论。

项目一　精神分析理论

精神分析理论属于心理动力学派，该学派产生于 19 世纪末 20 世纪初，是由奥地利精神科医生西格蒙德·弗洛伊德（Sigmund Freud）在临床实践的基础上创立的。弗洛伊德主张把无意识作为精神分析心理学的主要研究对象，并提出意识层次理论、人格结构理论和性心理发展理论等。

一、意识层次理论

弗洛伊德将人的心理活动分为三个层次：意识、潜意识和前意识，其中潜意识是该理论的重要概念，是精神分析理论的基石。

1. 意识　是人们可以直接觉察到的心理部分，是心理活动的表层，是有限的外显部分。

2. 潜意识　又称无意识，是指不被人意识到而潜于心理结构深层的心理活动。潜意识心理的主要成分是不相容于道德规范的本能欲望。例如，童年时期未被满足的冲动或愿望，缺乏爱等形成的情结，遭受威胁、虐待或某种创伤所诱发的恐惧等。

弗洛伊德认为，压抑在潜意识里的各种欲望通过乔装打扮，变相出现。梦就是潜意识里欲望表达的形式。潜意识是一切意识活动的基础，在人类生活中具有重大作用，心理障碍的发生就与潜意识心理活动密切相关。

3. 前意识　是意识与潜意识之间的那一部分。它的内容有时可以成为意识，有时也可深抑于潜意识。前意识由那些虽不能即刻回想起来，但经过努力就可以进入意识领域的主观经验所

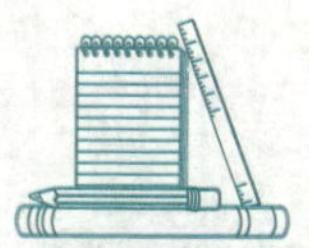

组成。前意识的作用是保持对欲望和需求的控制，使其尽可能按照外界现实要求和个人的道德来调节，是意识和潜意识之间的缓冲。

弗洛伊德认为，人的心理就像一座漂浮于海上的冰山，露出水面的部分是我们可以看得见、感觉到的各种心理活动，即意识领域；藏于水下面的大部分则是看不见、无法意识到的潜意识领域；而处于心理结构最表层的意识和最深层的潜意识之间的屏障则是前意识区域（图 2–1）。

二、人格结构理论

弗洛伊德晚年将潜意识理论与人格理论结合起来，形成了他的人格结构理论。他将人格分为“本我”“自我”“超我”三个部分（图 2–1）。

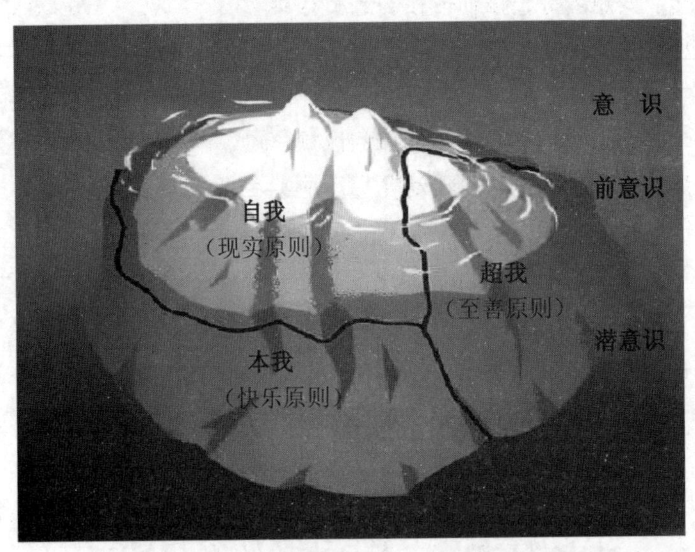

图 2–1　弗洛伊德的潜意识理论、人格结构理论示意

1. 本我　又称私我、原我或生物的我，它处于潜意识的深层，由先天本能、基本欲望组成，如饥、渴、性。它包括对基本生理需要满足的知觉与记忆的所有欲望，是一切心理能量之源。本我只遵循“快乐原则”，一心满足自己。它不受个体意识的支配，也不受外在社会规范的约束。

2. 自我　派生于本我，是人格中理智的、符合现实的部分。自我总是根据现实尽可能地满足本我的要求，同时保护整个机体不受伤害，它遵循的是“现实原则”。自我使个体获得基本需要的满足，以维持个体的生存；调节本我的原始冲动，以符合现实环境的要求；管制不被超我所接受的原始冲动，以维持三个“我”之间的平衡与和谐。

3. 超我　是人格中最文明、最有道德的部分。对本我的冲动具有约束作用，可使人的行为合于社会的道德规范，是个人道德的核心。就像弗洛伊德所说的那样，超我是一切道德限制的代表，是代表社会和文化规范的部分。

弗洛伊德认为三个“我”之间相互作用。在本我、自我、超我三者之中，自我在本我和超我之间起协调作用，使二者保持平衡。自我既要顺从本我的要求，又不敢违抗超我的命令，在满足本我欲求的时候，不仅要考虑现实条件的可能性，还要受到超我的制约。超我按照“道德原则”行事，其追求的是完美，使个人成为道德高尚的个体。一个健康的人是自我、本我、超我三者协调作用的均衡和统一。如果自我无法调节本我和超我之间的矛盾和冲突，个体就可能会产生精神障碍或病态行为。

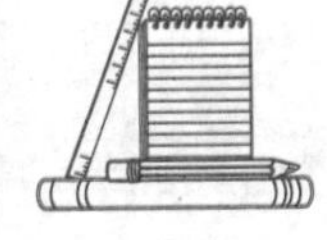

三、性心理发展理论

在弗洛伊德看来，性欲有着广义的含义。广义的性欲是指人们一切追求快乐的欲望，性本能冲动是人一切心理活动的内在动力。当这种能量积聚到一定程度就会造成机体的紧张，机体就要寻求途径释放能量，他将这种内在的力量称作“力比多（libido）”。在本能内驱力的推动下，各个发展阶段经历不同的心理冲突并形成心理结构及其特征。弗洛伊德将人的心理发展划分为以下 5 个阶段。

1. 口欲期（0～1 岁）　力比多指向口唇，口唇是本我努力争夺的主要身体部位。刚出生的婴儿就懂得吸乳，乳头摩擦口唇黏膜引起快感，吮吸动作使其获得自我满足；婴儿除了吮吸母乳之外，还会吸手指、安慰嘴等，帮助他在幻想中获得满足。如果婴儿在该阶段的需要得不到适当的满足（如断奶过早）或过度的满足，便可能形成“口欲期人格”，在成年期发展为过度的依赖性、不现实、富于幻想、执拗，以及过度的“口欲习惯”（如贪食、嗜烟酒和咬指甲等）。

2. 肛欲期（1～3 岁）　力比多更多指向肛门区域，主要靠排泄和控制大小便时所产生的刺激快感获得性的满足。这个时期也是对婴幼儿进行卫生习惯训练的关键时期。如果管制得过严或过于放纵，都会给将来的生活带来不良影响，形成所谓的肛门期人格，到成年时便会表现出固执、吝啬、整洁、过于节俭，或者邋遢、浪费、无条理等。

3. 性器期（3～6 岁）　力比多指向生殖器官，儿童可以从摩擦生殖器中获得性欲满足。这个阶段对于儿童的心理发展极为重要，因为这一时期是儿童开始由自恋转向他恋的时期，易出现恋母或恋父情结。儿童到 3 岁以后懂得了两性的区别，开始对异性父母眷恋，与同性父母竞争，常常会引发父母的惩罚和攻击，其间充满复杂的矛盾和冲突。男孩害怕来自父亲的惩罚焦虑，被称为“阉割焦虑”；女孩认为母亲的惩罚来自嫉妒。儿童会体验到恋母情结（或称为俄狄浦斯情结）或恋父情结（或称为厄勒克特拉情结）。

4. 潜伏期（6～12 岁）　潜伏期的儿童是去性化的，不再通过躯体的某一部位而得到快感，而是将兴趣转向外部，去发展各种知识和技能，以便应付环境的需要。随着儿童年龄的增长，男孩和女孩开始各自以同性父母为榜样来行事。但潜伏期不意味着性心理发展的中断或消失，而是儿童在外界影响下性欲被暂时“封存”。潜伏期可能隐藏着两种发展倾向。一种是被积累起来的性能量脱离性目标本身而转向其他方面，升华为更高的文明行为；另一种是性能量被压抑，使得性活动倒退，回到性发展的初期，形成神经症和性心理障碍。只有经过潜伏期到达青春期性腺成熟才有成年的性欲。

5. 两性期（12 岁以后）　相当于青春期及以后的时期。此时，性器官发育已经趋向成熟，性欲开始朝着生殖这一生物学目标快速发展，性爱对象不单指向自身和异性父母，而指向家庭以外的异性。这种异性之恋是性成熟的标志之一。另一个重要的标志是健康的功能活动，即在性、社会和精神等诸方面都达到成熟和较完善的境界。成年人成熟的性欲以生殖器性交为最高满足形式，以生育繁衍后代为目的，这就进入了生殖期。

弗洛伊德认为，成人人格的基本组成部分在前三个发展阶段已基本形成，中国也有句俗话“三岁看大，七岁看老”，可见儿童早期生活环境和人生经历对其成年后的人格形成起着重要的作用。一些成人的心理障碍、心理冲突，甚至心身疾病都可追溯到早年期创伤性经历和压抑的情结。在口欲期、肛欲期、性器期一些未解决的冲突压抑到潜意识中，可能在成人后表现为退行、药物滥用、酗酒、强迫症或反社会人格等。

项目二 行为主义理论

行为主义理论属于行为主义学派，该学派是西方心理学的主要学派之一。行为主义学派形成于20世纪20年代，创始人是美国心理学家约翰·华生（John Watson）。行为主义理论认为，人的正常或异常的行为，都是“习得”而成的，人的病症也是学习得来的。所以行为主义理论认为学习是支配行为和影响身心健康的重要因素，可通过对行为的学习来纠正不良行为，进而治疗和预防疾病。

行为主义理论由经典条件反射理论、操作性条件反射理论和社会学习理论三部分构成。

一、经典条件反射理论

俄国生理学家伊万·巴甫洛夫（Ivan Pavlov）在20世纪初提出了经典条件反射理论。经典条件反射是指一个中性刺激和另一个带有奖赏或惩罚的无条件刺激多次联结，可使个体在经验中学会在单独呈现该中性刺激时，也能引发类似无条件反应的条件反应。最著名的例子是巴甫洛夫的经典条件反射实验（图2–2）。

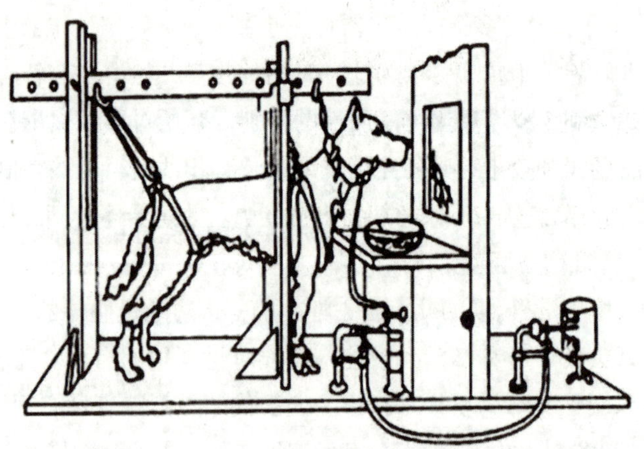

图2–2 经典性条件反射实验

在实验中，食物能够使狗的口腔分泌唾液，属于无条件刺激（unconditione stimulus），引起唾液分泌的反射过程叫无条件反射（unconditioned reflex）。无条件反射是本能行为，是不学自会的。铃声对狗只会引起探索性反射，属于中性刺激。将中性刺激（铃声）与无条件刺激（食物）配对，重复出现多次以后，只发出铃声而不提供食物，也能引起狗产生唾液分泌。在这种情况下，铃声就成了条件刺激（conditioned stimulus），铃声引起的唾液分泌就是条件反射（conditioned reflex）。

经典条件反射理论强调环境刺激对行为的影响，认为任何环境刺激都可以通过经典条件反射影响行为，并可以支配内脏的活动；许多正常和异常的行为，也可通过经典条件反射而习得。由此我们可以理解，小孩因害怕打针，而厌恶、害怕医务人员，害怕闻到药味的现象。

二、操作性条件反射理论

操作性条件反射由美国心理学家伯尔赫斯·斯金纳（Burrhus Skinner）命名，是一种由刺激引起的行为改变。斯金纳关于操作性条件反射的实验，是在他设计的一种动物实验仪器即著名

的“斯金纳箱”中进行的。箱内放进一只白鼠，并设一杠杆，箱子的构造尽可能排除一切外部刺激。白鼠在箱内可自由活动，当它压杠杆时，就会有食物掉进箱子下方的盘中，白鼠就能吃到食物。箱外有一装置记录动物的动作。斯金纳通过实验发现，动物的学习行为是随着一个起强化作用的刺激而发生的，学习的实质不是刺激的替代，而是反应的改变。（图 2-3）

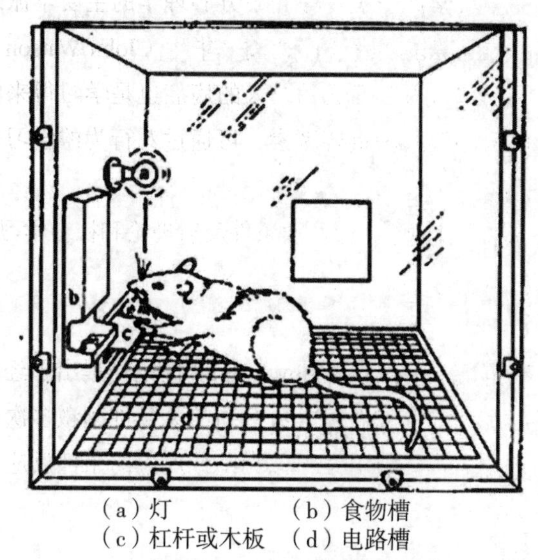

（a）灯　（b）食物槽
（c）杠杆或木板　（d）电路槽

图 2-3　操作性条件反射实验

在此项实验中，动物的行为是操作性的，碰到按键，得到食物。比较经典条件反射与操作性条件反射可以看出，在经典条件反射中，动物是被动的，只是等待刺激；在操作性条件反射中，动物则是主动的，它用自己的行为带来了结果。

由此可以看出，操作性条件反射重视行为的后果对行为本身的作用。任何与个体需要相联系的环境刺激，只要反复出现在某一行为之后，就可能对此行为产生影响。因此，人类各种正常和异常的行为，也可由操作性条件反射形成或改变。

三、社会学习理论

社会学习理论又称观察学习、示范作用，由美国心理学家阿尔伯特·班杜拉（Albert Bandura）提出。该理论认为一个人可以通过对榜样的行为与相应结果的观察与模仿，学会一种新的行为。1961 年，班杜拉以学前儿童为对象进行了波波玩偶实验。首先让儿童观看成人榜样对玩偶拳打脚踢，然后把儿童带到一个放有玩偶的房间里，让他们自由活动。结果发现，儿童也会模仿成人榜样的动作对玩偶拳打脚踢。实验说明，成人榜样对儿童行为有明显的影响，儿童可以通过观察成人榜样的行为而习得新行为。

班杜拉提出观察学习包括四个过程。

1. 注意　观察者反复观察某一榜样行为，选择并获取其中的特征性信息，成为学习的依据。

2. 保持　观察者将获得的信息以符号表征的方式储存于记忆中，成为日后自己行为的模型。

3. 生成　把记忆中的表象和符号转换成适当的行为，即再现以前所观察到的榜样行为。

4. 动机　观察者在动机驱使下，即在特定情景的某种诱因的作用下，才会表现习得的行为。

项目三　人本主义理论

人本主义理论于20世纪50～60年代在美国兴起，代表人物有亚伯拉罕·马斯洛（Abraham Maslow）和卡尔·罗杰斯（Carl Rogers）。人本主义理论重视人的尊严、价值、创造力和自我实现，注重人的潜能发挥。人本主义理论认为，人天生具有将自己潜能发挥出来的本能，当人受到创伤时有自我疗愈的本能，而当条件适合时又有发展到更高层级的本能。它既反对行为主义把人等同于动物，只研究人的行为，不理解人的内在本性，又批评弗洛伊德只研究神经症和精神病患者，不考察正常人心理。

一、马斯洛的需要层次理论

马斯洛认为，需要是人所有行为的根本动力。而各种需要之间有先后顺序和高低层次之分，需要满足的层次，将决定个体人格发展的境界和程度。因此，他提出“需要层次理论”，将人的需要划分为五个层次，即生理的需要、安全的需要、归属与爱的需要、尊重的需要、自我实现的需要。

1. 生理的需要（physiological need） 它包括人对食物、水分、空气、睡眠的需要等，它们在人的所有需要中是最基本的。如果基本的生理需要没有得到满足，如一个人极度饥饿，那么他不会产生其他的需要。

2. 安全的需要（safety need） 一旦生理的需要得到满足或基本满足后，就会出现安全需要。它表现为人们追求安全、稳定、秩序、受到保护，以及免遭痛苦、焦虑和疾病等。例如，人们希望得到一份较安定的工作，愿意购买各种保险等。

3. 归属与爱的需要（belongingness and love need） 当生理和安全的需要得到满足时，对归属与爱的需要就会出现。它表现为一个人要求与其他人建立关系，如结交朋友、追求爱情、参加某个团体并在其中获得某种地位等，这些都是归属与爱的需要。

4. 尊重的需要（esteem need） 归属与爱的需要得到满足后，尊重的需要就会出现。它包括自尊和希望受到别人的尊重。自尊需要的满足会使人相信自己的力量和价值，使其在生活中变得更有能力，更富有创造性。相反，缺乏自尊会使人感到自卑，没有足够的信心去处理面临的问题。

5. 自我实现的需要（self-actualization need） 位于需要层次的最高层次，是人类需要发展的高峰。它代表了一个人自我进步的愿望，一种想要实现人的全部潜力的欲望。

马斯洛的需要层次理论成为自我实现论的心理动力学基础。他还提出高峰体验的概念，它是人们进入自我实现和超越自我状态时感受到的一种非常豁达与极乐的瞬时体验。高峰体验是通向自我实现的重要途径。

二、罗杰斯的自我理论

自我理论是罗杰斯的人格心理学的核心基础理论。罗杰斯认为，刚出生的婴儿没有自我的概念。出生后，在与他人和环境的相互作用下，开始区分“我”与“非我”，自我实现的趋势被激活。在自我实现动力的驱动下，儿童在环境中尝试各种活动并积累了大量经验，有些经验使他感到满足、自尊，有些则相反。而这种满足、自尊的体验取决于他人，评价根据个体行为是

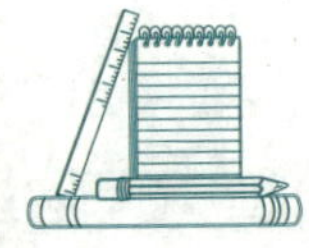

否符合评价者的价值标准，因此是有条件的。如果他人的价值观和评价与儿童自身的体验相矛盾，如：一个男孩砸坏玩具使他自己有愉快的成就感，但妈妈说“你很坏，你这样做一点儿不可爱”，这时男孩体验到消极评价，与其真实体验相反，他会曲解成“这样做让父母不高兴了，我不被喜欢，我错了”，而真实的评价是“这样做我感到高兴而我父母不满意”。获得父母的积极评价是有价值条件的，久而久之，孩子会不自觉地将父母的价值条件内化成自我概念的一部分，而忽略了自己的真实体验。这样自我概念和自我体验之间就会出现不一致、不协调。当自我体验与自我概念之间发生冲突时，个体就会感到自我受到威胁而产生焦虑、烦躁等自我失调的表现，这种自我失调是人类适应不良的根源。罗杰斯认为，只有将原本不属于自己的、内化而成的自我部分去掉，注重自己的体验，找回属于自己的情感和行为模式，才能充分发挥个人的潜能，成为健康、完善的人，这就是以人为中心的疗法。

项目四　心理生理学理论

在研究心理因素在人的健康和疾病中的作用和地位时，除了以弗洛伊德为代表的心理动力学派，同时还有一个朝着生理学方向发展的学派，被称为心理生理学派。心理生理学理论认为，心身是统一的，心理因素对人类的健康和疾病产生的影响必须以生理活动为中介，即通过神经系统、内分泌系统和免疫系统影响全身各个系统、器官、组织、细胞的结构和功能。心理生理学重点研究各种心理活动的生理机制，尤其是心身关系、心身交互影响等。许多生理学家、心理学家的研究成果为心理生理学派的发展奠定了基础。

著名的生理学家沃尔特·坎农（Walter Cannon）在20世纪30年代提出的情绪心理学说，指出强烈的情绪变化（恐惧、发怒等）会使动物产生“战斗或逃避”的反应，通过自主神经系统影响下丘脑激素的分泌，导致心血管系统活动的改变。如果不良情绪长期反复地出现，就会引起生理功能紊乱和病理改变。

加拿大生理学家汉斯·塞里（Hans Selye）提出了应激适应机制学说。应激（stress）是个体对有害因素的抵御引起的一种非特异性反应，表现为一般适应综合征（general adaptation syndrome，GAS）。一般适应综合征分为警戒期、抵抗期和衰竭期三个阶段。警戒期动员个体内部做好应付外界紧张刺激的准备；抵抗期个体内部防御力量已经抗衡紧张刺激，使生理和心理恢复平衡；衰竭期是指在多种紧张刺激或一种持久反复的紧张刺激下个体的抗衡力量达到衰竭的地步，个体失去了应变能力，出现了焦虑、头痛、血压升高等一系列症状而导致心身疾病的产生。

巴甫洛夫学派提出的高级神经类型活动学说，指出躯体各器官都受大脑皮层的调节，特别是贝柯夫的皮层内脏相关的研究，表明高级神经活动功能异常时，会向内脏发出病理性冲动，而使内脏功能失调。

美国的哈罗德·沃尔夫（Harold Wolff）通过胃镜观察情绪因素对胃的运动、张力、黏膜血管舒缩和分泌的影响，发现在情绪愉快时，黏膜血管充盈，分泌增加；在愤怒、仇恨时，黏膜充血，分泌和运动大大增加和增强；而在忧郁、自责时，黏膜苍白，分泌减少，运动也受到抑制。他认为，情绪影响躯体器官生理活动的程度取决于遗传素质（易感性素质）和个性特征。

1977年，美国罗彻斯特大学精神和内科教授乔治·恩格尔（George Engel）指出，人对不同性质的心理应激所产生的生理反应主要分两大类：面临危险、威胁或面临愤怒、焦虑、恐惧时，

主要通过交感－肾上腺髓质轴、脑内上行激活系统活化等，引起心血管反应、血糖升高、血压升高，他把这一系列的反应称为“或逃或战反应”；而在抑郁、悲观、无望感、无助感时，则活化垂体－肾上腺皮质轴，通过副交感神经系统引起肠道分泌活动亢进、支气管痉挛、免疫力降低等，称为“保守－退缩反应”。“或逃或战反应”的持续存在是产生冠状动脉粥样硬化性心脏病、高血压、心肌梗死、脑卒中和糖尿病等的原因之一，而“保守－退缩反应”则是心脏猝死、溃疡病、恶性肿瘤、哮喘、类风湿关节炎和某些皮肤病的病因之一。

项目五　认知心理学理论

认知心理学是20世纪50年代中期在西方兴起的一种心理学思潮。认知心理学研究人的高级心理过程，主要是认知过程，如注意、知觉、表象、记忆、思维和言语等。其主要特点是强调认知的作用，认为认知是决定人类行为的主要因素。

与行为主义心理学家相反，认知心理学家研究那些不能观察的内部机制和过程，如记忆的加工、存储、提取和记忆力的改变等。

认知心理学认为，人的认知过程决定人的情绪和行为，情绪和行为的产生有赖于个体对客观世界的判断、评价和理解，而这些评价又受个体的信念、假设、思维方式等认知因素的影响。刺激不是简单的外部刺激物，而是整个现实世界中可以引起刺激作用的成分，如事件、情境、人际关系及自己的行为等。

一、艾利斯的情绪ABC理论

美国心理学家阿尔伯特·艾利斯（Albert Ellis）认为，烦恼和困扰的产生主要是由于个体存在非理性、非逻辑的观念，由此提出了情绪ABC理论。

该理论认为情绪和行为的产生源于个体对当前事件的判断和看法。事件本身无好坏之分，当个体赋予它自己的偏好、观念和评价时，就可能会产生所谓的烦恼和困扰。

常见的非理性、非逻辑的观念有：一切按照心理期待发展，否则会很糟糕；一个人应该担心随时可能发生灾祸；情绪由外界控制，自己无能为力；已经定下的事是无法改变的；一个人碰到的种种问题，总应该都有一个正确、完满的答案，如果一个人无法找到它，便是不能容忍的事；对不好的人应该给予严厉的惩罚和制裁；逃避可能、挑战与责任要比正视它们容易得多等。

不合理的观念常具有以下三个特征。

1. 绝对化的要求　指人们常常以自己的意愿为出发点，忽视事物自身发展规律，认为事情必须怎样、应该怎样，否则自己就难以接受。

2. 过分概括的评价　这是一种以偏概全的不合理思维方式的表现，它常把“有时”“某些”过分概括化为“总是”“所有”等。

3. 糟糕至极的结果　这种观念认为如果一件不好的事情发生，那将是非常可怕和糟糕的。

因此，艾利斯认为，只有通过理性分析和逻辑思辨，改变患者的非理性、非逻辑的观念，帮助其建立理性、正确的逻辑观念，才能解决其情绪和行为问题。

二、贝克的情绪障碍认知理论

情绪障碍认知理论是由亚伦·贝克（Aaron Beck）于20世纪60年代提出的。贝克提出理论认为，人的情绪障碍“不一定都是由神秘的、不可抗拒的力量所产生，相反，它可以从平常的事件中产生”。

贝克认为，由于文化、知识和生活环境的差异，不同的人对问题往往有不同的理解，这就是认知的差异。个体认知上的差异引发了不同的情绪和行为。例如，同样的场所——医院，儿童根据自己的经验，认为这是个可怕的场所，“进到里面就可能打针”。于是，儿童往往会哭闹，逃避进医院。有些老年人也认为这是个可怕的地方，“可能是通往地狱之门”，但为了健康着想，还是坚持走进医院配合治疗。由此贝克推知，异常的认知是产生异常情绪和行为的原因。

贝克认为常见的认知异常有以下五种形式：

1.“全或无”思维　即用非黑即白的方式来思考和解释，或用不是、就是两个极端来对经验分类。

2. 任意的推断　没有支持性或相关证据就武断得出结论。

3. 选择性概括　仅凭局部细节就得出总体的结论。

4. 过度引申　在单一事件的基础上作出关于能力、操作或价值的普遍性结论。

5. 夸大或缩小　歪曲评价客观事件的意义。

情绪障碍认知理论重视人对事物的判断、评价和理解，认为不良情绪和不良行为与不良认知有关。心理障碍的产生源于错误的认知过程，通过改变不良的认知，可以矫治不良的情感和行为。认知疗法是当前国际上影响较深、应用较广的心理疗法之一，大量研究认为该疗法对抑郁、焦虑、恐怖、进食障碍、强迫症等有较好的疗效。

复习思考

扫一扫，查阅复习思考题答案

一、名词解释

1. 本我
2. 自我
3. 潜意识

二、简答题

1. 简述人格结构理论中人格的 3 个部分及其各自遵循的原则。
2. 行为主义理论包括哪些内容？
3. 艾利斯的情绪 ABC 理论包括哪些内容？
4. 简述人本主义学派的代表人物及其主要观点。

三、论述题

谈谈对性心理发展理论的理解。

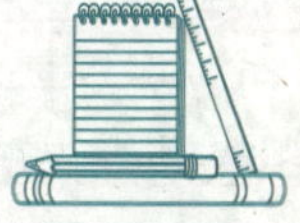

扫一扫，查阅本模块PPT、视频、知识链接等数字资源

模块三 心理过程

【学习目标】

1. 知识目标：掌握感觉与知觉的概念、种类与特征，记忆的概念、种类、过程及应用，情绪、情感的分类、功能和作用，注意、意志的品质；熟悉思维的概念、分类、特征与创造性思维的应用，意志行动的特征；了解感觉、知觉、记忆、注意的分类。

2. 能力目标：具备知识迁移的能力，形成临床心理工作思维，能够分析日常生活和临床实践中的心理现象。

3. 素质目标：培养学生的职业责任感和医学人文关怀意识，能建立整体医学观，学会识别不同认知风格和情绪状态的患者，学会尊重患者并能有效沟通，建立良好的医患关系。

心理过程（mental process）是指人的心理活动发生、发展和变化的过程，即指在客观事物的作用下，在一定的时间内，人脑反映客观现实的过程。心理过程包括认知过程、情绪和情感过程、意志过程。

项目一 认知过程

认知过程（cognitive process）是人们对客观事物的察觉和认识的过程，包括感觉、知觉、记忆、思维、想象、注意等心理活动。

一、感觉

（一）感觉的概念

感觉（sensation）是指人脑对直接作用于感觉器官的客观事物的个别属性的直接反映。感觉是认知过程的起点，通过感觉器官感受到的是客观事物的个别属性，如颜色、声音、气味、温度等。当这些个别属性直接作用于人的眼、耳、鼻、舌、皮肤等感觉器官时，就在大脑中引起相应的视觉、听觉、嗅觉、味觉、皮肤觉等感觉。

（二）感觉的意义

第一，感觉是人的认知过程的初级阶段，是人认识客观世界的开端。

人对客观世界的认知过程是从感觉开始的，从理论上说是从对客观事物个别属性的认识开始的。感觉使我们可以获取内外环境的信息。假如没有感觉，人类就不能获得任何知识，因为所有知识都来源于人的肉体感官对客观外界的感觉。

第二，感觉是各种高级、复杂心理活动的基础。

感觉是一个比较简单的心理过程，但它在我们的生活实践中具有重要的意义。一切高级的、复杂的心理活动都是通过感觉获得材料，在感觉的基础上产生的。没有感觉，人也不可能产生知觉、记忆、思维、想象、情感等各种高级的心理。

第三，感觉维持着有机体与环境之间的信息平衡。

人要正常地生存，必须使机体和环境保持平衡，其中包括信息的平衡。具体来说，人们从环境中获得必要的信息，是保证机体正常生活所必需的。相反，信息超载或不足都会破坏信息的平衡，给机体带来严重的不良影响。1954 年，加拿大心理学家威廉·贝克斯顿（William Bexton）、伍德伯恩·赫伦（Woodburn Heron）和托马斯·斯科特（Thomas Scott）等对人进行的感觉剥夺实验研究证实：机体与环境的信息平衡是维持人正常心理活动的必要条件。

知识链接

感觉剥夺实验

1954 年，加拿大麦克吉尔大学的心理学家贝克斯顿和赫伦等首先进行了“感觉剥夺”实验。实验中给被试戴上半透明的护目镜，使其难以产生视觉；用空气调节器发出的单调声音限制其听觉；手臂戴上纸筒套袖和手套，腿脚用夹板固定，限制其触觉。被试单独待在实验室里，试验开始，被试还能安静地睡着；但稍后，被试开始失眠、烦躁，急切地寻找刺激，他们唱歌、吹口哨、自言自语、用两只手套相互拍打，或用手套去探索这间小屋，几小时后他们开始感到恐慌。实验中被试每天可得 20 美元报酬，但即使这样，也难以让他们在实验室中按实验要求坚持两三天。那些在实验室连续待了三四天的被试会出现错觉、幻觉、注意力涣散、思维迟钝、紧张、焦虑、恐惧等病理心理现象，经过一段时间的正常生活以后才能得到恢复。

该实验说明，来自外界的刺激作用于感觉器官保证了机体与环境的信息平衡，对维持人的正常生活是十分重要的。

（三）感觉的分类

人们通过各种不同的感觉器官来获得外界或自身的各种信息。根据信息的来源不同，可把感觉分为外部感觉和内部感觉两大类。

1. 外部感觉　指机体接受外部刺激，反映外界事物的个别属性的感觉。外部感觉包括视觉、听觉、味觉、嗅觉和皮肤觉等。其中皮肤觉又可以细分成温觉、冷觉、触觉和痛觉等。

（1）视觉：视觉的感受器是视网膜，适宜刺激是光，光是电磁波，人的眼睛可以感觉的电磁波称为可见光波，波长为 380 ～ 760 纳米，约占整个电磁波波长的 1/70。

（2）听觉：听觉的感受器是耳蜗，适宜刺激是声音，声音产生于物体的震动。人的耳朵可以感觉到的声波称为可听声波，可听声波的振动频率多 20 ～ 20000 赫兹。低于 20 赫兹振动频率的是次声波，高于 20000 赫兹的是超声波。

（3）嗅觉：嗅觉的适宜刺激是挥发性的气体物质，作为嗅觉感受器的嗅细胞，位于鼻腔上部两侧的黏膜中。

（4）味觉：味觉的适宜刺激是能够溶于水、唾液和脂类的化学物质。味觉感受器是分布在舌头表面、咽喉黏膜及软腭等处的味蕾。不同味觉在舌上有对应的感受味蕾，分布也存在差异。舌尖对甜味敏感，舌两侧对酸味敏感，舌根对苦味敏感，舌的周围对咸味敏感（图 3–1）。

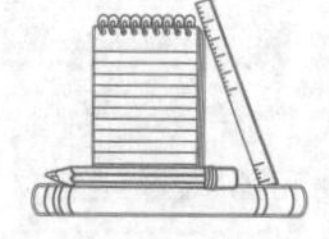

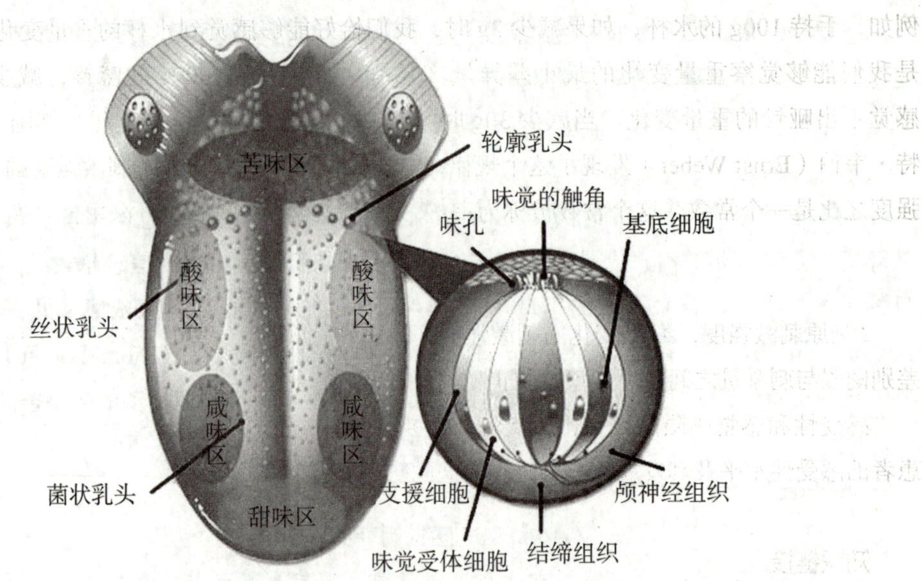

图 3-1 舌的味觉分布

（5）皮肤觉：刺激物作用于皮肤引起的各种感觉称为皮肤感觉，简称皮肤觉。皮肤觉包括触觉、压觉、冷觉、热觉和痛觉。刺激物接触皮肤表面时的感觉，称为触觉。随着刺激的加强，皮肤出现明显变形，则形成压觉。身体各部分对触觉和压觉的感受性差异很大，身体活动频繁的部位感受性高，如额头、眼皮、嘴唇、舌尖、指尖感受性高，而躯干、胸腹、背部感受性低。

2. 内部感觉 指接受机体本身的刺激，反映机体的位置、运动和内脏器官不同状态的感觉，包括运动觉、平衡觉和机体觉。

（1）运动觉：对身体各部分的位置、运动及肌肉的紧张程度进行反应的感觉。运动觉感受器是肌梭、腱梭、关节小体，位于肌肉、肌腱、韧带和关节中。

（2）平衡觉：对人体做直线加速、减速运动或旋转运动进行反应的感觉。平衡觉的感受器是位于内耳的半规管和前庭。半规管反应人的旋转运动，前庭反应人的直线加速或减速运动。

（3）机体觉：对机体饥、渴、痛、温等状态的感觉。机体觉的感受器位于脏器壁上，将内脏器官的活动变化信息传入中枢。

（四）感觉的特征

1. 感觉的个体差异性（sensory differences） 由于先天遗传、后天条件的不同，个体的各种感觉会出现明显的差异，称为感觉的个体差异性。

感觉的个体差异性主要体现为感觉阈限的差异。感觉阈限是测量人的感觉系统感受性大小的指标，以刚能引起感觉或差别感觉的刺激量的大小来表示。

感受性是指人对刺激物的感觉能力。感受性是用感觉阈限的大小来度量的，两者成反比关系：感觉阈限越高，感受性越低；感觉阈限越低，感受性越高。感觉阈限分成绝对感觉阈限和差别感觉阈限。

（1）绝对感觉阈限（absolute threshold）：分为下绝对阈限和上绝对阈限。下绝对阈限指能够引起感觉的最小刺激量，上绝对阈限是指能够引起感觉的最大刺激量。例如，当收音机刚刚开启时，非常微小的声音刚刚能够引起听觉，这是达到了下绝对阈限，随着音量不断放大，耳朵也同时感到声音越来越响，但是放大到某一限度，即使音量再放大，耳朵也不觉得声音在变响，而是感到疼痛，这时已经达到上感觉阈限。

（2）差别感觉阈限（differential threshold）：是指能够觉察到的刺激物变化的最小差异量。

例如，手持 100g 的水杯，如果减少 3g 时，我们恰好能够感觉到水杯的重量变化，这时 3g 就是我们能够觉察重量变化的最小差异量。但是，如果手握 1000g 的哑铃，减少 3g，我们却感觉不出哑铃的重量变化。当减少 30g 时，我们才能感觉到重量的变化。德国生理学家恩斯特·韦伯（Ernst Weber）发现了这个规律，认为能够被机体感觉到的刺激强度的变化与原刺激强度之比是一个常数，这个常数被称为韦伯常数，就是差别阈限。可以用公式表示：

$$\frac{\Delta I}{I}=K$$

I 是原刺激强度，ΔI 是变化的刺激强度，K 是韦伯常数。这个公式被称为韦伯定律，表明了差别阈限与刺激量之间是近似恒定的正比关系。

感受性和感觉阈限的研究，对疾病的诊断及治疗工作具有重要意义。医生如能了解、掌握患者的感受性水平及其发展情况，对于疾病的防治具有积极作用。

知识链接

测定阈限

这里列出了两种简单的测定阈限的方法。你可以先在自己身上试试，看看自己的感觉阈限，再在几个朋友身上试试。

绝对阈限：把一个钟放在一个安静的房间里。渐渐离开钟所在的位置，直到听不到钟的嘀嗒声。再慢慢地向回移动直到你刚刚能听到嘀答声。在这个位置站一分钟，你会注意到有时能听到声音，有时又听不到。有时声音好像大了一些，你后退一些还是可以听到。这表示你的感受性受一些变量的影响，这些变量包括疲劳、适应、注意分散和背景噪声等。感受性受一些变量影响表明绝对阈限是时刻变化的。它不是一个绝对的点，而是一个范围。

差别阈限：在一个信封里放进一枚一角硬币，另一个信封里放两枚一角硬币。你可以觉察到两个信封的重量差别。然后把两个信封分别放进同样的两只鞋子里，再拿起鞋。你现在能判断哪只鞋里有两枚硬币吗？韦伯定律又得到了验证。

2. 感觉的适应性（sensory adaptation） 是指感受器官在刺激物的持续作用下感受性发生变化的特性。适应既可以引起感受性的提高，也可以引起感受性的降低。嗅觉的适应功能十分明显，“入悠兰之室久而不闻其香，入鲍鱼之肆久而不闻其臭”，描述的就是嗅觉的适应性。大部分感觉存在适应的现象，只有噪声听觉和痛觉很难适应。在感觉的适应中视觉的适应最明显，最常见的是明适应和暗适应。

（1）明适应（bright adaptation）：指从黑暗环境进入明亮环境，眼睛连续处于较高照明条件下，感受性下降的过程。明适应过程中瞳孔缩小，一般能持续 5 分钟左右。

（2）暗适应（dark adaptation）：指从明亮环境进入黑暗环境，眼睛连续处于较低照明条件下，感受性上升的过程。暗适应过程瞳孔放大，时间比明适应长。

3. 感觉对比（sensory contrast） 指同一感觉器官在不同刺激物的作用下，感觉在强度和性质上发生变化的现象。感觉的对比可分为同时对比和继时对比。例如，把一个灰色小方块纸放在黑色的背景上看起来灰色显得亮些，放在白色背景上则显得暗些，这是视觉的同时对比（图 3–2）；吃完糖后，再吃苹果会感到苹果酸，这是味觉的继时对比。

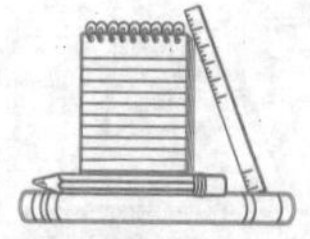

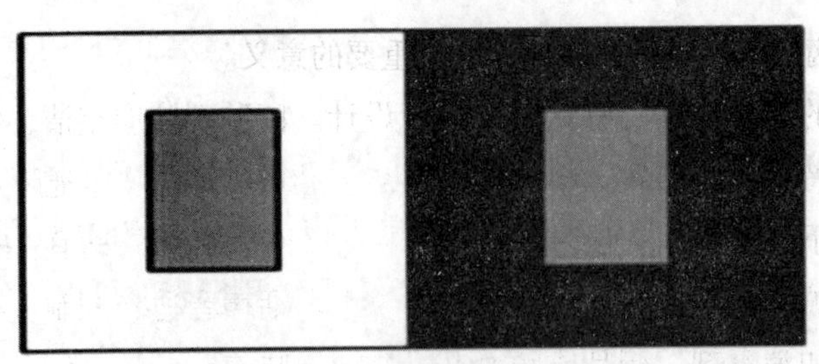

图 3-2 视觉的同时对比

4. 感觉后像（sensory afterimage） 指在刺激作用停止后，感觉在短暂的时间内仍不消失的现象。感觉后像在视觉中表现得特别明显。我们看电影、电视就是依靠视觉后像的作用。

视觉后像分两种：正后像和负后像。后像的品质与刺激物相同叫正后像；后像的品质与刺激物相反叫负后像。例如，在注视电灯光之后，闭上眼睛，眼前会出现灯的一个光亮形象位于黑色背景之上，这是正后像；如果继续注视，可能看到一个黑色形象出现在光亮背景之上，这就是负后像（图 3-3）。

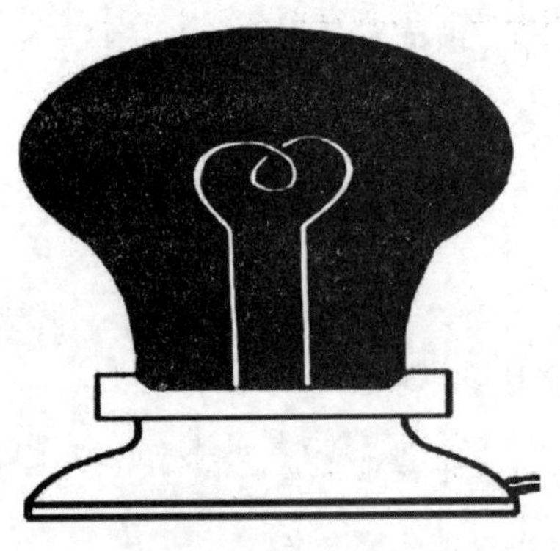

图 3-3 视觉后像

5. 联觉（synesthesia） 指一种感受器官在受到刺激而产生一种特定感觉的同时又产生另一种不同感觉的现象。例如，优美的音乐旋律在引起听觉的同时，还使人感到全身舒畅、放松，或使患者减轻疼痛等。色彩视觉引起联觉的现象十分普遍，如红、橙、黄等类似太阳、火光的颜色，引起人温暖的感觉，因而被称为暖色；蓝、青、绿等类似蓝天、海水、树林的颜色，往往引起寒冷、凉快的感觉，被称为冷色。不同色调会产生不同的心理感受，如红色使人兴奋、蓝色使人镇静、绿色使人和缓、玫瑰色使人振奋等。科学家经过进一步研究证明：医院墙壁上刷淡绿色、浅黄色，可使患者情绪镇静、安适，有助于恢复健康。高血压患者戴上有色眼镜，有助于降低血压；蓝色对感冒有良好预防和治疗作用；紫色环境可使孕妇得到安慰等。另外，音乐家常会发生视听联觉，在声音的作用下大脑中产生某种视觉形象。生活中我们常使用的“甜蜜的声音”“喧嚣的色彩”“尖酸的语调”等词语也体现了声音的联觉现象。

6. 感觉的补偿（sensory compensation） 人的感受性不仅可以在一定条件下发生暂时性的变化，而且可以通过实践活动和训练得到充分的提高和发展。职业训练可以使人的某种感受性明显高于一般人，例如医生可以通过听诊器分辨患者心音、呼吸音的变化来判断其病情。人的某种感觉能力缺失后，其他感觉能力会突出发展，弥补感觉缺陷，凭着感觉的相互补偿，获得生活和学习的能力。例如，盲人由于视觉的缺失，会出现触觉、听觉、嗅觉特别灵敏的补偿现象。

（五）感觉理论在临床上的应用

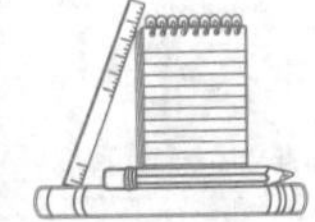

由于感觉与人的情绪关系十分密切，因此，在临床工作中注意增加患者愉快的感觉，减少

不愉快的感觉，对疾病治疗、促进康复具有十分重要的意义。

首先，整个病区的环境应结合感觉理论进行设计。医院环境应整洁、优美，噪声少。从视觉上，可根据各科室特点进行布置，小儿科病房可设计成小动物、卡通形象；产房以粉色或紫色调为好，午睡时拉下窗帘，而清晨最好拉开窗帘，保持室内光线适宜。在听觉上，应尽量保持病房安静，医生、护士及工作人员最好穿软底鞋，讲话声音适当控制。在嗅觉上，应祛除或减少一切不良气味，如消毒剂、药品或脓血、大小便的味道，条件允许的话，可洒些香水、点卫生香等。

其次，应将患者按病情轻重分开，注射或手术时尽量不要在患者面前露出利器，减少不良刺激。

最后，可应用分散注意力的方法，以语言、动作分散患者的注意力，达到减轻痛觉的目的。

知识链接

感觉障碍（sensation disorders）

感觉障碍是指在反映刺激物个别属性的过程中出现困难和异常的变态心理现象。感觉障碍对人的各种心理过程会产生广泛的影响，并可由此造成知觉障碍，使运动反馈信息紊乱而导致运动功能失调，对外界刺激的感受能力异常增高，对外界刺激物的性质产生错误的感觉，对来自躯体内部的刺激产生异样的不适感。有关感觉障碍的脑机制的心理学研究肯定了人类大脑皮层中央沟后部区域的损伤与感觉障碍的发生有关。在临床上，神经病和精神病都可有感觉障碍的症状，前者更为多见。

常见的感觉障碍有：

1. 感觉过敏　对外界刺激的感受能力异常增高。
2. 感觉减退和感觉缺失　对外界刺激的感受能力异常下降。
3. 感觉倒错　对外界刺激物的性质产生错误的感觉。
4. 内感性不适　对来自躯体内部的刺激产生异样的不适感。

二、知觉

（一）概述

知觉（perception）是人脑对直接作用于感觉器官的客观事物的各个部分和属性的整体反映。例如，看到一个苹果、听到一首乐曲等，这些都是知觉现象。

知觉可以分成三个阶段：感觉阶段、知觉组织阶段及辨别客体阶段。例如，一朵鲜花具有多方面属性，我们用眼睛看到它的颜色、用手触到它的质感、用鼻子嗅到它的芳香，然后把这些个别属性综合组织起来，在头脑中形成一朵鲜花的整体形象，并且把它与其他事物区别开来。

知觉以感觉为基础，但不是感觉的简单相加。感觉和知觉的共同之处是它们都是对当前客观事物的反映，都来源于客观事物，都是人脑对现存刺激的反映，很难将其截然分开。可以认为，感觉是知觉的基础和前提，知觉是感觉的深入和发展，感觉、知觉是同一认识过程的不同阶段。二者也有一定区别。首先，感觉只是对事物个别属性的直接反映，而知觉则是对事物多种属性及事物间外在联系的整体反映；其次，感觉的生理机制是单一感受器活动的结果，而知觉则是多种感受器协同作用的结果；最后，知觉的产生受个体知识和经验的影响，并受兴趣、

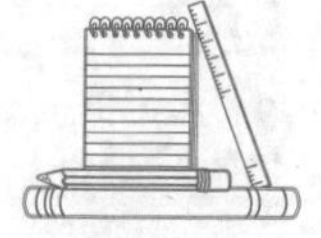

爱好、动机、需要等因素的制约，而感觉则受其影响较小，主要受先天因素的影响。

在实际生活中，人们很少产生单纯的感觉，总是以知觉的形式直接反映客观事物。由于感觉和知觉密不可分，通常把感觉和知觉统称为感知觉。

（二）知觉的分类

知觉可以分为物体知觉和社会知觉。其中，物体知觉是以非社会性的物体作为知觉的对象，社会知觉是以社会性的人作为知觉的对象。

物体知觉可以分成空间知觉、时间知觉和运动知觉。

1. 空间知觉（space perception） 是指对物体的形状、大小、远近、方位等空间特性的知觉。空间知觉包括距离知觉和方位知觉。距离知觉是指人对物体距离远近或者深浅的知觉，人们通过单眼线索和双眼线索来判断物体空间位置的远近。方位知觉是指对物体的空间位置和对自己在空间所处的位置的知觉，包括前、后、左、右、上、下、内、外等。

2. 时间知觉（temporal perception） 是指人对客观物质现象延续性和顺序性的反映。衡量时间的媒介有外在标尺和内在标尺两种，外在标尺包括自然界的周期性变化和计时工具，如季节的变换、太阳的升落、月亮的盈缺等；内在标尺是人体内部的一些节律性变化的生理过程，如心率、呼吸、遗忘、胃的排空等。个体当时的情绪、态度、身心状况及活动的性质可以影响知觉的形成，如患者在住院期间缺乏社会活动，往往会感到“度日如年”。

3. 运动知觉（motion perception） 是指人对物体在空间位移的知觉。运动知觉包括真动知觉和似动知觉。真动知觉是指观察者处于静止状态时，物体的实际运动连续刺激视网膜各点所产生的物体在运动的知觉。物体运动太慢或太快都不能形成运动知觉，例如手表的时针由于运动太慢难以觉察，而运动太快的物体在视觉上是一种闪烁。似动知觉是指在一定时间和空间条件下，把静止的物体知觉为运动的现象。似动知觉包括动景运动、自主运动和诱导运动。动景运动是指当两个刺激物按照一定的空间间隔和时间间隔相继呈现时，人们看到原来两个静止的物体连续运动的现象。例如，霓虹灯的闪烁就属于动景运动。自主运动是指对于黑暗背景中的静止光点，人们在注视片刻后会感到光点来回游动的现象。例如，观察夜空中高楼大厦上的航空指示灯。诱导运动是指由于一个物体的运动使其相邻的静止的物体产生运动的现象，如“小小竹排向东流，巍巍青山两岸走”描述的就是诱导运动。

（三）知觉的特征

1. 知觉的整体性（wholeness of perception） 知觉的对象是由不同的部分、不同的属性组成的，但我们并不把它感知为个别孤立的部分，而总是把它知觉为一个有组织的整体，知觉的这种特性称为知觉的整体性。

知觉的整体性与知觉对象本身的特性及其各个部分间的构成关系有关。心理学家将它们归纳为几条定律：

（1）接近律：即空间、时间上接近的客体易被知觉为一个整体。

（2）相似律：即在强度、颜色、大小、形状等方面相似的客体易被知觉为一个整体。

（3）连续律：即具有连续性的客体易被知觉为一个整体。

（4）封闭律：在知觉一个熟悉或者连贯的模式时，如果其中某个部分没有了，我们的知觉会自动把它补上去，并以最简单和最好的形式知觉它。如图 3-4 所示，我们倾向于把它知觉为一个正方体和 8 个圆形。

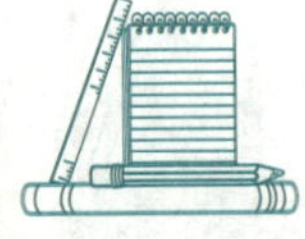

知觉的整体性不仅与刺激物的特性有关，而且与个体的主观状态有关。过去的知识、经验可对当前知觉活动提供补充信息。例如，我们看到爪子和捂住部分脸的狮子图案，就可以知觉到图片中是一只完整的狮子（图 3–5）。

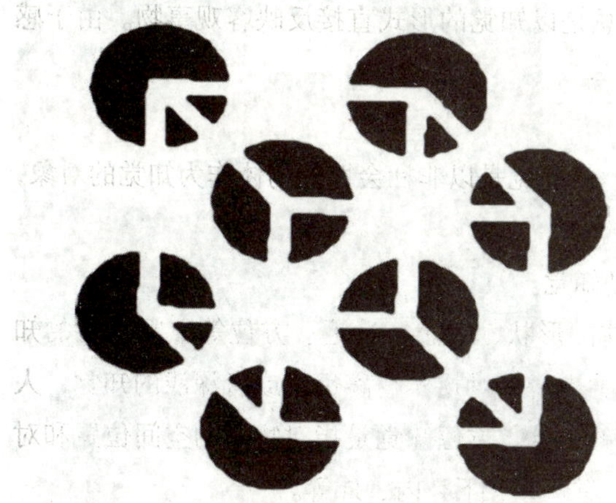

图 3–4 知觉的整体性

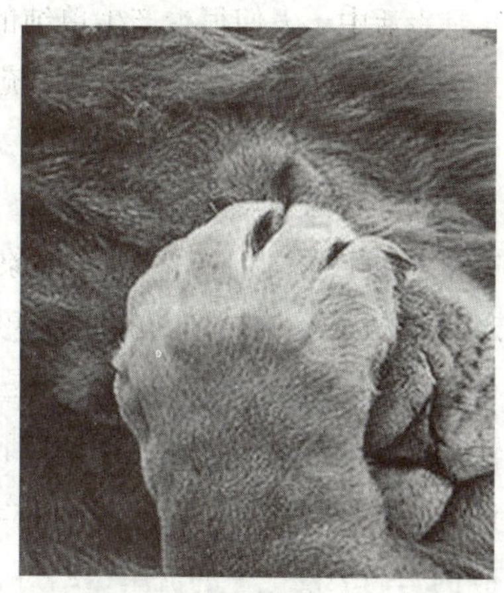

图 3–5 知觉的整体性——狮子

知觉的整体性对于人们认知客观世界具有重要意义，它是人们对外界事物形成印象的根本保证，大脑在对来自各器官的信息进行加工时，就会利用已有经验对缺失部分加以整合补充，使人们对客观事物的反映更趋于全面、完善。

2. 知觉的理解性（understanding of perception） 人们在感知当前事物时，总是根据以往的经验来解释它，使其具有一定的意义，并用词把它标志出来。知觉的这种特性称为知觉的理解性。

知觉的理解性是个体以知识经验为基础，把对当前事物的直接感知纳入已有的知识经验系统中去，从而把该事物看成某种熟悉的类别或确定的对象的过程。

知觉理解性的基本特征是用词语把事物标志出来。词语对人的知觉具有指导作用，可以帮助并加快理解。例如当问你图 3–6 上画的是什么？如果你看不出来，给提示说：是画着一条狗。你可能就会看出它像一头生活在北极地带的狗。

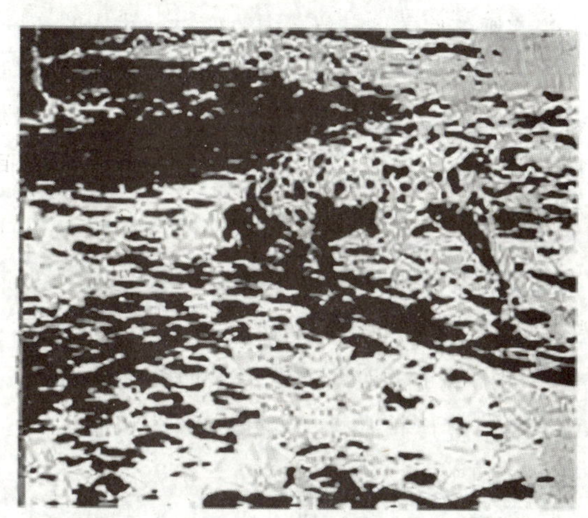

图 3–6 知觉的理解性

影响知觉理解性的因素除了以上因素，还有个人的动机与期望，情绪与兴趣、爱好，以及定势等。

人们的知识经验越丰富，对事物的知觉就越深刻、越精确、越迅速。知觉的理解性可以使人们通过知识经验的积累和理解，更好地认识问题并解决问题。例如，一名经验丰富的医生可以根据感知到的患者的症状、体征等，迅速、准确地作出诊断，并制订出正确的治疗方案。

3. 知觉的选择性（selectivity of perception） 在知觉客观事物时，人们总是有选择地以对自己有重要意义的刺激物作为知觉的对象，而把其他事物当成知觉的背景。知觉的对象能够得到清晰的反映，而背景只能得到比较模糊的反映，这种知觉事物的规律就是知觉的选择性。选择的对象不同，知觉的内容就不一样。例如，在课堂上，老师在黑板上写字，黑板上的字是学生的知觉对象，而附近的墙壁等则是背景。当老师讲解挂图时，挂图便成了知觉对象，而黑板上的字则又变成了背景。知觉中的对象和背景是相对的，可以变换的，双关图形（图 3–7）很好地

说明了这一点。

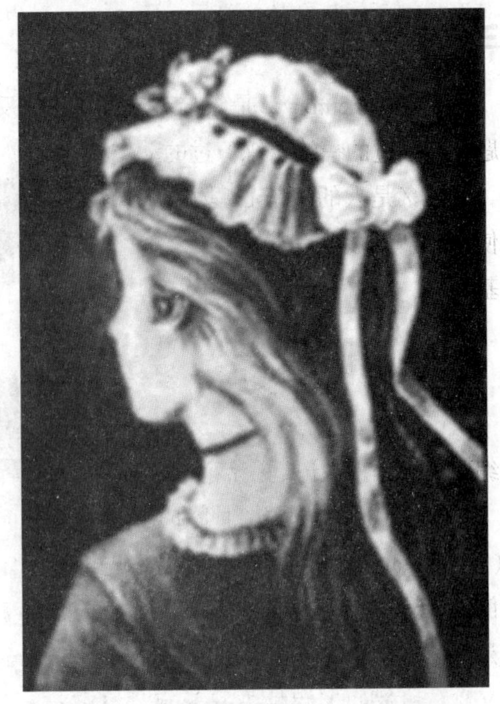
图 3-7 知觉的选择性——少女与老妇

知觉选择的对象与主观因素和客观刺激的特点有关。人们容易选择那些与个人的需要、情绪、知识经验等相关的事物作为知觉的对象。例如沙漠中长途跋涉的人，对绿洲、甘泉的知觉甚为敏感；待业者对招工信息尤为关心；“樵夫进山只见柴草，猎人进山只见禽兽”，都说明了主体的需求状态对知觉选择性的影响；另外，客观刺激物强度较大、对比明显、运动变化及空间位置接近等具有吸引力的事物也易成为知觉的对象。例如，各种仪表上的指针，街上行驶的车辆，夜空中的流星，幻灯、电影中的活动对象，都易被人们知觉。

知觉的对象与背景对于人们认知客观世界意义重大。人们周围的事物是多种多样的，但我们不可能对周围众多的事物都同时感知，在一定时间内，选出当前知觉的对象，可以更清晰地感知特定的事物。

4. 知觉的恒常性（constancy of perception）

当客观条件在一定范围内改变时，我们的知觉映象在相当程度上却保持着它的稳定性，即知觉恒常性。它是人们知觉客观事物的一个重要特性。

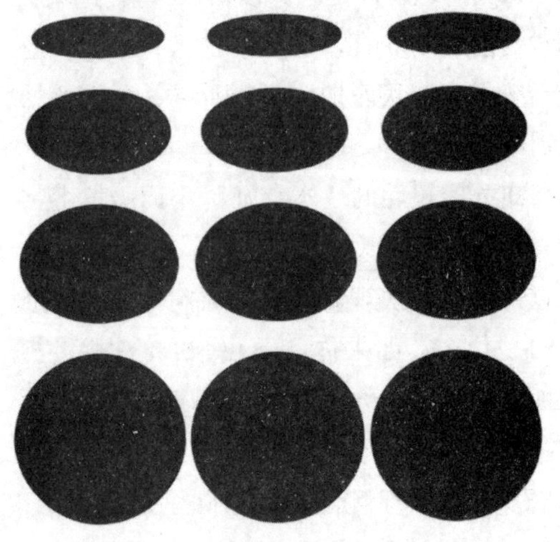
图 3-8 知觉的形状恒常性

知觉的恒常性普遍存在于各种感觉中，其中在视知觉中表现得最为明显。当我们观察同一物体时，知觉并不完全随观察条件（距离、角度、明度等）的改变而改变，而是表现出大小恒常性、亮度恒常性、颜色恒常性和形状恒常性等（图 3-8）。比如，看同一个人，由于距离远近不同，投在视网膜上的视像大小相差很大，但我们总是认为他的高矮没有什么改变。

知觉的恒常性有助于我们在不同条件下按照事物的实际面貌认识客观事物，保持相对稳定的知觉，适应瞬息万变的世界。

（四）知觉理论在临床上的应用

根据知觉整体性特征，临床上观察患者的病情时，要注意透过现象看本质，善于找到疾病的根本所在；对刚入院的患者，要主动介绍医院、医务人员及患者的病情等，以增加患者的整体知觉，同时也可减轻其焦虑情绪。根据知觉的理解性特征，医务人员要注意多学习、多实践，增加知识，丰富经验，使对患者、对病情的理解更深刻、更精确。根据知觉的选择性特征，在设计医院门牌、重点科室时，应加大字和底颜色的对比度，以方便患者寻找。

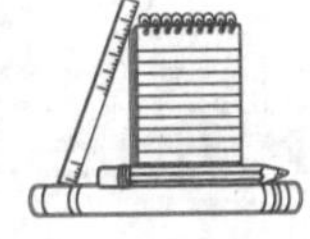

三、记忆

记忆（memory）是人脑对过去经验的反映。人们在生活实践中感知过的事物、思考过的问题、体验过的情绪及练习过的动作等，都可以成为我们过去的经验，成为我们记忆的内容。

记忆是人的整个心理生活的基本条件，没有记忆，人就不可能有效地从事各种活动。记忆使心理活动成为一个连续的、完整的、发展的过程。记忆是人类智慧的源泉，是心理发展的奠基石。

（一）记忆过程

记忆的过程分为识记、保持、再现三个基本环节。

1. 识记（memorizing） 即识别并且记住事物。从信息加工的观点来看，识记是信息输入和编码的过程。识记是记忆活动的开端，是其他环节的前提和基础。

根据识记时的目的性和意志努力程度的不同可划分为无意识记和有意识记。无意识记（involuntary memorizing）是指事先没有预定目的，也无须意志努力的识记，又称不随意识记。例如，读过某部有趣的小说，虽然当初没有想记住的意图，但许多东西却被我们记住了，这就是无意识记。有意识记（voluntary memorizing）是指有预定目的，并经过一定意志努力的识记，又称随意识记。例如，科学定义、概念、公式、定理的记忆等，识记不仅需要有明确的目的，而且需要一定的意志努力才能记住，这就是有意识记。

根据识记的材料有无意义或学习者是否了解其意义将其分为机械识记和意义识记。机械识记（rotte memorizing）是依靠简单重复的方法记住事物的特点及其相互之间联系的识记。机械识记分两种情况，一种是材料本身缺乏内在的联系，如电话号码、人名和地名等，需要机械识记；另一种是材料本身有内在的联系，但学习者并没有理解，如某些公式、定理等，只死记硬背，这也是机械识记。意义识记（meaningful memorizing）是指在对材料理解的基础上，根据材料的内在联系，并运用已有的知识经验进行的识记。

从记忆的总体效果上看，有意识记的效果优于无意识记，意义识记的效果优于机械识记，但它们并非相互排斥和绝对对立，而是相互依存和相互补充的。

2. 保持（retention） 是将识记获得的知识、经验和技能在头脑中储存、巩固的过程。它是记忆的中间环节，是实现回忆的必要前提。

保持是一个动态的过程。识记过的材料在头脑中的保持并不是固定不变的，这种变化既体现在数量上，又表现在质量上。在量的方面，保持量一般随时间推移而下降。在质的方面，则可能有以下几种变化：第一，内容简略和概括，不重要的细节趋于消失；第二，内容变得更加完整，更加合理并更有意义；第三，内容变得更具体，或者更为夸张与突出。英国心理学家弗雷德里克·巴特莱特（Frederic Bartlett）做了如下的实验：拿一张画给第一个人看，看后画下来，再把复制品给第二个人看，看后画下来，再把第二个人的复制品拿给第三个人看，看后画下来，这样依次做下去，到第 18 个人时，结果是图形从一只鸟变成了一只猫，记忆图形发生了质的变化（图 3-9）。

3. 再现（Reproduction） 指从记忆中提取已有信息的过程，包括再认（recognition）和回忆（recall）两种形式。识记的信息再次出现时能把它认出来，称为再认；过去经历过的，现在不在眼前的事物能在头脑中重现，称为回忆。回忆的记忆效果优于再认，凡能回忆的一定能再认，便能再认的不一定能回忆。

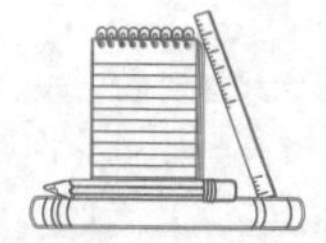

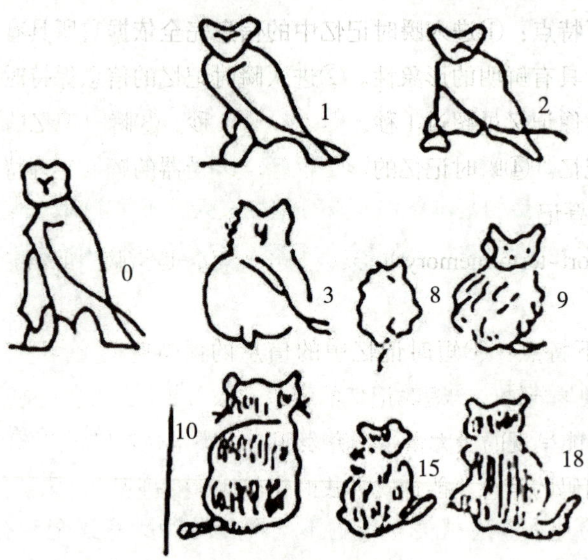

图 3-9 记忆过程中图形的变化

记忆过程中的三个环节相互依存，密切联系。没有识记就谈不上对经验的保持，没有识记和保持，就不可能对经历过的事物进行回忆或再认。因此，识记和保持是再现的前提，再现则是识记和保持的结果。

20 世纪 50 ～ 60 年代，随着认知心理学的兴起，心理学家倾向于用信息加工的观点来解释记忆。从信息加工论的观点看，记忆就是一个信息加工的过程，是人脑对外界输入的信息进行编码、储存和提取的过程。对信息进行编码相当于识记过程，对信息的储存相当于保持过程，对信息的提取相当于回忆或再认过程。如何对信息编码，直接影响记忆的存储和以后的提取。一般情况下，对信息采用多种方式编码会取得更好的记忆效果。在存储过程中，信息的保存并不是自动的，需要主观努力，而且，已经存储的信息还有可能遭到破坏。心理学家关注和研究的就是影响记忆存储的因素。

（二）记忆的分类

1. 根据记忆内容的不同 可将记忆分为形象记忆、情绪记忆、运动记忆和语词逻辑记忆。

（1）形象记忆（imaginal memory）：指以感知过的事物的形象为内容的记忆。这种记忆所保持的是事物的具体形象，具有鲜明的“直观”性，它以表象的形式储存。

（2）情绪记忆（emotional memory）：指个人以曾经体验过的情绪或情感为内容的记忆。引起情绪和情感的事件已经过去，但对该事件的体验则保存在记忆中，在一定条件下，这种情绪、情感又会重新被体验到。

（3）运动记忆（action memory）：又称动作记忆，是指个人以过去做过的运动或操练过的动作为内容的记忆。运动记忆中的信息保持和提取都较容易，不容易遗忘。运动记忆在人们的社会生活中起着重要的作用。

（4）语词逻辑记忆（word-logical memory）：又称意义记忆，是指对概念、判断、推理等抽象内容的记忆。

2. 根据记忆内容保持时间的长短 可将记忆可分为瞬时记忆、短时记忆和长时记忆。

（1）瞬时记忆（sensory memory）：又称感觉登记，是指刺激停止作用后仍在脑中继续短暂保持其映象的记忆。瞬时记忆是人类记忆信息加工的第一个阶段。

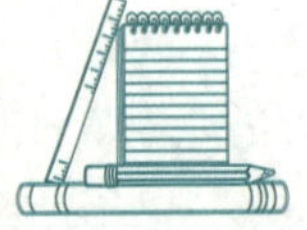

感觉器官接收到的刺激不是全部“登记”在瞬时记忆中，而是具有选择性。

瞬时记忆具有以下特点：①进入瞬时记忆中的信息完全依据它所具有的物理特征编码，并以感知的顺序被登记，具有鲜明的形象性。②进入瞬时记忆的信息保持时间很短暂。图像记忆保持的时间约 1 秒，声像记忆虽超过 1 秒，但不长于 4 秒。③瞬时记忆的内容只有受到特别的注意，才能转入短时记忆。④瞬时记忆的记忆容量由感受器的解剖生理特点所决定，绝大多数进入感官的信息都能被登记。

（2）短时记忆（short-term memory）：又称工作记忆，是指脑中的信息在 1 分钟之内进行加工编码的记忆。

短时记忆具有以下特点：①短时记忆中的信息的保持时间在无复述的情况下一般只有 5 ～ 20 秒，最长不超过 1 分钟。②短时记忆的容量有限。短时记忆的容量又称为记忆广度，指信息短暂出现后被试所能呈现的最大量。研究表明，人类记忆广度为 7±2 个单位。③短时记忆中，只有被加工处理编码的信息才能被转入长时记忆。④信息从短时记忆转入长时记忆的机制是复述。

（3）长时记忆（long-term memory）：又称永久性记忆，是指信息经过充分的加工后，在人脑中保持 1 分钟以上，甚至保持终生的记忆。

长时记忆具有以下特点：①长时记忆的容量无限。数学家约翰 · 格里菲斯（John Griffith）曾估计，一个人一生中记忆所储存的信息量相当于《大英百科全书》信息量的 500 倍。②长时记忆中的信息保持时间长久，在理论上认为是永久存在的。③长时记忆主要是对短时记忆中的信息加工而来，也有一些是印象深刻的内容一次性直接进入长时记忆系统而被储存起来。

瞬时记忆、短时记忆和长时记忆系统虽然在信息的保持时间和容量方面存在差别，处在记忆系统的不同加工阶段，但相互之间有着十分密切的联系。如图 3-10 所示，信息首先进入瞬时记忆，那些引起个体注意的瞬时信息才会进入短时记忆，在短时记忆中存储的信息经过加工再存储到长时记忆中，而这些保存在长时记忆中的信息在需要时又会被提取到短时记忆中。

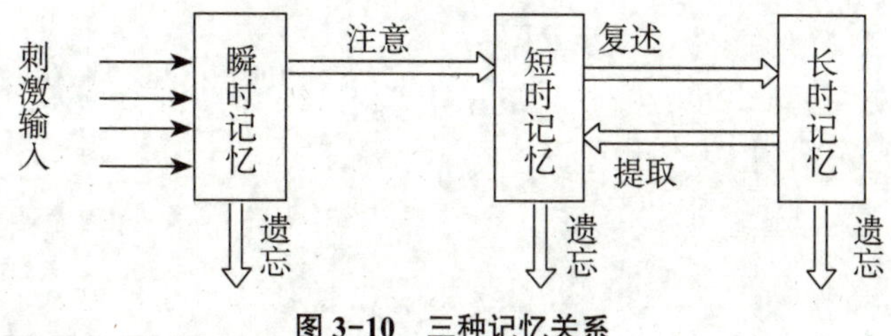

图 3-10　三种记忆关系

（三）记忆的品质

记忆的品质是记忆个体差异的主要表现。

1. 记忆的敏捷性　指记忆的速度。记忆的敏捷性一般以单位时间内记住事物的多少或记住一定事物所需时间的长短来衡量。识记得快、再现得快是记忆敏捷性的最好体现。

2. 记忆的持久性　指信息从输入到不能提取的时间长度。记忆的持久性因人、因事而异。记忆的持久性依赖两个条件：一是信息输入时，对记忆材料的理解程度，理解越深刻，记忆越牢固；二是及时地复习，不断地重复是使短时记忆内容进入长时记忆的必要条件。

3. 记忆的准确性　指回忆时的信息和输入时信息的吻合程度。记忆的准确性是个体记忆品质的重要指标，如果回忆的内容不正确，记忆的敏捷性和持久性就失去了意义。

4. 记忆的准备性　是指记忆的内容在需要的时候可以及时迅速地提取。这个品质反映了记

忆的实际应用价值。

记忆的良好品质应该是敏捷性、持久性、正确性和准备性的协调统一，在日常生活和工作中，缺少了哪一个品质都会对生活、工作造成很大影响。

（四）记忆的规律

1. 遗忘（forgetting） 是指识记过的内容不能回忆或再认，或者是错误地回忆或再认。用信息加工论的观点来说，遗忘就是信息提取不出来或提取出现错误。

遗忘可分为暂时性遗忘和永久性遗忘。暂时性遗忘是指已转入长时记忆中的内容一时不能被提取，但在适宜条件下还可能恢复。永久性遗忘是指识记过的材料，不经重新学习不能再行恢复的现象。

2. 记忆的研究 赫尔曼·艾宾浩斯（Hermann Ebbinghaus）（图 3–11）是最早对人类记忆和遗忘规律进行实验研究的德国心理学家。为了研究"纯"记忆，排除过去知识经验的影响、个人情绪反应的干扰、消除新学习的材料与记忆中知识的可能联系，他在实验中创制了无意义音节字表为实验材料，运用重学法（又称节省法）来进行研究。实验中他自己既作主试又作被试，每次大声地朗读一串串无意义音节，并且用节拍器有规律的节奏控制朗读速度，然后再努力地回忆它们。用这种方法测量遗忘的进程，实验结果如表 3–1。

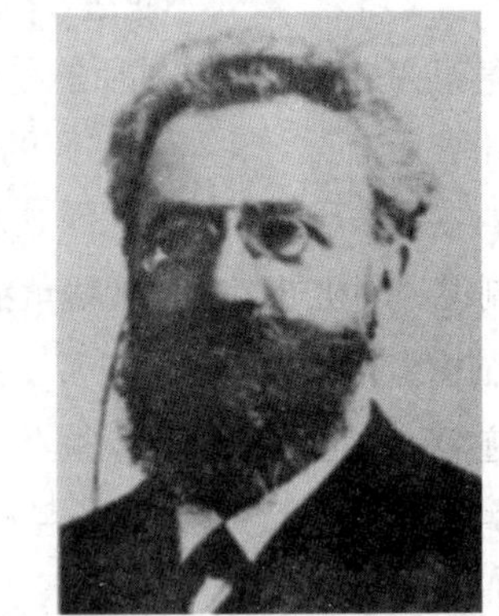

图 3–11　德国心理学家艾宾浩斯

表 3–1　学习无意义音节后的保存量

时距	重学节省 %（保持量）	遗忘数量 %
20 分钟	58.2	41.8
1 小时	44.2	55.8
8 小时	35.8	64.2
1 天	33.7	66.3
2 天	27.8	72.2
6 天	25.4	74.6
31 天	21.1	78.9

从表中的数据可以看出，遗忘的规律是先快后慢，并且遗忘的进程是不均衡的。在识记后的短时间内遗忘得较快、较多，之后遗忘就逐渐缓慢下来，到了一定时间，几乎就不再遗忘了。根据这个结果，艾宾浩斯绘制出一条遗忘曲线，即百年来一直被广泛引用的经典的艾宾浩斯遗忘曲线（图 3–12）。

艾宾浩斯的开创性研究引发了两个重要的发现：第一个是描述了遗忘进程的遗忘曲线。心理学家后来用单词、句子甚至故事等各种材料代替无意义音节进行了研究，结果发现，尽管人们更容易记住有意义的字词，但无论要记的材料是什么内容，遗忘曲线的发展趋势都与艾宾浩斯的结果相同。第二个是揭示了长时记忆中的保存能够持续多长时间。通过研究发现，在长时记忆中，信息可以保留数十年。因此，儿童时期学过的东西，即使多年没有使用，一旦有机会重新学习，都会较快地恢复到原有水平。

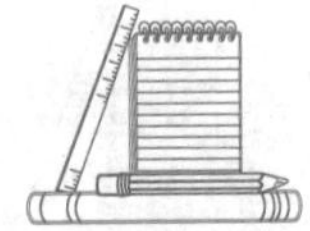

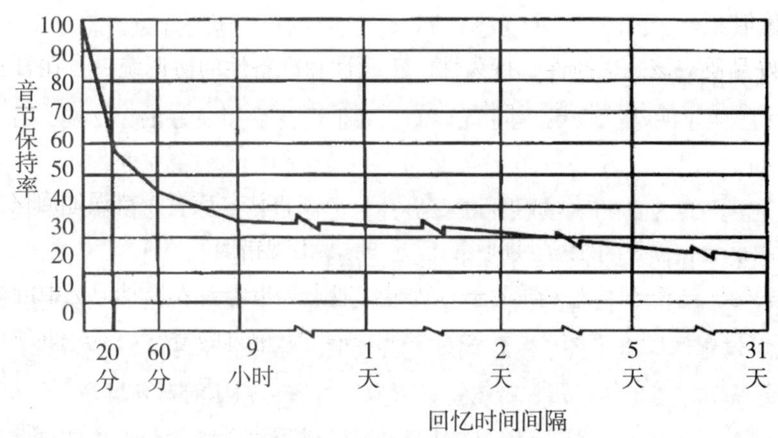

图 3-12　艾宾浩斯遗忘曲线

3. 遗忘的原因　关于遗忘的原因，目前有四种学说得到认可，即记忆痕迹衰退说、干扰抑制说、动机性遗忘说和线索依赖性遗忘。

（1）记忆痕迹衰退说：主要强调生理活动过程对记忆痕迹的影响，认为遗忘是因为记忆痕迹得不到强化而逐渐减弱、自发消退的现象。这种说法接近于常识，容易为人们接受，因为某些物理的、化学的痕迹有随时间而衰退甚至消失的现象。但是，这种理论还没有得到实验证明。

（2）干扰抑制说：认为长时记忆中信息的遗忘主要是因为在学习和回忆时受到了其他刺激的干扰。一旦排除了这些干扰，记忆就可以恢复。干扰包括前摄干扰（proactive interference）与倒摄干扰（retroactive interference）两种。前摄干扰是指先前学习和记忆的内容对后续学习和记忆内容的干扰作用。倒摄干扰是指后续学习和记忆的内容对先前学习和记忆的内容的干扰作用。系列研究表明，在长时记忆里，信息的遗忘尽管有自然消退的因素，但主要是由信息间的相互干扰造成的。一般来说，先后学习的两种材料相似程度中等，干扰作用最大。学习一种材料的过程中，会同时出现前摄干扰和倒摄干扰。如学习一个较长的字表或一篇文章，往往总是首尾部分记得好，不易遗忘，而中间部分识记较难，也容易遗忘。这种记忆效果首尾部分好于中间部分的现象称为首尾效应。

（3）动机性遗忘说：又称为压抑说，认为遗忘是某种动机的压抑所致，源于弗洛伊德提出的压抑理论。一些痛苦的经历被压抑到潜意识领域，导致了遗忘。弗洛伊德认为，人们常常压抑早年生活中痛苦的记忆，以免因为这种记忆引起焦虑或不安。这种经验难以回忆，既不像记忆痕迹衰退说所述的记忆痕迹的自然消退，也不像记忆干扰说所说的由于学习材料之间的相互干扰所造成的结果。如果通过某种方式，如催眠或自由联想等，则能够恢复这种被压抑的记忆。如果能消除人的压抑回忆的原因，消除记忆材料与消极情绪之间的联系，遗忘现象就能克服。

（4）线索依赖性遗忘：是与消退说相反的一种解释，认为遗忘不是痕迹的消退，而是检索的困难。恩德尔·图尔文（Endel Tulving）将线索依赖性遗忘和痕迹消退说做了重要的区分。他认为遗忘的一种可能是信息从记忆系统中消失了，这就是痕迹消退说。另一种可能就是信息仍然存在于记忆系统，但却不能被提取出来，这就是线索依赖性遗忘。神经可塑性的研究和内隐记忆的研究等都为线索依赖性遗忘提供了证据。线索依赖性遗忘是长时记忆产生遗忘的主要原因。

事实上，任何一种单一的原因都不能完全解释复杂的遗忘现象，它与记忆痕迹的消退、后

续经验的干扰、提取线索的淡化都有关系。同时，大脑的损伤也会导致遗忘。

（五）记忆力的培养

从记忆的研究可以看出，记忆是有规律的。我们要想获得良好的记忆能力和记忆效果，就应该遵循科学的记忆规律。所有的记忆高手都不是天生的，他们都是掌握了一些记忆的窍门或有效的方法，通过不断地练习和实践而获得提升。记忆术就是指记忆的窍门和方法，目的是有效地提高记忆中编码和提取的能力。常用的记忆方法有以下几种。

1. 定点记忆法 是一种传统的记忆方法。其原理是将记忆的项目同一组熟悉的地点之间建立联系，使地点位置作为恢复各个项目的线索，同时利用视觉表象。一般来说，在将地点与要记的东西联系起来时，想象越夸张、越离奇，形象越鲜明，回忆的效果越好。

2. 联想法 对于一些本身无意义的材料，可以通过谐音、观念与形象的联想，将材料构成有意义联系的内容。比如：光速为每秒 29.979 万公里，可记为“二舅点酒喝汽酒”；电话号码：34241944，可记为“三思而试，要就试试”。

3. PQ4R 法 以上几种主要针对一些本身比较散乱的信息，要求我们有意地创造出一个将信息组织起来的情境。但是根据学习和记忆原理，应用于学习的记忆方法，目前最流行并取得公认的是 PQ4R 法。

PQ4R 法的取名是指学习时应遵循的六个步骤。

（1）预习（prepare）：在开始学习之前，对全章的内容进行通读，注意各节标题、大写或黑体的术语，形成总体的认识。同时，也要考虑这一章讨论的主要问题，材料的组织形式，以及它与前几章的关系等。

（2）提问（question）：在阅读每一分段之前，提出有关分段的问题，把分段的标题改成适当的问句。例如，本章第四节的标题是“遗忘”，你可以改成这样一些问句：“遗忘是什么”“怎样避免遗忘”等。

（3）阅读（read）：仔细阅读每一分段的内容，在全文中搜索信息，并尝试回答自己前面提出的问题。

（4）反思（reflection）：力图理解和把握文章的实质内容，默读并想出一些例子，把教材和已有的知识联系起来，将新信息尽量纳入自己头脑中已有的知识结构。

（5）复述（rehearsal）：在学完一段后，试着回忆其中所包含的要点，放“头脑电影”，尝试回忆每一部分，并针对不能回忆的部分重点加工，加深印象。

（6）复习（review）：学完全部内容后，复习所有内容，默默回忆其中的要点，找出各章节内和各章节间的联系，提纲挈领，纲举目张。

知识链接

记忆障碍

1. 病理性记忆增强　指患者对病前不能够且不重要的事或细节都能回忆起来。主要见于躁狂症、抑郁症、偏执状态。

2. 记忆减退　指整个记忆过程的普遍性减退，早期可仅表现为对日期、年代、名词、术语或概念回忆困难。多见于神经衰弱、脑器质性疾病，也可见于正常老年人。

3. 病理性遗忘　又称病理性记忆丧失，可表现为对某一事物或某一时期内的经历不能回忆。

（1）顺行性遗忘与逆行性遗忘：常由脑外伤或其他原因所致的急性意识障碍引起。

如对脑外伤后一段时间内发生的事情的遗忘称为顺行性遗忘，对外伤以前一段时间内发生的事情的遗忘称为逆行性遗忘。

（2）进行性遗忘：以再认与回忆的损害最大，患者除有遗忘外，还伴有日益加重的痴呆与淡漠，多见于阿尔茨海默病。

（3）心因性遗忘：主要由沉重的创伤性情感体验引起，遗忘内容仅限于与某些痛苦体验相关的事物。

4. 记忆错误

（1）错构：将过去生活经历中实际发生过的事件，在时间、地点、人物等方面发生记忆错误，并信以为真，且伴有相应的情感反应。可见于精神发育迟滞、酒精中毒性精神障碍、脑器质性障碍及外伤后的痴呆状态。

（2）虚构：指患者以想象的、未曾经历过的事件来填补自身经历上记忆的缺损，并信以为真，见于脑器质性精神障碍、酒精中毒性精神障碍等。

四、思维

人类作为万物的主宰，拥有至高无上的智慧，而人类智慧最集中的体现是人的思维。人类的思维，曾被恩格斯赞誉为“地球上最美丽的花朵”，是认知过程的高级形式。

（一）思维的概念

思维（thinking）是人脑对客观现实间接的和概括的反映，它反映了事物的本质特征和事物之间的规律性联系。感知觉是认知过程的初级阶段，即感性认识阶段，而思维是认知过程的高级阶段，即理性认识阶段。思维是建立在感知觉收集的大量感性素材之上，通过推理、加工、假设检验等来揭示事物的规律和本质。间接性和概括性是思维的两个基本特征。

1. 间接性 是指人们通过其他媒介来认识客观事物。例如，通过思维的间接性，我们可以借助已有的知识经验，或用已知的条件来推测未知的事物。临床上，我们可以通过患者的症状和体征来推断其内在的病情变化。

2. 概括性 是指对同一类事物的共同特征或事物间联系的综合。例如，可以通过患者发热、咳嗽、鼻塞、脉数、舌苔红等信息而诊断为风热型感冒，而“月晕而风，础润而雨”“干净冬至邋遢年”等民间谚语则概括出了天气变化的一般规律。

（二）思维的分类

1. 根据思维过程中凭借物的不同和解决问题方式的不同 可将思维分为动作思维、形象思维和抽象思维。

（1）动作思维（action thinking）：指以实际动作来解决具体问题的思维，这类思维也被称为操作思维或实践思维。例如，3 岁以前的儿童的思维属于动作思维，他们的思维依赖于对事物的实际操作，成年人用形体语言与人交流也属于动作思维的表现。

（2）形象思维（imaginal thinking）：指以事物的具体形象和表象来解决问题的思维。形象思维是个体发展的重要内容，学龄前儿童教育的主要形式是形象思维。在幼儿园教儿童算术时，多采用实物或图片作为教具，就是为了适应儿童的形象思维发展特点。有些成年人在工作中也需要大量地借助形象思维，如画家、作家、设计师等。

（3）抽象思维（abstract thinking）：指以概念和理论知识来解决问题的思维。例如，人们运用数字、符号、公式进行运算，采用逻辑规则进行推理、演绎等都属于抽象思维。

2. 根据思维过程探索答案方向的不同 可以分为聚合思维和发散思维。

（1）聚合思维（convergent thinking）：又称求同思维、集中思维、辐合思维，是指把问题所提供的各种信息聚合起来，朝着一个方向得出一个共同的正确答案的思维。这种思维以求同为特点，是一种有方向、有范围、有组织、有条理的思维形式。例如，医生根据患者的临床表现、检验结果、体格检查给患者进行诊断就是聚合思维。

（2）发散思维（divergent thinking）：又称求异思维、分散思维、辐射思维，是指从一个目标出发，沿着各种不同途径去思考探求多种答案的思维。这种思维需要重新组织现有的信息和记忆中储存的信息，产生多个可能的答案。例如，给患儿进行物理降温可用多种方法，如头部冷敷、温水擦浴、酒精擦浴等。

3. 根据思维过程是否有明确的逻辑形式和逻辑规则 分成直觉思维和逻辑思维。

（1）直觉思维：是一种非逻辑思维，它是人脑对于突然出现的新现象能够迅速理解并作出判断的思维方式。例如，伟大的物理学家牛顿通过苹果落地发现万有引力定律，阿基米德在洗澡时发现浮力定律，这都属于直觉思维。

（2）逻辑思维：是指严格遵循规律，逐步进行分析与推导，最后得出合乎逻辑的正确答案或作出合理结论的思维。根据三段论进行推理的方式，就是典型的逻辑思维。

4. 根据思维的创新程度 可以分为常规性思维和创造性思维。

（1）常规性思维：又称习惯性思维，是指人们运用已经获得的知识经验，按照现有的方案和程序，采用惯常的方法、固定的模式来解决问题的思维方式。例如，利用血压计来测量血压、用米尺量身高就是常规性思维。

（2）创造性思维：指以新异、独创的方式来解决问题的思维。创造性思维是求同和求异等多种思维方式的结合。临床上，一些新的治疗方法、新的药品都是创造性思维的结果。

（三）问题解决的思维过程

人类的思维活动都是在问题解决的过程中完成的。

1. 问题解决的过程 问题解决先后经历四个基本阶段：发现问题、分析问题、提出假设、验证假设。

（1）发现问题：指认识问题的存在，产生解决问题的需要与动机，是问题解决的起点和动力。发现问题阶段的主要任务是找出问题的本质、抓住问题的核心。能否发现问题与人对活动的态度、兴趣及现有的知识经验密切相关。人对活动的态度越积极，越有兴趣，与之相联系的知识经验越丰富，就越容易发现问题、提出问题。

（2）分析问题：是抓住问题的核心与关键，找出它们之间的联系，确定问题解决的方向。这个阶段的主要特点是收集与问题有关的资料，抓住主要问题进行分析，找出解决问题的有利因素，克服不利因素。

（3）提出假设：是提出问题解决的方案、策略，根据一定的法则、方法和途径去解决问题。这个阶段是具有创造性的阶段，也是解决问题的关键。假设的提出要依靠已有的知识和经验，并且和前一阶段问题是否明确相联系。

（4）验证假设：是通过一定的方法确定所提出的问题是否符合实际、符合原理。验证假设有两种方式：一种是通过实践活动进行实际操作；另一种是通过智力活动进行检验。

问题解决的各个阶段并非完全遵循这一顺序，当验证假设阶段发现某一假设不能解决问题时，思维过程直接再次进入分析问题或提出假设阶段，重新进行问题解决过程。

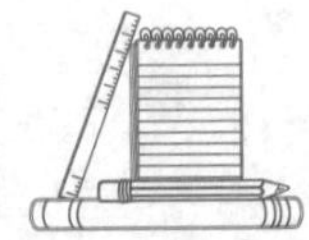

2. 影响问题解决的因素 主要有：

（1）问题表征：问题解决的关键在于理解包括初始状态和目标状态在内的问题空间。问题解决者根据所提供的信息，形成一个关于问题的内部表征，称之为问题表征。显然，对问题做出什么样的表征及这种表征是否适宜，会对问题解决有重大的影响。不同的表征形式会产生不同的结果。

（2）定势：是心理活动的一种准备状态，是在过去经验的影响下看待或解决问题时表现出的倾向性。这种状态有时有助于问题的解决，有时又会妨碍问题的解决。

（3）功能固着：是指一个人看到一种通常的功能或用途后，就很难看出它的其他新用途，初次看到的功能越重要，也就越难看出它的其他用途。主要原因是人们的视野和心理上存在局限，受到某种物体的通常用途的影响，难以发现这种物体的其他新用途，束缚了自己的思维，妨碍了问题的解决。

案例导入

"盒子"问题

在一次课堂教学活动中，老师拿出一支蜡烛、一枚图钉、一盒火柴，要求学生利用这三个条件，把蜡烛点燃，固定在教室直立的墙壁上。全体学生思考了很久，无人想出解决这个问题的方法。

这是一个趣味实验，只需用火柴把蜡烛点燃，然后用图钉把空火柴盒固定在墙上，再用蜡油把蜡烛粘在火柴上，这个问题就解决了。

大家之所以没能想出解决这一问题的方法，原因是他们在思考解决问题的过程中，只是把火柴盒看作是装火柴用的，而没想到它还可以用来固定蜡烛。"功能固着"现象使我们趋向于以习惯的方式运用物品，从而妨碍以新的方式去运用它来解决问题。

（4）迁移：是指已获得的知识经验和技能对学习新知识、技能和解决新问题所产生的影响。如果影响是积极的、有利的，则称为正迁移；如果是消极的、不利的，则称为负迁移，也称干扰。

（5）动机：人的动机性质和强弱程度会影响到整个问题解决的过程。如果没有恰当的动机，人们就不能进行活跃的思维，也不能有始有终地坚持解决一个难题。因此，动机是影响问题解决的重要因素。通常，人们把动机强度和问题解决效率间的关系，描绘成一条倒"U"形曲线（图 3–13）。可见，在一定范围内，问题解决效率会随动机的增强而提高，但动机过强，就会产生"欲速则不达"的结果；动机过弱也不行；中等强度的动机最有利于问题的解决。

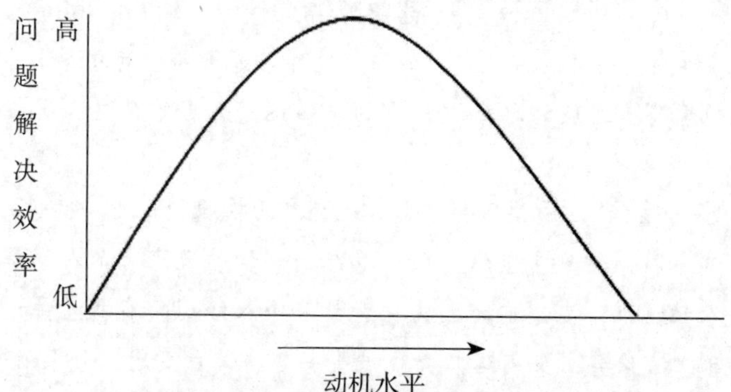

图 3–13　动机水平与问题解决关系示意

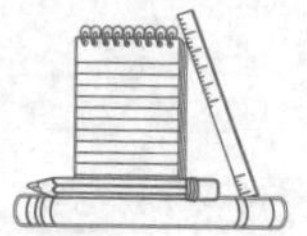

（6）情绪状态：情绪因素对问题解决也有明显影响。良好的情绪状态可提高思维活动的积极性，推动问题解决；反之，则会干扰问题解决过程。例如，考试时，如果过于紧张，考试结果往往不理想；如果以积极的心态应考，解决问题的效率就会高一些。

（四）思维的良好品质

1. 思维的广阔性 又称思维的广度，是指在思维的过程中，能全面认识问题，既看到整体，又看到局部；既看到正面，又看到反面。

2. 思维的深刻性 又称思维的深度，是指在思维的过程中，能透过问题的现象而深入问题的本质，揭示现象产生的根本原因。思维的深刻性与广阔性是紧密联系的，建立在深刻性基础上的广阔性才能全面，建立在广阔性基础上的深刻性才能深入事物的本质。

3. 思维的敏捷性 又称思维的灵活性，是指在思维过程中能够迅速发现问题和及时解决问题。思维的敏捷性包括两个方面：一是指在短时间内获得正确的思维结果，二是指旧的思维方法不行，可立即寻求新的途径。思维的这种品质在对解决问题有时间紧迫感要求的职业尤其重要，例如对于医生来说，时间就是生命，医务人员思维的敏捷性关系到抢救患者的速度。思维轻率的人，虽然反应快，但思维粗糙马虎，这种品质对于医生来说，往往会造成可怕后果。

4. 思维的逻辑性 指思维清楚、准确、严密，思考问题时合乎逻辑。医务人员工作的每一环节都要求非常严密，所以思维的逻辑性是其重要的思维品质之一。

5. 思维的独立性 指能够按照自己的方式和思路进行思考，具有自己的特色。思维具有独立性的人，善于独立地发现问题、分析问题、解决问题，往往有新颖的思维成果。思维的独立性以批判性思维为前提，既不排斥前人的成果，也不盲目轻信，具有独立的见解。思维缺乏独立性的人，解决问题时存在惰性、依赖性、因袭性和封闭性，不是盲从迷信，就是故步自封，往往与创造性无缘。

良好的思维品质不是一朝一夕形成的，而是在长期的学习、生活和工作过程中，通过实践的反复磨炼逐步形成的。培养良好的思维品质首先要学习掌握思维的科学知识，了解自己的思维特点，提升有关思维品质的自我认识；其次是要在实践中不断地积累经验，主动地调整自己的思维方式，寻求思维品质的不断发展和完善。

知识链接

思维障碍

临床上与精神疾病有关的常见思维障碍有思维联想障碍、妄想等。

1. 思维联想障碍 表现为思维过程中的思维迟缓、思维奔逸、思维散漫、思维中断等。

2. 妄想 是一种病理性的歪曲的信念，是病态的推理和判断。妄想的特征包括：信念的内容与事实不符，但患者坚信不疑；妄想内容均涉及患者本人，总是与个人利害有关；具有个人独特性，妄想内容因文化背景和个人经历而有所差异，但常有浓厚的时代色彩。临床上常按其主要内容归类：被害妄想、关系妄想、夸大妄想、罪恶妄想、钟情妄想、嫉妒妄想、疑病妄想等，多见于精神分裂症。

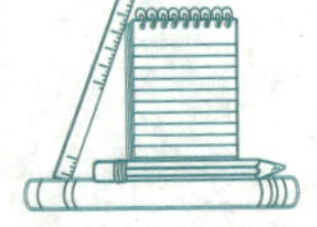

五、想象

（一）概述

想象（imagination）是人脑对已有表象进行加工改造形成新形象的过程。

想象的基本材料是表象，其内容离不开客观现实，就个体而言，离不开现实生活中感知的物体。

表象分记忆表象和想象表象。记忆表象是过去感知过的事物形象的简单重复，具有直观性和概括性的特点；想象表象是旧表象经过改造，重新组合创造的新形象，具有形象性和新颖性的特点。无论是记忆表象，还是想象表象，都是人脑对客观现实的主观反映，其内容和心理过程本身都来源于客观现实，不可能真的"无中生有"。

想象主要是处理图形信息，它是以直观形式呈现在人们头脑中的，不是词或者符号。

想象在人类的生活中具有重要的作用。人们通过想象可以预见未来，指导人们活动的方向，克服行为的盲目性；对不可能直接感知的客观事物可以利用想象补充知识经验的不足，从而扩大人们的视野；具有替代作用，当人们的某些需要不能得到满足时，可通过想象的方式得到补偿；对机体的生理活动过程具有调节作用，能改变人体外周部分的功能活动过程，生物反馈疗法即是对此原理的临床应用。

（二）想象的分类

根据想象时有无目的性和计划性分为不随意想象和随意想象。

1. 不随意想象（involuntary imagination） 又称无意想象，是指没有预定目的、不自觉的想象。由于不受意志调配，且出现都比较突然，不随意想象往往对思维具有启发作用。梦是不随意想象的一种特殊形式。

2. 随意想象（voluntary imagination） 又称有意想象，是指有预定目的、自觉进行的想象。这种想象活动具有一定的预见性、方向性，人们在想象过程中控制着想象的方向和内容。我们通常所说的想象训练、放松训练甚至催眠技术，都有随意想象参与其中。

随意想象中，根据想象中创造性成分的多少分为再造想象、创造想象和幻想。

（1）再造想象（reproduction imagination）：指根据言语描述、文字阐述或图形示意在头脑中形成相应的新形象的过程。再造想象的前提条件是必须正确理解词与实物标志的意义，并具备丰富的表象储备。再造想象是理解和掌握知识必不可少的条件之一。

再造想象具有两个特点：一是必须经他人的描述或提示来完成，二是创造性成分较少。

（2）创造想象（creative imagination）：指不依据现成的描述而独立创造出新形象的过程。其特点包括：必须有预定的想象目的；必须运用词语对头脑中已有表象进行选择、加工和改造、组合；对个人来说，创造想象具有首创性、独立性和新颖性的特点。

创造想象产生的条件是：强烈的创造动机；较宽的知识范围和较多的表象储备；积极的思维活动；灵感和艰巨而长期的脑力劳动。

（3）幻想（fancy）：是一种与生活愿望相结合并指向未来的想象，是创造想象的一种特殊形式。任何幻想都与自己的生活质量相联系，而有无幻想与人的世界观和当前的思想状态有关。

一般而言，幻想的特征主要表现为体现个人愿望和向往未来，是创造性活动的准备阶段。幻想包括积极幻想和消极幻想两种形式。前者包括科学幻想和理想，是具有进步意义和有实现可能的幻想。后者是指空想，是与客观现实相违背的幻想，根本不可能实现。

六、注意

（一）概述

注意（attention）是心理活动在一定时间内对一定对象的指向和集中。注意不是一个独立的心理过程，它贯穿于所有心理过程中，是各种心理过程所共有的特性，不能离开一定的心理过程而独立存在。

指向性和集中性是注意的两个基本特征。

1. 注意的指向性 是指心理活动有选择地反映一定的对象，而离开其余的对象。人们在感知对象的时候，有时候是对对象整体进行反映，有时候是对对象局部进行反映。当我们注意整体的时候，可能无法感知到很多细节；当我们注意局部的时候，可能对整体没有一个宏观的认识。注意的指向性存在个体差异，与个人的知识和经验有密切关系。

2. 注意的集中性 是指心理活动停留在被选择对象的强度或紧张度，它使心理活动离开一切无关的事物，并且抑制多余的活动。我们的注意力越集中，对注意对象的反应就越清晰，对其他未被注意的对象的反应就越模糊，同时注意对象的范围也会更小。

（二）注意的分类

按照产生注意和保持注意时目的是否明确，以及意志努力参与程度上的差异，可将注意分为无意注意（不随意注意）、有意注意（随意注意）和有意后注意（随意后注意）三种。

1. 无意注意（involuntary attention） 又称不随意注意，是指事先没有预定目的，也无须做意志努力的注意。无意注意一般发生在环境变化时，为人类和动物所共有。人们自然而然会对那些强烈的、新颖的和感兴趣的事物表现出心理活动的指向和集中。

引起无意注意的原因有环境刺激和内在刺激两类。前者是指刺激物本身的特点，是引起无意注意的主要原因；后者是指注意主体本身的状态。

（1）刺激物的特点：①新异的刺激物容易成为注意的对象。②强烈对比的刺激物容易引起无意注意。刺激物在强度、形状、大小、颜色和持续时间等方面与其他刺激物或环境差异越显著，越容易引起无意注意。③活动或者变化的刺激物容易引起无意注意。

（2）人本身的状态：①需要和兴趣。②情绪状态和精神状态。③对个体有重要意义的人或事物。

无意注意既可帮助人们对新异事物进行定向，使人们获得对事物的清晰认识，也能使人们从当前进行的活动中被动地离开，干扰他们正在进行的活动，因而具有积极和消极两方面的作用。

2. 有意注意（voluntary attention） 又称为随意注意，是指有预定目的、需要一定意志努力的注意。

有意注意有两个特点：一是注意对象目的性非常明确；二是需要一定意志努力的成分。

由于有意注意能主动服从于既定的目的和任务，并受人的意识的自觉调节和支配，所以有意注意的发展水平是个体心理成熟的重要标志，也是个体进一步学习和发展的重要条件。

3. 有意后注意（post voluntary attention） 指事先有预定的目的，无须意志努力的注意。有意后注意是注意的最高表现形式，它同时具有无意注意和有意注意的某些特征。有意后注意一方面和自觉的目的、任务相联系，类似于有意注意；另一方面无须意志努力，类似于无意注意。有意后注意可以在节约心理资源的同时帮助个体把心理活动指向和集中于有意义、有价值的对象上，服从于当前的任务要求，有利于完成长期的、持续性的任务。

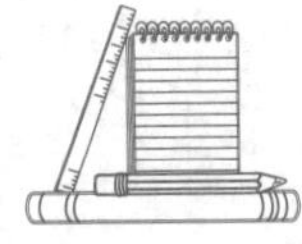

无意注意、有意注意和有意后注意这三种注意形式并不是完全独立的，在实践活动中它们紧密联系，协同合作。无意注意在一定的条件下可以转化为有意注意，有意注意在一定的情况下也可以发展成为有意后注意。有意后注意是一种高级类型的注意，具有高度的稳定性，是人类从事创造性活动和重要工作的必要条件。有成就的医学家沉浸在自己的临床、研究工作中时，多是处于有意后注意状态，这时的工作过程已成为一种无须意志努力的随心所欲的享受过程，不仅能做出创造性的业绩，而且对身心健康也有益。

知识链接

注意力缺失症

注意力缺失症又叫注意力缺失障碍（attention deficit disorder，ADD）。在美国，3%～5%的儿童患有ADD。患者难以集中注意力去完成一件事。他们可能太过活跃。若得不到适当治疗，对儿童的学习能力、及其与朋友及家人的关系会产生不良影响。

注意力缺失症在10年前是个鲜为人知的医学名词，只有少数人有所了解。美国两位被诊断为ADD的精神科医师爱德华·哈洛威尔（Edward Hallowell）和约翰·瑞提（John Ratey），在1994年合作写了《分心不是我的错》，以他们的亲身经验向大众介绍注意力缺失症，并引起相当的震撼。最近两位医师再度合作出版《分心也有好成绩》，他们希望有ADD困扰的人及早寻求协助。因为只要处理得当，ADD可以让你的人生更丰富。

注意力缺失症的主要症状是非常容易分心、冲动、静不下来。因此在学校、职场、婚姻中经常表现为无法达到一般水平。ADD患者还有以下症状，有利的特质包括：创造力，不随俗的思考方式，独特人生观，与众不同的幽默感，惊人的坚持度和毅力，非常强的直觉。不利的特质包括：无法把伟大的点子化为行动，无法对别人解释自己的想法，长期无法发挥潜力，因为挫折，常常有愤怒或沮丧的情绪，不善于处理金钱或做财务计划，挫折忍耐低，即使很努力，表现却时好时坏。总是被不了解的老师或上司视为懒惰、不专心或态度不好。缺乏组织能力，儿童会把书包和衣橱塞得满满的，成人则是把所有的东西堆成一堆。无法管理时间，特立独行，缺乏耐性，容易分心。无法欣赏自己的优点或了解自己的缺点。常常使用酒精或其他药物，或有其他成瘾行为。很难坚持完成一件事情。常常没有任何道理的改变计划、改变方向。无法从错误中学习，解读社交信息有困难，不容易交朋友。

（三）注意的品质

1. 注意的稳定性　指个体对同一对象或同一活动发生注意时所能持续的时间。如果在一段时间内能保持高效率，就说明注意的稳定性好。研究表明，高度的有意注意，成年人一般可维持30分钟左右。

注意的稳定性与注意对象的特点、人的主体状态有关。内容丰富的对象比内容单调的对象、活动变化的对象比静止固定的对象容易使人保持稳定的注意；人对所从事的活动持积极的态度，有高度的责任感、坚强的意志和浓厚的兴趣，就容易对对象保持稳定的注意。

注意的稳定性有狭义和广义之分。狭义的注意稳定性是指注意保持在同一对象上的时间，广义的注意稳定性是指注意保持在同一活动上的时间。在实际活动中，广义的注意稳定性有着比较重要的意义。

2. 注意的广度 又称注意的范围，是指同一时间内能清楚地把握对象的数量。实验表明，在1/10秒内，一般成人能注意到8～9个黑色圆点，4～6个没有联系的外文字母，3～4个几何图形或没有内在联系的单字或5～6个有内在联系的词。

注意的广度受知觉对象特点、知觉者活动任务与知识经验的影响。在知觉任务相同的情况下，如果知觉对象的特点不同，注意的广度也会有一定的变化。注意对象越集中，排列越有规律，越能成为相互联系的整体，注意的广度也越大；在注意对象相同的情况下，知觉活动任务少，知觉者经验丰富，注意广度就大；知觉活动的任务多、知觉者经验不足，注意广度就小。例如，用速示器呈现一定数量的外文字母，如果要求被试不仅要辨认出字母的个数，同时还要指出字母在书写上的错误，这时被试所能注意到的字母的数量要比只辨认字母数量时少；精通外语的人往往比不懂外语的人注意到的数量多。

3. 注意的分配 是指个体在同一时间内把注意指向于不同的对象。通过训练，注意的分配在实际工作中是完全可能的。注意的分配需要有两个条件：一是同时进行的两种或几种活动中至少有一种应能熟练地达到自动化或部分自动化的程度；二是同时进行的几种活动之间必须有内在联系。

4. 注意的转移 指根据新的任务，主动地把注意从一个对象（活动）转移到另一个对象（活动）的现象。注意的转移不同于注意的分散，注意的分散是指注意离开了当前应指向和集中的对象，而把注意指向其他的对象。虽然两者都有注意对象的转换，但是注意的转移是一种主动的、有目的的行为，是符合当前任务需要的，而注意的分散是一种不自觉的行为，会干扰或影响当前任务的完成。

影响注意转移快慢和难易的因素有很多。对原来注意对象的紧张度越高、越感兴趣，注意转移就越缓慢、越困难；新的注意对象的吸引力越强、越符合当前主体的需要，注意转移就越迅速而且容易。注意的转移还与个体神经系统的灵活性等特征有关。

在现实生活中，不同的工作性质对注意选择性、注意稳定性、注意广度、注意分配和注意转移的要求都不同。有些工作需要个体在短时间内迅速对新刺激做出反应，有些工作需要个体长时间保持注意的稳定性，有些工作需要个体同时监视各种刺激。

项目二 情绪和情感过程

案例导入

有一个脾气很坏的男孩，他的父亲给了他一袋钉子，并且告诉他，每当他发脾气的时候就在后院的围栏上钉一颗钉子。第一天，这个男孩钉下了37颗钉子。随着时间的推移，他每日钉下的钉子数目日渐减少，因为他逐渐意识到，控制脾气远比钉钉子来得容易。终于有一天，这个男孩再也不乱发脾气了。他告诉父亲这件事情，父亲又说，从现在开始，每当他能控制自己脾气的时候，就拔出一颗钉子。日子一天天流逝，直至某日，男孩告诉他的父亲，他终于把所有钉子都拔出来了。

父亲拉着他的手，来到后院，指着围栏，语重心长地说："你做得很好，我的好孩子。但是，看看围栏上的那些洞，这些围栏永远不能恢复到从前的样子了。你生气时说的话就像这些钉子一样会在人心上留下伤疤，不管说多少次对不起，那些伤疤将永

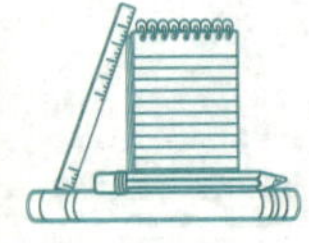

远存在。”

问题：情绪对人的行为和生活有什么影响？

情绪和情感是人类心理活动的一个重要方面，它伴随着认知过程而产生，并对其产生重大的影响，是人对客观现实的一种独特的反映形式。比如，当医生顺利完成一台手术时，会非常高兴；而遇到比较难治疗的疾病，或看到病情严重的患者时，会伤心难过。这种伴随着认知过程而产生的喜、怒、哀、乐等心理现象，就属于人的情绪和情感过程。

一、情绪和情感概述

（一）情绪和情感的概念

情绪（emotion）和情感（feeling）是人对客观事物是否满足自身的需要而产生的态度体验。在把握这一概念时应该注意三点。

1. 客观事物是产生情绪、情感的来源。任何情绪、情感都不是自发的，而是由某种事物引起的。引起情绪、情感的客观事物包括发生在个体周围的人或事，也包括个体自身的生理状态等。

2. 情绪和情感是一种具有主观色彩的心理体验，有其独特的外部表现形式和内在的生理基础。人的情绪和情感并不直接取决于客观事物，而是决定于人对环境事件的解释和评价。对同一对象或现象的解释和评价不同，就会产生不同的情绪和情感体验。

3. 需要是情绪和情感产生的基础，情绪和情感与需要密切联系。凡是符合个体需求的事物，就会引起积极、肯定的情绪体验，如喜悦、快乐、热爱等；反之，就会引起消极的情绪体验，如愤怒、悲伤、憎恨等；中性刺激物一般不引起情绪和情感反应。

由于客观事物的复杂性，它们可能在不同方面和人的各种需要有着不同关系，既可能满足人的某一方面的需要，但又不能同时满足另一方面的需要，甚至和另一方面需要的满足相抵触。因此，许多事物常常引起人们难以描述的、复杂的情绪体验。

（二）情绪和情感的区别和联系

在日常生活中，情绪和情感是同义词，一般不作区分。在心理学研究中，情绪和情感都是对客观事物是否满足需要的态度体验，两者之间既有区别，又有联系。

1. 情绪和情感的区别

（1）从需要的角度看：情绪是与机体的生理需要相联系的，如人们对水、空气、食物、性等需要所产生的较低级的、简单的体验；而情感是与人们的社会性需要相联系的，是高级、复杂的体验，如道德感、理智感等。

（2）从发生的角度看：情绪是人和动物均具备的，它带有生物本能的特点，如婴儿无须学习就会对巨大的声响表现出恐惧；但情感则是人类独有的心理现象，是个体在社会生活中逐渐发展起来的。

（3）从反应的特点看：情绪带有情境性、短暂性和不稳定性的特点，它往往随着情境的改变而改变；而情感则具有较大的稳定性、深刻性和持久性，是人对事物稳定态度的反映。

（4）从外部表现看：情绪较为强烈，冲动性较大，具有明显的外部表现；而情感一般较微弱，较少冲动，外部表现不明显。

2. 情绪和情感的联系　情绪和情感虽有区别，但它们又是同一类心理过程，因而存在着密切的联系。一方面，情感离不开情绪，稳定的情感是在情绪的基础上形成的，情绪是情感的外

在表现，离开情绪的情感是不存在的。另一方面，情绪也离不开情感，情绪的变化受情感的制约，情绪变化往往反映的是内在的情感，在情绪发生的过程中常常蕴含着情感，情感是情绪的本质内容。

（三）情绪和情感的意义

情绪、情感是人的心理活动的重要组成部分，对我们的生活、学习和工作意义重大，这种影响主要表现在以下三个方面。

1. 对工作效率的影响 从情绪的两极性可以看出，情绪、情感既有积极的作用，又有消极的作用。一般来说，积极的情绪和情感，能提高人的活动效率，增强人的体力和精力，有助于工作效率的提高，消极的情绪则相反。

情绪和情感能影响和调节人的认识过程。研究发现，当情绪的唤醒水平达到最佳状态时，操作效率最高；情绪唤醒水平最低时，人则处于睡眠状态；而情绪唤醒水平过高时，则会干扰操作，降低工作效率（图 3-14）。因此，情绪处于适当的紧张状态常常可以维持人们的兴趣和警觉，有利于工作效率的提高。

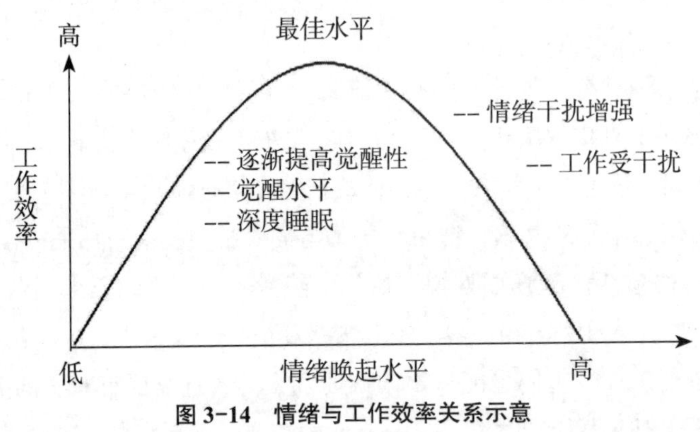

图 3-14 情绪与工作效率关系示意

2. 对人际关系的影响 人际交往的影响因素很多，但最主要的是情感因素。在人际交往中，我们往往根据彼此的心理距离、情感远近来确定人际关系的亲疏。较高的情绪智力（通常所说的情商）对一个人的人际关系有着非常积极的影响。

3. 对身心健康的影响 我国自古就有“喜伤心、怒伤肝、思伤脾、忧伤肺、恐伤肾”之说，可见中医学非常重视人的情绪与健康的关系。情绪会引发明显的生理反应，直接影响人们的健康。一般而言，适度的正性情绪，如开朗、乐观、舒畅等情绪对个体的身心健康有益；而过度的焦虑、抑郁、愤怒等负性情绪，则会损害人的健康，甚至会导致心身疾病的发生。中医学总结情绪对身心健康的作用为“怒则气上，喜则气缓，悲则气消，恐则气下，惊则气乱，劳则气耗，思则气结”。

二、情绪和情感的分类

根据我国古代传统和国外资料，可从不同角度、不同方面把情绪分为不同的类别。

（一）基本情绪

人的情绪非常复杂，自古以来许多学者试图对情绪进行分类。中医学将人的情绪分为七种，喜、怒、忧、思、悲、恐、惊，即七情；到了近代，西方学者常把情绪分为快乐、愤怒、悲哀、恐惧，它们通常被认为是最基本的情绪形式或原始情绪。

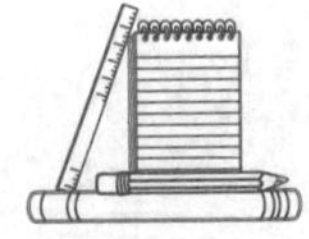

1. 快乐 是指人们预期的目的达到后，紧张状态解除时产生的情绪体验。如大夫将患者医

治好、高考时取得好成绩、球赛中得了冠军，都会产生快乐的体验。快乐可以分为满意、愉快、欢乐、狂喜等不同的程度，快乐的程度取决于目标达成的难度，目标达成的难度越大，在达成前付出的努力也越多，紧张积累的强度也越高，紧张解除时的愉悦感也越强。另外，目标突然出乎意料地实现也会引起极大的快乐。

2. 愤怒　是在愿望不能达到或者事与愿违，并一再受到妨碍的情况下产生的态度体验。个体对愿望达成的难度的评估决定了愤怒的程度，越是看似容易达成的愿望受阻，产生的愤怒情绪越强烈。愤怒的程度可以有不满、生气、愤怒、暴怒几种。一般来说，当人们遇到挫折时，都会产生一定的不满情绪，但不一定会发怒。如果人们意识到这种挫折是由于他人的恶意中伤造成的，那么，怒气就会油然而生。特别是当人的自尊受到伤害，人格受到侮辱时，往往会产生强烈的愤怒情绪，甚至勃然大怒。强烈的愤怒是一种不良情绪，它会破坏人的心理、生理平衡，从而诱发各种疾病。

3. 悲哀　是个体失去某种重视或钟爱的事物所产生的态度体验。“失去的才是最珍贵的”正是此意，失败和分离的经验可以引起悲哀的情绪。如亲人去世、升学考试失意都属这种情感体验。悲哀也有遗憾、失望、难过、悲伤、哀痛等程度的不同，悲哀的强度决定于个人所失去事物的价值。由悲哀引起的紧张的释放就是哭泣，通过哭泣，人们的悲哀往往会得到缓解。哭不仅是表达情绪的一种方式，也是一种心理防御机制。当人遭遇到极大的委屈或亲友亡故时，都会情不自禁地哭起来。

4. 恐惧　是人们面临危险的情景，或预感到某种潜在的威胁时产生的情绪体验。它往往是人们无力摆脱困境时的表现，如大难临头，又走投无路时，人们的恐惧心理就会油然而生。恐惧与个体的认知水平有关，所谓“无知者无畏”“初生牛犊不怕虎”，说的也是这种状态。恐惧按照程度不同又可分为惧怕、惊恐和恐怖等几种。恐惧有常形和变形之分。对存在危险的东西产生恐惧乃常形恐惧。变形恐惧则是五花八门，千奇百怪，常指对并不存在危险的事物产生恐惧。人的恐惧心理大多是后天习得的。

在上述四种基本情绪形式的基础上，又能组合出各种复合情绪。与对他人评价有关的如爱慕、厌恶、怨恨；与对自我评价有关的如谦虚、自卑、悔恨等，都包含着快乐、愤怒、悲哀、恐惧等因素。

（二）情绪状态

情绪状态是指在某种事件或环境影响下，人在一定时间里表现出的某种情绪。根据情绪发生的强度、速度、紧张度和持续时间的不同，可把情绪状态分为心境、激情和应激。

1. 心境（mood）　是一种缓慢、持久、比较微弱且具有弥漫性的情绪状态，也叫心情。如心情舒畅或忧郁寡欢，兴高采烈或无精打采等。

心境具有弥散性的特点，它不是关于某一特定事物的体验，而是由一定的情境唤起后在一段时间内对各种事物态度的体验，就像是笼罩着一层迷雾，使整个情绪状态蒙上一种情绪背景。持有某种心境的人就像戴上了有色眼镜，常常会以同样的情绪状态看待周围的一切事物，使自己的一切活动都染上某种情绪色彩，影响着人的全部行为表现。例如在舒畅的心境下，会觉得事事顺心，处处快乐；在悲伤心境中，一切都令人烦恼。所谓“情哀则景哀，情乐则景乐”，说的就是对于同一件事，不同心境的人体验是不相同的。

心境产生的原因既有客观的，也有主观的，主要表现在以下五个方面。

（1）激情的余波：激情过后往往会转为心境。如狂喜过后，心情舒畅；暴怒过后，闷闷不乐。

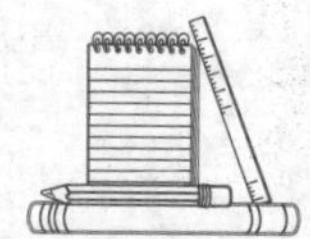

（2）生活中的重大事件：社会地位的变迁、经济条件的变化、工作和学习的顺利与受挫、事业的成功与失败等都会引起不同的心境。

（3）人际关系：一个人与家人、邻里、同事关系融洽，就会有愉快的心境。相反，家庭关系紧张、邻里关系不和、同事间矛盾重重者，心情就抑郁苦闷。

（4）自然环境变化：冬天寒冷，雨雪纷纷，道路泥泞，心境容易抑郁；夏日炎热，心境容易烦躁；春光明媚，秋高气爽，心境就快乐、舒畅。环境清静优美，使人舒畅；环境嘈杂，会使人厌烦。

（5）生理状况：身体健康，情绪饱满；疲劳、失眠、疾病，会使人情绪低落。

心境持续的时间可以是几个小时、几周、几个月甚至几年。心境持续时间的长短取决于两个因素：一个是客观事件的影响程度，事件越重大、影响越深远，心境持续时间越持久。另一个是个性特征，一般来说，性格开朗的人，受不良情绪影响的心境持续时间相对短，性格内向抑郁的人，受不良情绪影响的心境时间相对较长。学会调节自己的心境，对身心健康意义重大，如果能够达到“不以物喜，不以己悲”的状态，则是心境调节的一种最佳境界。

心境对生活、工作、学习和健康有很大的影响。良好的心境能使人更好地发挥积极性、创造性，提高工作效率，有益于健康。不良的心境则会使人消极颓废，降低工作效率，有损于健康。因此，在日常生活中，我们应当培养积极心境，减少或防止消极心境。

2. 激情（intensive emotion） 是一种强烈的、短暂的、爆发式的情绪状态，如狂喜、暴怒、绝望等。

激情具有冲动性，发生时强度很大。在激情状态下，机体内部伴随有强烈的生理变化，并有明显的外部行为表现。如狂喜时眉开眼笑、手舞足蹈；暴怒时咬牙切齿、怒目圆睁、面红耳赤、说话声音高亢、频率快、声嘶力竭等。激情还具有爆发性，发生的速度很快，持续的时间很短暂，一旦离开引起激情的具体情境，人们就会冷静下来或转化为心境。

在激情状态下，交感神经兴奋，激素大量分泌，强烈的刺激导致大脑皮层强烈兴奋，或者普遍抑制，从而失去正常的功能状态。认识活动范围缩小，自我控制能力减弱，行动缺乏约束性，不能正确评价行为及行为的后果。

激情状态的发生过程可以分为三个阶段。

（1）紧张阶段：强烈的刺激导致神经高度紧张，控制力减弱，细微动作发生紊乱。

（2）失控阶段：产生失控行为，如狂笑、飞奔、呼喊等。

（3）平息阶段：由于失控阶段消耗了大量能量，导致精力耗竭，转入平静，如精神萎靡、昏睡等。

引起激情的原因有很多。首先，对人具有重大意义的突发事件可以引起激情。如重大的喜讯、亲人的亡故等。其次，对立意向的冲突或过度的兴奋与抑制也容易引起激情，如对某种痛苦忍耐过久，抑制过度，一旦爆发出来，就会成为十分强烈的、难以控制的激情。

激情对人的活动有很大的影响。积极的激情可以激发斗志、增强信心和勇气，使人产生强大的精神动力；消极的激情会导致头脑发热，产生冲动行为，意气用事，造成人际冲突、心身疾病，或发生刑事案件。当然，消极的激情也并非不可控制。事实证明，个体能够意识到自己的激情状态，并可有意识地调节和控制。因此，我们应注意学习控制激情，平时注意陶冶性情，加强修养，在激情出现时，及时转移注意力，淡化情绪，这样既可以控制冲动行为，对自身的健康也十分有益。

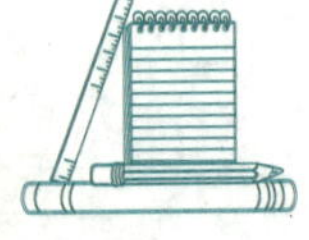

3. 应激（stress） 是指出乎意料的紧急情况引起的情绪状态，即人对某种意外的环境刺激做

出的适应性反应。在日常生活中，人们遇到某种意外危险或面临某种突发事变时，必须集中自身全部力量迅速而及时地做出反应，采取有效措施应付紧急情况，此时人的身心处于高度紧张状态，即为应激状态。例如，正在行驶的汽车突然遇到障碍物，司机紧急刹车；突然发生火灾、地震等事故，人们紧急逃生。在这些情况下，人们所产生的特别紧张的情绪状态就是应激状态。

在应激状态下，人可能有两种表现：一种是积极反应，此时，应激引起的身心紧张，可使个体集中自己的智慧和经验，调动全身力量迅速而及时地作出选择，解决当前的紧急问题。在这种应激状态下，人的思路清晰，反应迅速，判断准确，动作有力，能够化险为夷，做出平时做不到的事情。另一种是消极反应，应激所造成的高度紧张情绪，使个体行为失调，思维混乱，分析判断能力减弱，注意的分配和转移发生困难，甚至会使身体各部分的功能失调，出现暂时休克现象。实践证明，人的应激能力可以通过训练而加以提高。通过训练，培养思维的敏捷性，提高意志的果断性，增强动作的灵活性，加强技能的熟练性，提高在意外情境下迅速决断的能力，这样遇到突发事件，就能镇定自若，当机立断，摆脱困境，转危为安。由于应激状态中会出现一系列强烈的生理反应，若长时间处于应激状态，则会破坏人的生物化学保护机制，使人抵抗力降低，易患疾病。

（三）情绪的维度与两极性

情绪的维度是指情绪所固有的某些特征，主要指情绪的动力性、激动性、强度和紧张度等方面。这些特征的变化幅度又具有两极性，每个特征都存在两种对立的状态。

1. 情绪的动力性有增力和减力两极 一般认为，这种感受和体验与人的需要被满足的程度相关。需要得到满足时产生的肯定情绪是积极的，起着增力的作用，可提高人的活动能力。如愉快的情绪使人精神焕发，干劲倍增。需要得不到满足时产生的否定情绪是消极的，起着减力的作用，会削弱人的活动能力。如由悲哀引起的郁闷使人活动能力降低，表现为精神不振、心灰意冷。

2. 情绪的激动性有激动与平静两极 这种感受和体验反映了个体的机能状态。激动是一种强烈的、外显的情绪状态，如愤怒、狂喜、极度恐惧等，是由一些重要的事件引起的，如突如其来的地震会引起人们极度的恐惧。平静的情绪是指一种平稳安静的情绪状态，是人们正常生活、学习和工作时的基本情绪状态和工作条件。

3. 情绪的强度有强、弱两极 人的任何情绪都有从弱到强的等级变化。如从愉快到狂喜，从微愠到狂怒。在情绪的强弱之间还有各种不同的程度，如在微愠到狂怒之间还有愤怒、大怒、暴怒等不同程度的怒。情绪的强度取决于情绪事件对个体意义的大小。

4. 情绪的紧张度有紧张和轻松两极 个体情绪的紧张程度取决于面对情境的紧迫性，个体心理的准备状态及应变能力。如果情境比较复杂，个体心理准备不足而且应变能力比较差，人们往往容易紧张，甚至不知所措。如果情境不太紧急，个体心理准备比较充分，应变能力比较强，人就不会紧张，而会觉得比较轻松自如。

（四）情感分类

情感是与人的社会性需要相联系的主观体验，具有鲜明的社会历史性，是人类在社会生活中产生的特有的心理现象。人类的高级社会情感主要包括道德感、理智感和美感。

1. 道德感（moral feeling） 是个体根据一定的社会道德准则，在评价自己或他人的行为举止、思想言论及意图时产生的一种主观体验。如果自己或他人的思想和行为符合这种道德规范的要求，则产生肯定的道德体验，心安理得或产生尊敬感。反之，则产生否定的道德体验，如愧疚、痛苦或蔑视。

道德感的表现形式有三类：第一类是反映个体对社会环境态度方面的情感，如爱国主义或集体主义情感等；第二类是反映对周围的人和集体态度方面的情感，如友谊感、同情心、怜悯心、责任心、眷恋心等；第三类是反映对自己和自己行为态度方面的情感，如良心、羞耻心、荣誉感、自尊心等。

道德感具有社会性。不同的社会、不同的历史时期、不同的社会群体或民族，有着不同的道德标准和行为规范，不同的个体对这些标准和规范又有着不同的理解，于是就会产生不同的道德需要，因而也就有着不同的道德感。例如在婚姻观上，封建社会认为“父母之命，媒妁之言”是合理的，男女自己做主的婚恋则是伤风败俗；但在现代人看来，爱情婚姻是个人的事情，没有爱情的婚姻是不道德的。道德感在社会情感体系中占有特殊地位，对人的活动具有重要的指导作用。

2. 理智感（rational feeling） 是人在智力活动中，对认知活动的成就进行评价时产生的态度体验。它与人的好奇心、求知欲、探求和热爱真理的需要有关。

理智感的表现多种多样。它体现出人对自己智力活动过程与结果的态度。如发现问题时的惊奇感、疑虑感；百思不解时的焦虑不安与苦闷；问题解决时的喜悦、陶醉与自信；以及对真理的维护与热爱和对偏见、谬误的鄙视与痛恨等，都属于理智感。

理智感是在人的认知和实践活动中产生和发展起来的，反过来，它又成为人认知和实践活动的动力。任何学习活动、科学发明、艺术创造都与理智感分不开。一个人的思想只有被深厚的情感渗透时，才能引起积极的注意、记忆、思维，并获得克服困难的力量。正如列宁所说：“没有人的情感，就从来没有也不可能有人对真理的追求。”

3. 美感（aesthetic feeling） 是人根据审美的需要对客观事物进行评价所产生的态度体验。如人对浩瀚的大海、蔚蓝的天空、秀美的田园、漂亮的容貌、名胜古迹、艺术珍品等表示的赞美、喜爱都是美感的表现。

美感是内容美和形式美的统一。美感具有直觉性，是在接触事物时立即直接发生的。因此，物体的外表形式对美感有很大的影响，物体的形状、颜色及声音、气味等方面的特点在美感产生中起着重要的作用。但美感也依赖于事物的内容。苍蝇的外形和蜜蜂相似，前者往往使人产生厌恶之感，而后者则可以使人产生美感。对于人来说，仪表是给人以美感的重要条件，但更重要的是内在美和心灵美，那些人格高尚、心灵美好的人，更会受到人们的敬佩和赞赏。

美感具有社会性。同道德感一样，美感也受社会历史条件的制约，不同的社会、不同的时代、不同的民族、不同的地域，人们的审美标准各不相同，因而也就有不同的美感。例如，在封建社会里人们认为弱柳扶风的窈窕淑女是美，而当今社会我们则认为健康、大方、自然、协调是美。

美感具有个体差异。对于同一客观对象，不同的人可以产生不同的美感，有人觉得美，有人觉得不美。当然人类也有共同的美感，壮美的泰山、桂林的山水、西湖的风光、北京的故宫，常常使中外游人流连忘返。这说明虽然人们的生活地域不同、种族各异，但人们的审美观点存在着相同之处。

三、情绪的表现

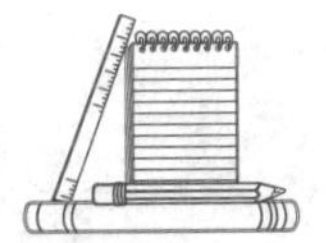

情绪的表现方式多种多样，基本可以概括为外部表现和内部表现两种。

1. 外部表现 外部表现主要有面部表情、姿态表情和言语表情三种。

（1）面部表情：是指通过眼部肌肉、颜面肌肉和口部肌肉的变化来表现各种情绪状态。不同的眼神可以表达人的各种不同的情绪和情感。例如，高兴和兴奋时“眉开眼笑”，气愤时“怒目而视”，恐惧时“目瞪口呆”，悲伤时“两眼无光”，惊奇时“双目凝视”等。口部肌肉的变化也是表现情绪和情感的重要线索。例如，憎恨时，“咬牙切齿”，紧张时“张口结舌”等，都是通过口部肌肉的变化来表现某种情绪的。面部表情是人类的基本沟通方式，也是情绪表达的基本方式。面部表情有泛文化性，同一种面部表情会被不同文化背景下的人们认同和使用，以表达相同的情绪体验。心理学家们经过研究发现，有七种表情是世界上各民族的人都能认出的，它们是快乐、惊讶、生气、厌恶、害怕、悲伤和轻视。

（2）姿态表情：可分成身体表情和手势表情两种。身体表情是由人的身体姿态、动作变化来表达情绪。如高兴时“手舞足蹈”，悲痛时“捶胸顿足”，成功时“趾高气扬”，失败时“垂头丧气”，紧张时“坐立不安”，献媚时“卑躬屈膝”等。身体表情不具有跨文化性，并受不同文化的影响。研究表明，手势表情是通过学习获得的。在不同的文化中，同一手势所代表的含义可能截然不同。如竖起大拇指在许多文化中是表示夸奖的意思，但在希腊却有侮辱他人的意思。手势表情具有丰富的内涵，但隐蔽性最小。弗洛伊德曾描述过手势表情：“凡人皆无法隐瞒私情，尽管他的嘴可以保持缄默，但他的手指却会多嘴多舌。”

（3）言语表情：也是表达情绪的重要形式，是通过声调、节奏的变化来表达情绪。如朗朗笑声表达了愉快的情绪，而呻吟表达了痛苦的情绪。言语是人们沟通思想的工具，同时，语音的高低、强弱、抑扬顿挫等，也是表达说话者情绪的手段。例如，声音尖锐、急促、声嘶力竭，表达了一种紧张、悲壮而兴奋的情绪；语调缓慢而深沉，表达了一种悲痛而惋惜的情绪。

面部表情、姿态表情和语调表情等，构成了人类的非言语交往形式，心理学家和语言学家称之为“体语”。在许多场合下，人们无须使用语言，只要看看脸色、手势、动作，听听语调，就能知道对方的意图和情绪。

2. 内部表现　内部表现主要通过呼吸、血液循环和皮肤电反应等。

（1）呼吸：呼吸主要是通过频率、深度和呼气与吸气的时间比率来体现。平静时人的正常呼吸频率约 20 次 / 分钟，高兴时会减少，悲伤时会减到 10 次 / 分钟以下，愤怒时会急剧上升，恐惧时可以高达 60 次 / 分钟以上，突然受惊时呼吸会临时中断，狂喜或悲痛时，会有呼吸痉挛。笑时呼长吸短，惊时吸多呼少。

（2）血液循环：主要有三种指标：血压、心率和血管容积。人在情绪激动的时候，脸会涨红，是血液循环加快的表现。在吃惊和恐惧的情况下，心率会比平静的时候增加 20 次，血压也会升高，血管容积则会降低。

（3）皮肤电反应：是皮肤电阻的变化，皮肤的导电性会随着情绪的变化而发生变化，这种变化主要是皮肤血管的收缩和汗腺的分泌造成的，皮肤电反应是反映情绪变化的客观指标之一。人在等待重大事件发生前，皮肤电阻会下降，而过度疲劳时，皮肤电阻会上升。

（4）其他反应：其他反应还有脑电波、内外分泌腺的分泌等，在不同的情绪状态下，人们会呈现不同频率和波幅的脑电波，在不同的情绪状态下，内外分泌腺也会呈现不同的分泌变化。

四、情绪智力

（一）情绪智力的概念

情绪智力是识别和理解自己和他人的情绪状态，并利用这些信息来促进问题解决和调控行为的能力。

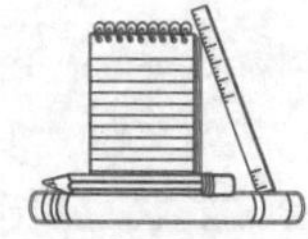

美国耶鲁大学的彼得·萨洛维（Peter Salovey）和新罕布什尔大学的约翰·梅耶（John Mayer）于1990年首次提出了“情绪智力”（emotional intelligence，EI）的概念。他们吸收了加德纳的多元智力理论思想，解释了情绪智力这个概念并提出了较系统的理论。他们提出的“情绪智力”这一概念，描述对情绪的认知、评估和表达能力，思维过程的情绪促进能力，理解与分析情绪、获得情绪知识的能力及对情绪进行成熟调节的能力。

此后很多学者对情绪智力进行探讨，大多是对其范围和内容做了补充或修订。美国哈佛大学心理学教授丹尼尔·格尔曼（Daniel Goleman）接受了萨洛维的观点，认为情绪智力包含五个主要方面。

1. 自我了解 监视情绪的变化，能够察觉某种情绪的出现，观察和审视自己的内心体验，它是情感智商的核心，只有认识自己，才能成为自己生活的主宰。

2. 自我管理 调控自己的情绪，使之适时适度地表现出来，即能调控自己。

3. 自我激励 能够依据活动的某种目标，调动、指挥情绪的能力，它能够使人走出生命中的低潮，重新出发。

4. 情绪识别 能够通过细微的社会信号，敏感地感受到他人的需求与欲望，这是认知他人的情绪，与他人正常交往，实现顺利沟通的基础。

5. 社交技巧 调控自己与他人的情绪反应的技巧。

我国情绪心理学专家郭德俊先生认为，情绪智力这个心理过程可以概括为三个方面：准确地识别、评价和表达自己和他人的情绪；适应性地调节和控制自己和他人的情绪；适应性地利用情绪信息，以便有计划地、创造性地激励行为。

情绪智力理论的提出，使我们在理论上认识到人可以有能力调控自己的情绪，但这种能力又因人而异。情绪智力高的人，可以很好地评价和控制自己和他人的情绪状态，并能很好地调节和控制自己的情绪，为自己的行为目的服务；而情绪智力较低的人则不容易觉察和意识自己和他人的情绪状态，只能听任情绪的摆布，做情绪的奴隶。事实上，一个人情绪智力的高低，也在一定程度上反映了一个人社会性的成熟程度和文明程度。

（二）情绪智力的培养

1. 自我监控，提高情绪知觉 当一些情绪由外界环境引起或伴随着自己的一些看法和信念而产生时，自我监控就能够加强这些情绪知觉。对每天情绪的变化做记录，并分析是什么信念和活动导致情绪出现变化。

2. 自我调节，管理悲伤情绪 对于悲伤，要避免悲伤的情境，尽量关注困难情境中不使你感到悲伤的方面，果断地挑战悲伤；对于焦虑，挑战威胁定向的想法且通过进入危险的情境锻炼勇气，利用应对策略降低焦虑；对于气愤，回避引起气愤的情境，尽量关注困难情境困扰较轻的方面，果断地要求激怒你的人减少煽动性。

3. 提高沟通技巧 沟通技巧是与别人产生共鸣的基础，理解他人说话的内容，为解决人与人之间的问题建立基础。在听的时候，只聆听不判断，保留自己的观点和情绪；总结你听到的别人说话的内容，检查你的总结是否正确；在说话的时候，决定你的要点，有逻辑地组织它们，清楚地表达出来，确定对方已经理解你了，不带攻击、责备或生气的情绪陈述你的观点，必要时重复一遍。

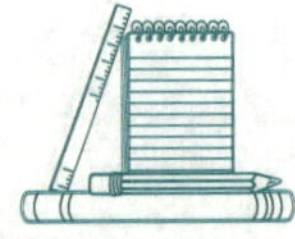

4. 问题解决 我们在生活、工作中不仅需要用沟通技巧来实现相互的理解和移情，而且更需要用解决问题的技能来发展和实现有效的合作行动。在实际生活情境里，要把一些大的、模糊的问题分解成很多小的、具体的问题；根据可解决的条件定义这些问题；对事不对人；设想

有可能解决的办法；当所有的解决方法都想到以后，检查每种方法的优点和缺点，选择最终的解决方法，执行这种方法；回顾计划完成的效果。

5. 培养自己的情绪感受性　在生活、工作过程中，更多学习产生在特定情境、经验上的认知、情感和行为的体验，以便提高识别和管理自己与别人情绪的能力。

情绪是可以认识和管理的。我们的情绪不管有多少种类型，不管是积极的或消极的，它都要通过面部表情、姿态表情和言语表情表达出来，进而影响我们的心理、生理及生活本身。提高情绪识别和管理技能，培养我们的情绪知觉，让情绪成为我们自我实现和身心健康的积极力量。

五、医务人员良好的情感品质

医务人员良好的情感品质主要表现在情感的职业倾向性、情感的深刻性、情感的广阔性、情感的稳定性和情感的效能性五个方面。

1. 情感的职业倾向性　是指一个人的情感经常指向的事物及其性质。这是情感品质的核心，也是评价情感价值的主要方面。作为医务人员，救死扶伤，实行革命的人道主义，尽力为患者服务，是情感的职业倾向性的优秀品质。

2. 情感的深刻性　指一个人的情感在思想和行动中所表现的深度。情感的深刻性是以情感的倾向性为基础的，还与人的认知水平有关，认知越全面深入，情感越深刻。对医生这个职业内涵理解得越深刻，对医生这个职业越钟情，情感深刻性也就越深刻。

3. 情感的广阔性　指一个人的情感所体现的范围。情感的广阔性与一个人的兴趣和爱好密切相关，有些人兴趣广泛，爱好众多，情感的范围也比较大；有些人兴趣狭窄，爱好单一，情感的范围也比较小。作为医务工作者，无论其情感的范围如何，只有将医疗技术和患者纳入情感的范围，才能成为一个医术精湛、受患者欢迎的好医生。

4. 情感的稳定性　是指一个人的情感持续时间的长短。有的人情感持久稳定，有的人情感浮动易变。一个人的情感稳定性，关键要看情感在什么对象上持久稳定，在什么对象上浮动易变。作为医务人员的情感，如果能够在医疗卫生事业上持久稳定，几十年如一日，无论是对于个人事业的进步，还是对医疗卫生事业的发展，都能产生积极的作用。

5. 情感的效能性　指一个人的情感对行为所能产生的实际效果。情感的效能性是检验情感作用的重要指标，也是对前四种情感品质最终结果的检验，缺乏效能的情感是空泛的、无力的。要形成有效能的情感，需要各种情感品质的合理组合。作为医务人员，情感效能性的关键是有利于本身医学知识和医疗技能的提高，有利于医疗卫生事业的发展和患者的身体康复。

知识链接

情绪理论

1. 詹姆斯－兰格理论　威廉·詹姆斯（William James，1842—1910）和丹麦生理学家卡尔·兰格（Carl Lange）分别于1884年和1885年提出了内容相同的情绪理论，他们强调情绪的产生是自主神经系统活动的产物。詹姆斯认为，“情绪只是一种身体状态的感觉，它的原因纯粹是身体的”。他的理论核心内容是，由环境激起的内脏活动实际上导致了人们所认为的情绪。兰格认为，情绪是内脏活动的结果。詹姆斯－兰格理论，看到了情绪与机体变化的直接关系，强调自主神经系统在情绪产生中的作用，有其合理的一面。但是，他们片面强调自主神经系统的作用，忽视了中枢神经系统的调节控

制作用，所以该理论存在一定的片面性。

2. 坎农－巴德学说　沃尔特·坎农认为，情绪并非外周变化的必然结果，情绪产生的机制不在外周神经系统，而在中枢神经系统的丘脑。因而，坎农的理论又被称作丘脑学说。他认为，情绪产生的基本过程是由外界刺激引起感觉器官的神经冲动，通过传入神经传至丘脑，再由丘脑同时向上向下发出神经冲动。向上反馈至大脑皮层，产生情绪体验；向下激活交感神经系统，引起一系列生理变化。他认为人的情绪体验与生理反应是同时发生的。1934 年菲利普·巴德（Philip Bard）扩展了坎农的丘脑情绪理论，所以人们通常把他们的观点合称为坎农－巴德学说。后来的很多实验证明，下丘脑在情绪的形成中起重要的作用。有些学者进一步提出了网状结构和边缘系统与情绪的关系，对探讨情绪的生理机制具有重大意义。

3. 阿诺德的“评定－兴奋”学说　美国心理学家玛格达·阿诺德（Magda Arnold）在 20 世纪 50 年代提出情绪的评定－兴奋学说。她认为，刺激情境并不直接决定情绪的性质，从刺激出现到情绪的产生，要经过对刺激的估量和评价，情绪产生的基本过程是刺激情境—评估—情绪。阿诺德认为，情绪的产生是大脑皮层和皮下组织协同活动的结果，大脑皮层的兴奋是情绪行为的最重要的条件。

4. 沙赫特的情绪三因素学说　美国心理学家斯坦利·沙赫特（Stanley Schachter）于 20 世纪 70 年代对情绪的产生提出了更全面的解释。他把情绪的产生归之于刺激因素、生理因素和认知因素三者的整合作用。其中，认知因素中的对当前情境的评估和过去经验的回忆，在情绪形成中起着重要作用。

六、情绪的调节

情绪调节是个体管理和改变自己或他人情绪的过程。在这个过程中，通过一定的策略和机制，使情绪在生理活动、主观体验、表情行为等方面发生一定的变化。

常用的情绪调节和控制的方法有：

1. 理智调适法　消极情绪出现时，往往会伴随思维狭窄现象，从而发生不合逻辑、失去理智的种种行为反应。理智调适法是用正常的思维消除消极情绪盲目增长的一种自我调适法。它一般有三个步骤：第一步，必须承认消极情绪的存在；第二步，要分析引起这种情绪的原因，弄清楚究竟为什么会有焦虑、忧郁、恐惧和愤怒的反应；第三步，寻求适当的途径和方法去克服那些因素，或设法避开它们。

2. 语词暗示法　是运用内部语言或书面语言的形式调适情绪的方法。语词具有巨大的能量和感染力，几句话可以把别人说恼，也可以把别人逗乐；可以把别人说得勇气倍增，也可以把别人说得垂头丧气。所以，言语也可以用来进行情绪的调适。

如早上起床时可以暗示自己“今天我心情很好”“今天我办事一定很顺利”“今天我一定有好运气”；有人对你发脾气时，就立即暗示自己“我不能发火”“我的忍耐力很强”“我的修养很好”；当你听到别人说你闲话时，就暗示自己“我不在意别人说什么”“我有我做人的标准”“别人说什么那是别人的事，我不会同他计较”。这样就可以促使自己保持心态平衡，维持情绪稳定。临床实践表明，在松弛平静、排除杂念、专心致志的情况下进行各种自我暗示，往往对情绪的好转有显著作用。值得注意的是，运用此法必须先相信自我暗示的奇妙作用，并在平时反复练习。

3. 注意转移法　把注意力从引起消极情绪反应的刺激情景转移到其他事物上的一种情绪调适法。转移注意力不仅能防止消极情绪的蔓延，而且能增进积极的情绪体验。根据巴甫洛夫的条件反射学说，人在发愁、愤怒时，会在大脑皮层上出现一个强烈的兴奋中心。这时，如果另找一些新颖的刺激，建立新的兴奋中心，便可抵消或冲淡原来的兴奋中心，消极情绪就可以逐渐平息。在转移情绪时，应该选择那些在时间、空间和性质上与原刺激情境差别较大的事物。例如，当你情绪不佳时，把注意力调整到你过去的辉煌之处，来一段美好的回忆；当你对某人有意见时，把你的注意力换一个角度，看看此人对你好的一面；当你对某事反感时，把你的注意力调整一百八十度，看看事物的另一面。这样，可以防止消极情绪的蔓延，并能增进积极的情绪体验。

4. 活动释放法　指借其他活动把紧张情绪所积聚起的负能量排遣出来，促使紧张情绪得以松弛、缓和的一种调适方法。例如，遇到挫折和不顺心的事情时，可以到操场上狂踢一场足球；在空地上以高速度冲刺几十米等。当累得满头大汗、气喘吁吁时，心态也就自然平静下来。也可以把内心的烦恼、痛苦找亲朋好友倾诉一番，或以日记的方式倾吐心中的不快，由此获得安慰和宣泄，恢复心理平衡。

5. 音乐调适法　指借助情绪色彩鲜明的音乐来调整情绪状态的方法。音乐调适法不同于一般的音乐欣赏，它是利用特定的环境气氛、特定的乐曲旋律和节奏，进行心理的自我调适，从而达到改善情绪的目的。我们都有过类似的体验：听着催眠曲，不知不觉就进入了梦乡；在紧张学习了一天之后，高歌一曲以缓解疲劳。现代医学证明，音乐能调节神经系统的功能，解除肌肉紧张，改善注意力，增强记忆力，消除抑郁、焦虑、紧张等消极情绪。不同的旋律和音调会使人产生不同的情绪体验。

6. 幽默调适法　幽默感实际是一种轻松愉快的生活态度，往往表现为开玩笑的方式，具有明显的降低愤怒和不安情绪的作用。当遇到某些无关大局的消极刺激时，要避免使自己陷入被动的局面或激怒状态，最好的办法是以超然洒脱的态度去应付。幽默是智慧和成熟的象征。学会幽默、乐观地面对生活，才能使自己快乐起来。但是，并非所有的玩笑都能取得积极的效果。那种不分场合，不顾对方的心情，以讥讽、取笑别人为目标的玩笑，不仅不能制造出轻松愉快的气氛，反而会引起对方的厌恶，把关系弄僵。因此，开玩笑应讲究文明，注意场合和分寸，内容不能粗俗下流。

情绪调节的方法多种多样，可以根据每个人情绪问题的类型、程度、原因及个人特点采取适宜的方法。如果情绪困扰较严重，自己一时难以调节，可以寻求专业的心理咨询或治疗机构的帮助。

知识链接

情绪障碍

情绪障碍包括情绪发生障碍、情绪持续障碍和情绪协调障碍。

情绪发生障碍主要指情绪过程失调，较常见的有情绪不稳定、易激惹和情绪脆弱等表现形式。

情绪持续障碍主要指情绪反应的强度和持续时间方面的障碍，如情绪高涨、情绪低落、情绪冷漠、情绪焦虑等。

情绪协调障碍主要表现在环境刺激与个人情绪体验不相称，或内心体验与外部表情不相符，出现情绪倒错、表情倒错、矛盾情绪等反常现象。

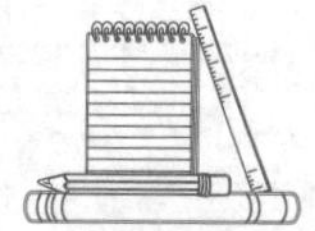

项目三 意志过程

案例导入

邓前堆，云南省怒江州福贡县石月亮乡拉马底村一名乡村医生。马底村位于怒江大峡谷，山高谷深，江水湍急，村民们分散居住在怒江两岸的高山上。20 世纪 80 年代初，滑溜索是彼时两岸间唯一的通行方式。30 多年来，他不顾生命危险，靠一套滑轮、一根绳子，通过距怒江江面 30 米高、100 多米长的溜索来往于拉马底村，为百姓送医送药，累计出诊 5000 多次，步行约 60 万公里，诊治患者 13 万余人次，未出现一起医疗事故和医患纠纷，被当地群众称为“索道医生”。2011 年 9 月，邓前堆在第三届全国道德模范评选中荣获“全国敬业奉献模范”的光荣称号。2019 年 9 月，被授予“最美奋斗者”称号。

问题：请问作为医务人员的邓前堆，在面对溜索过江的巨大危险及长期艰苦的行医环境时，他展现了哪些令人钦佩的意志品质?

一、意志过程概述

（一）意志的概念

意志（will）是人自觉地确定目的，并根据目的支配和调节行动，克服困难从而实现预定目的的心理过程。意志是人类特有的心理现象，是人类意识能动性的集中表现。意志总是和人的行动相联系，并对人的行动起着调节和控制作用，因此，又被称为意志行动。

（二）意志行动的特征

意志行动的特征可以概括为以下三点。

1. 有明确的目的性 自觉地确定目的是人的意志的首要特征。人与动物不同，动物虽有活动，动作甚至还相当精巧，但它们不可能意识到自己行动的目的和后果。而人与动物的根本区别之一，就是人在从事某种活动之前，活动的目的就以观念的形式存在于人脑之中，并能调节、支配着人的行为。离开了自觉的目的，意志便失去了存在的前提，就没有意志可言。意志行动的目的越明确、越高尚、越远大，意志水平就越高，行为的盲目性和冲动性也就越小。

2. 与克服困难相联系 克服困难是意志的核心价值所在。目的的确立与实现，通常会遇到各种困难，克服困难的过程就是磨炼意志的过程。一个人能够克服的困难越大，表明这个人的意志越坚强，反之，表明这个人的意志薄弱。因此，人在活动中克服困难的情况，是衡量其意志强弱的重要标志之一。

3. 以随意动作为基础 人的行动都是由动作组成的，动作分为不随意动作和随意动作两种。不随意动作指不受意志支配的不由自主的运动，如眨眼、吞咽、咳嗽等。随意动作是在不随意动作的基础上，通过有目的的练习形成的，它受人的意志调节和控制，具有一定的目的性。随意动作是意志行动的必要条件。

（三）意志与认知、情感的关系

意志和认知、情感是统一的心理过程的不同方面，它们之间存在着密切的联系。

1. 意志和认知的关系　首先，认知是意志的前提。意志的特征之一是具有目的性，但任何目的都不是凭空产生的，而是认知活动的结果。没有认知，就没有行为目的，也就没有意志。人的认知越丰富、越深刻，就越能充分反映自然和社会发展的客观规律，意志行动的目标就越远大，克服困难的力量就越强，选择的方式和方法也就越合理。其次，意志也给认知过程以巨大的影响。人在进行各种认知活动时，总会遇到一些困难，要克服这些困难，就要做出意志努力。意志对认知起着支持的作用，没有意志，就不可能有深入、持久的认知活动。

2. 意志和情感的关系　意志和情感也有着密切的关系。情感既可以成为意志行动的动力，也可能成为意志行动的阻力。当某种情感对人的活动起推动和维持作用时，这种积极的情感就会成为意志行动的动力；当某种情感对人的活动起阻碍或削弱作用时，这种消极的情感就会成为意志行动的阻力。反过来，意志对情感具有调节的作用。积极的情感由于意志的作用，才能持久地巩固和发展，而消极的情感也可以依靠意志来克服和控制，并用积极的情感取代它。意志坚强的人，可以克服和消除各种消极情感的干扰，使情感服从于理智，而意志薄弱的人则会屈从于消极的情感。

二、意志的心理过程

意志行动是有目的的行动，它有发生、发展和完成的过程。意志对行为的积极能动的调节过程，可分为两个阶段：采取决定阶段和执行决定阶段。

1. 采取决定阶段　是意志行动的开始阶段，是意志行动的前提。在这一阶段中，要决定意志行动的动因及意志行动的方向。

人的意志行动是由一定的动机引起的，但由动机过渡到行动的过程是不同的。在简单的意志行动中，动机是单一的、明确的，通过习惯的行为方式就能直接过渡到行动，因此，一般无须要权衡行动的动机。但在较复杂的意志行动中，就可能存在多种动机，这些动机未必都是一致的，所以就要根据一定的标准进行权衡，以做出取舍。

目的在意志行动中起着极其重要的作用。目的越深刻、越具体，则由这个目的所引起的毅力也越大，就越能表现出一个人的意志力量。一般来说，有一定的难度、需要花费一定的意志努力方可达到的目的比较适宜。一旦这一目的得以实现，即可带来心理上的满足感和成就感，更好地为实现下一个目的做准备。

2. 执行决定阶段　目的确定以后，就要解决如何实现目的的问题。这个阶段需要个体选择一定的行动方法和策略，同时还要克服遇到的各种困难，以确保达到行动目的。

选择行动方法和策略这一过程，既能反映一个人的经验、认知水平和智力，又能反映出一个人的意志力水平。好的方法和策略一般要满足两个方面的要求：一是为实现预定目的的行为设计要合理；二是符合客观事物的规律和社会的准则要求。

另外，在实现所做决定的过程中，会遇到许多困难，要克服各种内心冲突、干扰及外部障碍，这是意志行动的关键环节，此时，需要意志努力积极地参与进来。

三、医务人员应具有的良好意志品质

意志行动在不同人身上表现不同，构成一个人行为特点的稳定因素的总和称为意志品质。意志品质主要包括自觉性、果断性、坚韧性和自制性，它们在人的意志行动中贯穿始终，并构成人的意志的性格特征。医务人员良好的意志品质主要表现为：

1. 意志的自觉性　指一个人在行动中具有明确的目的，能认识行动的社会意义，并使自己

的行动服从于社会需要的意志品质。与自觉性相反的意志品质是受暗示性和独断性。受暗示性是指容易接受别人的影响，不加分析地接受别人的思想和行为，轻易改变或者放弃自己的决定，表现为盲目行动。独断性是指对自己的决定深信不疑、一概拒绝别人的意见和建议，表面上看来似乎是在独立作决定的基础上采取行动，实际上是以自己的主观意愿代替客观事物的发展规律。医务人员意志的自觉性表现在对自己的行动目标有深刻理解，坚信目标的正确性，从而使自己的行动服从患者和社会的利益。

2. 意志的果断性 指善于抓住时机，迅速合理地作出决定，并实现所作决定的意志品质。与果断性相反的意志品质是优柔寡断和草率决定。优柔寡断是指在作决定时顾虑重重、犹豫不决，一直处于动机斗争状态而难以决断。草率决定是指对任何事情总是不加思考，既不考虑条件，也不考虑行动后果，选择的目的只是尽快摆脱由此带来的不愉快的状态。医务人员需要具有果断的意志力，才能够在救治患者时当机立断，抓住最佳救治时机。

3. 意志的坚韧性 又称意志的顽强性，是指在行动中保持充沛的精力和毅力，克服各种困难，坚决达到预定目的的意志品质。与坚韧性相反的意志品质是动摇和顽固。动摇是指立志无常、见异思迁，尽管有行动目的，但是虎头蛇尾，一旦遇到困难，就放弃对预定目的的追求。顽固是指只关注自己的意见或论据，当实践证明其行动错误时，仍然固执己见，一意孤行。

意志的坚韧性有两个特征：一是能经得起长时间的磨炼，这个特征与个体的精力和毅力有关；另一个特征是为了达到自己的目标，能够迫使自己服从于不符合本人意愿的决定和行动。一个优秀的医务工作者，在医疗卫生岗位上往往一工作就是十几年、几十年，为了工作、为了患者，放弃了自己很多的兴趣和爱好，而一心钻研医术，关照患者。

4. 意志的自制性 指在意志行动中能够自觉、灵活地控制自己的情绪，约束自己的行为和言语的品质。与自制性相反的意志品质是冲动性和怯懦。冲动性是指不能控制自己的情绪，对自己的动作和言语约束能力较差的品质。怯懦是指虽然承认要达到目的，需要控制自己的情绪和行为，但是遇到困难时，却没有勇气，或者不去设法克服。

“医者，仁术也”，医生的职业追求是救死扶伤、全心全意为患者服务。在医疗实践中，医生应具备良好的意志品质，同时包括自觉性、果断性、坚韧性和自制性四个方面（见表 3–2）。一个具有自觉性的医生，能够认识到自己行为的社会意义，在医疗技术的追求中精益求精，对患者高度负责，满腔热忱；一个具有果断性的医生，能够在复杂的病情下，既不犹豫不决，也不草率盲动，挽救患者的生命，解除患者的痛苦；一个具有坚韧性的医生，能够在专业上持之以恒，不断进取，成为医术高明的医生，为患者带来福音；一个具有自制力的医生，能够灵活自如地控制自己的情绪，不会因为自己的言行不慎给患者造成消极影响。

表 3–2 医务人员应具有的良好意志品

意志品质	概念	相反品质
自觉性	对行动目的有深刻认识的自觉行动	受暗示性、独断性（一意孤行）
果断性	迅速合理地作出决定，当机立断	优柔寡断、草率（武断从事、鲁莽从事）
坚韧性（顽强性、毅力）	克服困难，永不退缩	动摇（虎头蛇尾）、顽固（执拗）
自制性（自制力、意志力）	管理和控制自己的情绪和行为	冲动性（任性）、怯懦

四、良好意志力的培养

良好的意志品质不是自发的，而是在教育和实践中随着困难的不断克服而逐渐形成的。培养良好的意志品质，应注意以下四点。

1. 树立崇高的理想　人的意志行动是为了实现预定的目的。培养一个人良好的意志力首先要从人生目的入手，树立崇高的理想是意志力培养的基石。例如，作为一个医生，崇高的理想就是治病救人，救死扶伤。正是因为胸怀成为医术高明、医德高尚的“苍生大医”的崇高理想，孙思邈才“博极医源，精勤不倦”，表现出顽强的意志力。

2. 积极参加实践活动　在社会实践活动中，从确立目的、制订计划、选择方案，到执行决定和付诸行动，整个过程都需要意志参与。在整个活动中，通过克服困难、解决问题，认识水平才会得到提高，意志品质才会得到磨炼。事实证明，愈是困难的、不感兴趣的事情，越能磨炼人的意志品质。

3. 加强意志的自我锻炼　主动寻求机会进行意志的自我锻炼，才能形成良好的意志品质。首先，要善于自我评价，在自觉性、果断性、坚韧性和自制力等方面，每个人都存在个体差异，要善于发现自己的优势和不足，用优势来自我激励，用不足来自我鞭策、取长补短、不断进步。其次，在设立锻炼目标时，要注意循序渐进，目标设置太高，容易挫伤积极性，不仅不能锻炼意志，反而会丧失信心；目标设置太低，不经过意志努力就可以达成，起不到锻炼意志的作用。体育运动是锻炼意志品质的良好方法。

4. 借助外部约束进行训练　在意志力的锻炼中，既要自我锻炼，也要利用外部资源。自我约束能力不强的人，可以借助特殊的时空条件，利用外部约束力来对自己进行训练。如互助小组、体育比赛、团队训练、军事训练等，都是锻炼意志力的良好方法。

知识链接

逆商

逆商，全称逆境商数 AQ（adversity quotient），指人们面对逆境时的反应方式，亦可理解为面对挫折、摆脱困境和超越困难的能力。它是由美国著名培训咨询专家保罗·斯托茨（Paul Stoltz）博士发明，用于测试人们将不利局面转化为有利条件的能力。逆商现在已经引起学术界的广泛重视。

大量资料显示，在充满逆境的当今世界，事业的成就、人生的成败，不仅取决于人的智商、情商，也在一定程度上取决于人的逆商。逆商高的人在面对困难时，往往表现出非凡的勇气和毅力，锲而不舍地将自己塑造成一个立体的人；相反，那些逆商低的人则常常畏畏缩缩、半途而废，最终一事无成。

一项科学研究发现，对逆境持乐观态度的人表现出更具攻击性，会冒更大的风险；而对逆境持悲观态度的人则会消极和谨慎。反映在自信心方面，自信的人的逆商较高，在逆境中往往更容易保持乐观，自然也就容易达到成功的目标。缺乏自信的人则表现得不积极，容易对前途丧失信心，不去努力争取。自信心是希望和韧性的体现，在很大程度上决定一个人如何对待生命中的挑战和挫折。

一个人的心理状态很重要，在潜意识里认为自己是什么样的人，那么他很快就会知道自己应该成为什么样的人，并且最终也会按照自己的想象去塑造自己。如果他从内心深处觉得社会很需要自己，并把这种感觉化作一种动力，就能很好地推动自己迈向成功。

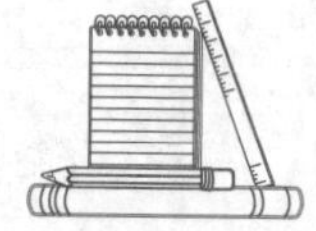

考纲摘要

考试类别	细目	要点及要求
公共卫生执业助理医师	1. 认知过程	（1）感觉与知觉的概念、种类与特征（熟悉）
		（2）记忆的概念、种类、过程及其应用（熟悉）
		（3）思维的概念、特征与创造性思维的应用（了解）
	2. 情绪过程	（1）情绪和情感的概念（了解）
		（2）情绪和情感的分类（熟悉）
		（3）情绪的作用、调节、管理及其应用（掌握）
临床执业助理医师	1. 认知过程	（1）感觉与知觉的概念、种类与特征（掌握）
		（2）记忆的概念、种类、过程及应用（掌握）
		（3）思维的概念、特征与创造性思维的应用（熟悉）
	2. 情绪过程	（1）情绪和情感的概念（熟悉）
		（2）情绪和情感的分类（掌握）
		（3）情绪的作用、调节、管理及其应用（掌握）

复习思考

一、名词解释

1. 感觉
2. 知觉
3. 记忆
4. 注意
5. 思维
6. 想象
7. 情绪
8. 情感
9. 意志

扫一扫，查阅复习思考题答案

二、简答题

1. 感觉有哪些特性？
2. 知觉的特征有哪些？
3. 关于遗忘的原因，有哪些学说？遗忘有什么规律？
4. 情绪和情感有什么区别和联系？
5. 情绪有哪些状态？“感时花溅泪，恨别鸟惊心”是一种什么情绪状态？
6. 思维的特征是什么？解决问题的思维过程包括哪几个阶段？
7. 意志行为有哪些特征？良好的意志品质有哪些？

三、论述题

1. 根据遗忘规律，结合个人特点，谈一谈怎样保持良好的记忆效果。
2. 联系个人实际，谈一谈怎样培养良好的情绪。
3. 联系个人实际，谈一谈怎样培养良好的意志品质。

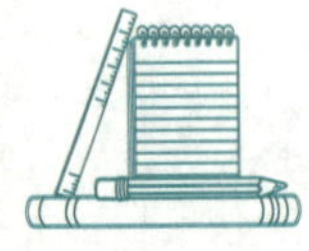

模块四　人　格

扫一扫，查阅本模块 PPT、视频、知识链接等数字资源

【学习目标】

1. 知识目标：掌握人格、气质、能力、性格、需要的概念，人格的一般特征，气质类型的特点及意义，马斯洛的需要层次理论；熟悉影响人格形成与发展的因素，性格与气质、性格与能力的关系；了解思维、动机、兴趣的概念。

2. 能力目标：具备识别自己和他人不同人格特质的能力，能与不同人格特质的个体进行有效的沟通协作。

3. 素质目标：树立正确的价值观和职业道德观，尊重个体差异，学会以人文关怀的态度对待不同人格特质的人，尊重其人格尊严，增强职业道德意识；正确看待自己的人格特质和优劣势，从而进行有针对性的自我提升和成长。

案例导入

苏炳添，1989 年 8 月 29 日生于广东省中山市，中国男子田径队短跑运动员，亚洲田径运动发展史上的里程碑式人物。在短跑竞技领域，亚洲选手天生不占优势，欧美运动员长期称霸。苏炳添刚入国家队时，成绩并不突出，还饱受伤病困扰。可他骨子里那股不服输的劲儿，让他从未言弃。每天天不亮就开始高强度训练，不放过任何一个技术细节，受伤了也咬牙坚持康复，积极配合治疗。凭借着顽强的毅力、坚定的信念和自律的人格，苏炳添不断突破自己的极限，最终在 2021 年东京奥运会上以 9.83 秒的成绩突破亚洲纪录，成为首位晋级奥运会男子百米决赛的东亚运动员。苏炳添用行动证明，哪怕先天条件不占优，只要拥有强大人格，也能在逐梦路上披荆斩棘，收获成功。他的故事充分说明了人格与成长成功的密切关系。那什么是人格呢？人格到底怎样影响着成功呢？

项目一　人格概述

“人格”一词是从英文“personality”翻译过来的。“personality”一词源于拉丁文“persona”，是面具的意思，原意是指古希腊罗马时代戏剧演员在舞台上扮演角色时所戴的面具。这种面具类似于中国的京剧脸谱，用来表现剧中人物的身份和性格。把“面具”引申为“人格”，实际上说明两层含义：一个人在生活舞台上上演的种种行为（外部特征）；一个人真实的自我（内部特征）。

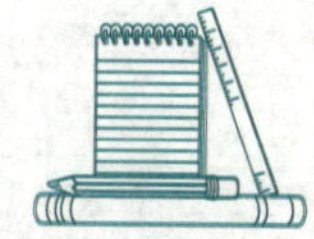

我们要讲的人格属于心理学的范畴，也称个性，是指个体心理活动中稳定的、具有个人特

色的心理特征与心理倾向组合成的有层次的动力整体结构，即个体的整体精神面貌。人格由人格心理特征、人格倾向和自我意识三个方面构成。人格心理特征即心理特征系统，是个人身上经常表现出来的稳定的心理特征，它影响个人活动的效能和风格，包括气质、性格、能力等。自我意识即自我调控系统，是指人对自身的认识以及对自己与客观世界关系的认识、体验和评价，它能使每个人在与周围世界打交道的过程中对自己有认识、有体验、有控制。人格结构的这三部分既是相对独立的，又是相互渗透、相互制约，有机结合成一个整体，对人的行为进行调节和控制。人格倾向是决定个体对事物的态度和行为的内部动力系统，由需要、动机、兴趣、理想、信念、价值观等构成。

人格概念的理解可以从三个方面展开。

第一，人格通常是指一个人外在的、习惯化了的行为模式。

第二，人格是指一个人内在的动力组织。包括稳定的动机，稳定的态度、信念和价值观，习惯性的情感体验方式和思维方式等。

第三，人格是一种蕴蓄于内、形诸于外的统一体。这种统一体往往由一些特质所构成，如内外向、独立性、自信心等。

一、人格的基本特征

1. 独特性 “人心不同，各如其面”是对人格独特性最好的诠释。一个人的人格是在遗传、成熟等先天因素和环境、教育等后天因素的交互作用下形成的。不同的遗传、生存及教育环境，形成了个人独特的心理特点。人与人之间没有完全一样的人格。在现实生活中，有的人外向开朗，有的人内向腼腆；有的人健谈幽默，有的人沉默寡言；有的人豪爽果敢，有的人优柔谨慎；有的人冲动急躁，有的人理智沉稳。

2. 稳定性 “江山易改，本性难移”，说的是人格的稳定性。一个人的某种人格特质一旦形成并稳定下来，要想改变是非常困难的。人格的这种稳定包括时间的稳定和空间的稳定，比如一个人在家里不善言辞，在其他地方也沉默寡言，这就是稳定性的表现。

3. 整体性 人格是由多种成分构成的一个有机整体，气质、性格、能力、价值观等人格成分具有内在统一的一致性，受自我意识的调控。当一个人的人格结构的各方面彼此和谐一致时，就会呈现出健康的人格特征，否则，就会出现各种心理冲突，产生各种适应困难，甚至出现人格障碍。

4. 生物性和社会性 在人格形成和发展中，既受生物因素的制约，又受社会因素的制约。人格结构中的气质更多地体现着人的生物性，而兴趣、理想、信念等则主要是在社会的影响下形成的。人的自然的生物特性构成人格形成的物质基础，影响着人格发展的进程和人格形成的难易。我们在充分看到人格的生物学意义的同时，绝不能把它的发展看成由遗传所决定的自然成熟过程，没有人的社会生活条件，人就无法社会化。例如，印度狼孩卡玛拉尽管生而具有人脑，但由于出生不久就在狼群的自然环境中生活，没有接受社会的影响及家庭和学校的早期教育，以致刚被人抚养时只有兽性，没有人性，人的心理水平非常低。可见，人格既具有生物性，又具有社会性。

二、影响人格形成与发展的因素

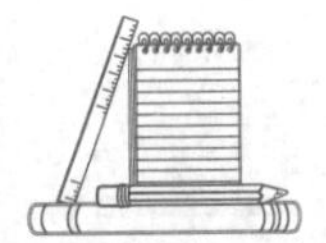

现代心理学认为，人格是在遗传与环境交互作用下逐渐发展而形成的。

1. 生物遗传因素 遗传是人格不可缺少的影响因素。由于人格具有较强的稳定性，因此人格研究者更会注重遗传因素对人格的影响。

双生子的研究被许多心理学家认为是研究人格遗传因素的最好方法。同卵双生子具有相同的基因形态，他们之间的差异基本可归于环境因素造成。异卵双生子的基因虽然不同，但在环境上有许多相似性，如出生顺序、父母年龄等，这为环境控制提供了可能性。他们之间的差异基本可归因于遗传因素。完整研究这两种双生子，可以看出不同环境对相同基因的影响，或者相同环境下不同基因的人格表现。

在一项有关高中生的双生子研究中，共对1700名学生施测了《加州心理调查表》，这一人格调查表包括18个分量表，其中有一些与社会相关较大的人格成分，如支配性、社会性、社交性、责任心等。结果是同卵双生子比异卵双生子的相关性高。20世纪80年代，明尼苏达大学对成年双生子的人格进行了比较研究，有些双生子是一起长大的，有些双生子则是分开抚养的，平均分开的时间是30年。结果是同卵双生子的相关性比异卵双生子高很多，分开抚养的与未分开的同卵双生子具有同样高的相关性。

遗传对人格具有一定的影响，但是遗传的影响作用有多大，是一个复杂的问题。根据目前研究结果，心理学家认为遗传是人格不可缺少的影响因素，但遗传因素对人格的作用程度因人格特征的不同而异。通常在智力、气质这些与生物因素关系紧密的特征上，遗传因素较为重要，而在价值观、信念、性格等与社会因素关系紧密的特征上，后天环境因素更重要。人格发展过程是遗传与环境交互作用的结果，遗传因素影响人格发展的方向及形成的难易。

2. 社会文化因素 社会文化具有塑造人格的功能，反映在不同文化的民族、不同区域有其固有的民族性格和区域特点，不同的文化发展时期有不同的文化认同。例如，东北人多具有粗犷、豪放的性格，南方人多具有温和、细腻的性格。

但是，若个人极端偏离其社会文化所要求的人格基本特征，不能融入社会文化环境之中，就会被视为行为偏差或心理疾病。

3. 家庭环境因素 家庭是社会的细胞，既具有生物的遗传因素，也有着社会的“遗传”因素。这种社会遗传因素主要表现为家庭对子女的教育作用，俗话说“有其父必有其子”。父母们按照自己的意愿和方式教育孩子，使他们逐渐形成了某些人格特征。

研究人格的家庭成因，重点在于探讨家庭的差异（包括家庭结构、经济条件、居住环境、家庭氛围等），以及不同的教养方式对人格发展和人格差异产生的影响。1949年美国心理学家帕西瓦尔·西蒙斯（Percival Symonds）著《亲子关系动力论》一书，书中详细论述了父母对孩子的各种反应（如拒绝、溺爱、过度保护、过度严格等）及其对人格所产生的后果。他得出的结论是儿童人格的发展和他与父母之间的关系十分密切。

一般研究者把家庭教养方式分成三类。第一类是权威型教养方式，这类父母在对子女的教育中表现为过分支配，孩子的一切均由父母来控制，成长在这种家庭环境下的孩子容易形成消极、被动、依赖、服从、懦弱，做事缺乏主动性等人格特征，甚至会形成不诚实的人格特征。第二类是放纵型教养方式，这类父母对孩子过于溺爱，让孩子随心所欲，父母对孩子的教育甚至达到失控状态，这种家庭里的孩子多表现为任性、幼稚、自私、野蛮、无礼、独立性差、唯我独尊、蛮横胡闹等人格特征。第三类是民主型教养方式，父母与孩子在家庭中处于一个平等和谐的氛围中，父母尊重孩子，给孩子一定的自主权，并给孩子以积极正确的指导，父母的这种教育方式多能使孩子形成一些积极的人格品质，如活泼、快乐、直爽、自立、彬彬有礼、善于交往、容易合作、思想活跃等。

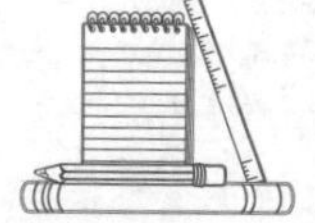

另外，家庭中家长的价值观、人生观等人格特征，甚至是对工作、学习和生活的态度，都

会对子女产生潜移默化的影响。

家庭是社会文化的媒介，它对人格具有强大的塑造力。父母教养方式的恰当性在很大程度上决定了孩子人格特征的形成，父母在养育孩子过程中表现出的人格，会有意无意地影响和塑造着孩子的人格，形成家庭中的“社会遗传性”。

4. 早期童年经验 人生早期所发生的事情对人格的影响，历来为人格心理学家所重视。人格心理学家之所以如此看重早期经验对人格的影响，是因为西方一些国家的调查发现，“母爱丧失”的儿童（包括受父母虐待的儿童）在婴儿早期往往会出现神经性呕吐、厌食、慢性腹泻、阵发性绞痛、不明原因的消瘦和反复感染等症状，这些儿童还表现出胆小、呆板、迟钝、不愿与人交往、敌对情绪、攻击和破坏行为等人格特点，这些人格特点会影响他们一生的发展，这些儿童可能会出现情绪障碍、社会适应不良等问题。

我们发现，人格发展的确受到童年经验的影响，幸福的童年有利于儿童向健康人格发展，不幸的童年也会引发儿童不良人格的形成，但二者之间不存在一一对应的关系，溺爱也可使孩子形成不良的人格特点，逆境也可磨炼出孩子坚强的性格。早期经验不是单独对人格起决定作用，它是与其他因素共同决定人格的，儿童早期经验是否对人格造成永久性影响也因人而异。对大多数人来说，随着年龄的增长、心理的成熟，童年的影响会逐渐缩小、减弱。

5. 自然地理因素 生态环境、气候条件、空间拥挤程度等物理因素都会影响人格。关于阿拉斯加州的爱斯基摩人和非洲的特姆尼人的比较研究说明了生态环境对人格的影响作用。

爱斯基摩人以渔猎为生，夏天在水上打鱼，冬天在冰上打猎，饮食以肉为主，没有蔬菜，过着流浪生活，用帐篷遮风雨、避严寒。这种生活环境使爱斯基摩人的孩子逐渐形成了坚定、独立、冒险的人格特征。而特姆尼人生活在杂草灌木丛生地带，以农业为主，以种田为生，居住环境固定。这种生活环境使特姆尼人的孩子形成了依赖、服从、保守的人格特征。由此可见，不同的生存环境影响了人格的形成。

关于自然地理环境对人格的影响作用，心理学家认为自然环境对人格不起决定性影响作用，更多地表现为一时性影响。自然地理环境对特定行为具有一定的解释作用，在不同的地理环境中，人可以表现出不同的行为特点。

6. 自我意识 人格的形成和发展虽然受遗传和环境等方面的影响，但是在这两种因素的相互作用中，人不是被动的。人与动物的主要区别之一就是人有意识，人不仅能够驾驭外界环境，而且还可以驾驭自我本身和自我与外界的关系。人总是不断地进行着自我评价和自我调节，以求人格的自我完善和理想的自我实现。在一定意义上，可以说每个人都在塑造着自己的人格。因此，自我意识作为一个人自我认识和调控的系统，在人格的形成和发展中起着积极的主导作用。自我意识在人格形成中的作用主要有以下两个方面。

（1）自我意识调节着遗传和环境因素对人格的影响，也是导致人格差异的重要原因。例如，神经系统的遗传特征对气质类型的影响，感官特征与外貌体形特征也都影响着人格的发展，但人并非静止地、被动地接受这些因素的影响。人有自我意识，不但会对自己的生理特征做出认知和评价，还能根据自己的认知评价来进行自我调节。同样是外貌的不足或体形的缺陷，但会因为自我认识评价的不同，表现出不同甚至是截然相反的人格。自我调控能力强的人，会努力改善自己，不把遗传或生理方面的局限视为阻碍个人发展的因素。

环境和教育因素属于外因，它们对人的影响具有被动性和均等性（许多人同受其影响），是通过自我意识的中介而发生作用的。环境及其变化是否能够产生影响，取决于自我意识到的环境及其变化与自己的关系，以及自我对这种关系的评价和情感反应，同时还取决于自我对反应

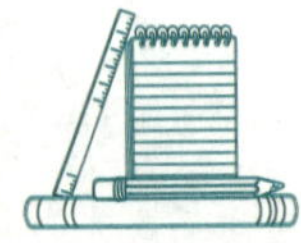

的调节和控制，所以自我意识是人格形成和发展的内部因素。

（2）自我意识对自己已有的人格品质本身进行认识、评价和调节，主动引导自己的人格向更高目标发展，实现人格的自我完善。每个人心中都有一个理想的自我，自我意识据此对自我进行监督，不断地进行反馈调节，使自己朝着这个理想目标去行动。不同的人，自我认识、自我评价标准不同、理想人格的目标不同，以及自我监督控制、自我能力的不同，也导致了人格的差异。

综上所述，我们可以这样理解，人格是先天与后天的“合金”，是遗传与环境交互作用的结果，遗传决定了人格发展的可能性，环境决定了人格发展的现实性。

知识链接

奥运冠军的坚定

在2021年第32届夏季奥林匹克运动会上，14岁的全红婵作为中国体育代表团年龄最小的运动员参加了比赛。她以“三跳满分”的优异表现，勇夺跳水女子10米台金牌，并以466.20分的总成绩拿到了女子10米台的历史最高分，全红婵“一跳成名天下知”。

因为表现出彩、成绩优异，人们不吝称赞全红婵为天才。当被问道：“你是怎样做到把水花压得那么好的？”全红婵回答说：“练的。”每一块奖牌都来之不易，简单两个字“练的”意味着多少日复一日的付出！体校硬件设施没有那么好，训练很艰苦，然而全红婵从来没有退缩过；动作不够标准，她就主动增加练习。“我不是天才，我很笨的”，小姑娘率真质朴的话语令人动容。

全红婵赛场上夺金，赛场外“想去玩抓娃娃”“想吃辣条”——沉稳淡定与懵懂烂漫之间的“反差萌”，让大家意识到这位世界冠军其实还是个孩子。在同龄人还沉浸在天真烂漫、无忧无虑的时光中时，全红婵却已早早地投身于刻苦的训练之中。倘若全红婵不具备很强的自我调控能力，没有克服各种困难一直坚持练习，而只是抱怨自己生活条件差，那是否还会有天才少女全红婵呢？

全红婵的故事，无疑是一个平凡少年、农家子弟的精彩故事，充分说明了自我意识对人格的内在动力作用和良好人格与成长成功的密切关系。

三、人格形成的标志

人的遗传基因是人格形成的基础，在出生后随着发育成熟、环境影响、学校教育形成人格。人格形成的标志为：

1. 自我意识的确立 自我意识也叫自我概念，是个体对自己的各种身心状态的认识、体验和愿望，包括自我评价、归属感（角色认同）、形象感等，是个体对自己形象、能力、家庭、人际、应对、归属等总的评估和认识。

自我意识的确立有一个发展过程，实际上也是在与自然和社会的交往中逐渐形成的。自我常常以他人的眼睛为“镜子”，以别人的评价为间接依据来形成对自己的认识。自我意识的真正确立是在青春期以后，随着体格生长和性发育的成熟，青少年日益把注意力指向自身，开始有成年人的独立感，并在心理上摆脱对监护人的依赖，进入“第二断乳期”。有人称个体在此阶段完成了一体化过程的“统我”形成，此时才标志自我是独立、完整和统一的，人格也开始具有

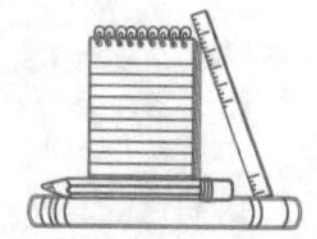

相对的稳定性，这一时期在人格的发展阶段中具有重要意义。自我意识形成后，并非固定不变，在社会实践中还要不断调整和完善。

综合所述，自我意识对人格的形成、发展起着调节、监控和矫正的作用。

2. 社会化程度　社会化指个人的价值观、道德观、行为准则纳入社会规范的过程，即自然人（或生物人）成长为社会人的过程，个体成为社会中的一个成员，按照社会的要求完成自己的社会角色。人的成长没有社会化这个过程，不可能形成真正的人格。

社会化的形式常常以各种禁忌和赞许的方式出现。社会要求其成员接受相应的文化、风俗和习惯，遵从一定的价值观、道德观，遵守各种规章、制度、纪律和法律。当一个人从小到大接受了父母的养育、家庭的熏陶、学校的教育，经历了各种直接和间接的奖惩，社会文化就已潜移默化地渗透到他的观念和行为之中，其人格也就必然与社会需求紧密联系起来了。

项目二　人格心理特征

一、气质

在日常生活中，人们一提到气质，就和风度、气度联系起来。心理学中的气质（temperament）是指个体表现在心理活动的强度、速度、灵活性与指向性等方面的典型的、稳定的心理特征。与我们平常所说的“脾气”“秉性”相似。表现在行为方式上，就是人的心理活动的动力特征。

在现实生活中，我们观察到，有的人脾气暴躁，易动感情，当他们的自尊心受到伤害时，更容易发火；有的人则冷静沉着，情绪发生缓慢，不动声色，即使遭受非难，也可以保持冷静的态度。这些都是气质特征不同的表现。

气质，不是偶然表现在心理活动和行动方面的特点，而是一种典型的、稳定的心理特点。这种特征既决定了个体心理活动的动力特征，又给每个人的心理活动蒙上了一层独特的色彩。例如一个冲动的人，在任何场合都难于控制自己的情绪；相反，一个沉静稳重的人，在任何场合都能心平气和、沉着从事。人的气质差异是先天形成的，与高级神经活动类型关系密切，气质虽受个体生物因素制约，具有稳定性，但也不是固定不变的，如个体遭受长期或巨大的刺激时，其气质特征也会发生不同程度的变化。

（一）气质的相关学说

气质的学说及分类，各专家学者观点不一，最有影响力的是体液学说和高级神经活动类型学说。

1. 体液学说　是由古希腊医师希波克拉底提出的。他认为人体内有四种体液：血液、黏液、黄胆汁和黑胆汁，其比例的多少决定了个体的气质类型。以血液为主的是多血质，以黏液为主的是黏质，以黄胆汁为主的是胆汁质，以黑胆汁为主的是抑郁质。并认为黏液生于脑，黄胆汁生于肝，黑胆汁生于胃，血液生于心脏。正是这四种体液“形成了个体不同的气质”。

体液说虽然缺乏科学依据，但它所描述的四种气质类型的表现，在日常生活中确实能观察到。正因为这样，多血质、黏液质、胆汁质、抑郁质这四个名词一直沿用到今天。

2. 高级神经活动类型学说　俄国生理学家巴甫洛夫通过动物实验研究发现，不同动物在形成条件反射时有差异，动物高级神经活动的兴奋和抑制有独特的、稳定的结合，并因此构成了动物的高级神经活动类型。动物的神经系统有三种特性。

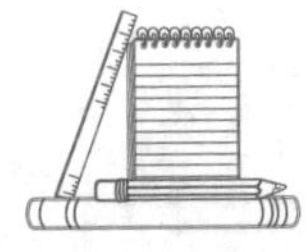

（1）兴奋和抑制的强度：即神经细胞接受强烈刺激的能力或持久工作的能力和耐受力。

（2）兴奋和抑制的平衡性：即兴奋和抑制两种过程的相对关系。

（3）兴奋和抑制的灵活性：即对刺激反应速度和兴奋与抑制相互转化的速度。

这三种特性与整个神经系统一样，执行着保持机体与周围环境平衡的生物学功能。

巴甫洛夫根据这三种特性的不同结合，把动物的高级神经系统活动划分成四种类型，并认为这四种高级神经活动类型与体液学说的气质类型是相互对应的（表 4–1）。

（1）强、不平衡型：兴奋比抑制占优势，以易激动、不易控制为特点，称为“不可遏制型”或“兴奋型”。

（2）强、平衡、灵活型：兴奋和抑制都比较强，两种过程易转化，以反应灵活、外表活泼、迅速适应环境为特点，称为“活泼型”。

（3）强、平衡、不灵活型：兴奋和抑制都较强，两种过程不易转化，以坚毅、迟缓为特征，称为“安静型”。

（4）弱型：兴奋和抑制都很弱，而且弱的抑制过程比弱的兴奋过程占优势，以胆小、经不起冲击、消极防御为特征，称为“抑制型”。

表 4–1 高级神经活动类型与气质类型对照

高级神经活动过程	高级神经活动类型	气质类型
强、不平衡	兴奋型	胆汁质
强、平衡、灵活	活泼型	多血质
强、平衡、不灵活	安静型	黏液质
弱	抑制型	抑郁质

巴甫洛夫认为，从动物身上所确定的四种神经类型与人类的神经活动类型相吻合，这种一般类型的外部表现恰恰相当于古希腊学者对气质的分类。因此，巴甫洛夫认为，高级神经活动类型是气质类型的生理基础。同时他还指出，属于这四种气质类型的人在人群中并不占多数，多数属于两种或三种类型结合的中间型。他预言，除了这四种类型外，还应存在其他未知的神经系统特性和气质类型。

巴甫洛夫关于神经系统基本特性和基本类型学说，仅仅为气质的生理机制勾画出一个轮廓。他的研究不断被后来的研究者证实。

（二）气质类型特点

古罗马医生、解剖学家克劳迪亚斯·盖伦（Claudius Galenus）把气质分为 13 类，后来医学界逐渐将其简化为 4 类，即胆汁质、多血质、黏液质和抑郁质。这四种气质类型的心理特征大致如下。

1. 胆汁质 相当于兴奋型。这种气质类型的人直率热情，精力旺盛，情绪急躁、粗心，易于冲动、自制力差，反应迅速，且准确性差，情绪明显表露于外，但持续时间不长。其显著特点是带有明显的外倾倾向。《三国演义》中的张飞就是这种气质类型的典型人物。

2. 多血质 相当于活泼型。这种气质类型的人活泼好动、敏感、反应迅速；不甘寂寞，善于交际；智慧敏捷，注意力不稳定；接受新事物容易，但印象不很深刻；情绪和情感易于产生也易于改变，体验不深，但明显表露于外等。其显著特点是有很高的灵活性，容易适应变化的外在环境，也具有明显的外倾特点。《西游记》中的孙悟空、《红楼梦》中的王熙凤都是这种气

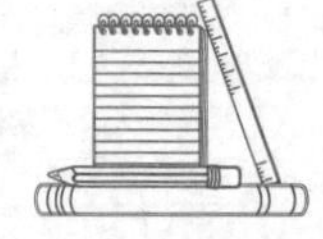

质的典型人物。

3. 黏液质 相当于安静型。这种气质类型的人安静稳重、交际适度；反应缓慢，沉默寡言；善于克制自己，情绪不易外露，注意稳定但又难于转移；善于忍耐、沉着坚定，不喜空谈，埋头苦干等。其显著特点是安静均衡。《西游记》中的沙僧就是这种气质类型的典型人物。

4. 抑郁质 相当于抑制型。这种气质类型的人动作稳定、反应迟缓、孤独多虑、怯懦，多愁善感，情感体验深刻，但情绪不易外露；具有很高的感受性，观察细微、敏感，善于觉察别人不易发觉的细小事物；耐受性低，可塑性差而刻板；不果断且缺乏信心，具有明显的内倾性。《红楼梦》中的林黛玉就是这种气质的典型人物。

知识链接

达维多娃的气质类型实验

苏联心理学家达维多娃曾做过一个实验：让4个气质不同的人一起去看戏，并故意安排他们迟到，以观察他们的反应。4人抵达戏院时，戏已经开演。按照戏院规定，演出开始后，观众不能擅自入场。检票员建议大家暂时在大厅休息等候，待中场休息时再进去。胆汁质的人性急，当时就和检票员吵了起来，并不顾阻拦，强行闯了进去；多血质的人机灵，趁着检票员不注意，悄悄溜到了楼上的演播厅；黏液质的人沉稳，做事有耐心，见检票员不让他们入场，便坐下耐心等待，直到中场休息时才进去；抑郁质的人得知不能入场后十分沮丧，再也提不起看戏的兴致，转身回家去了。

智慧点拨：了解自己的气质类型，扬长避短；了解他人的气质特点，在工作和生活中与人交往应尊重差异。

（三）气质的意义

1. 气质是人的天性，本身无好坏之分 每一种气质类型都有其积极的一面，又有消极的一面。如多血质的人反应灵活，容易适应新的环境，但注意力容易分散，兴趣容易转移；胆汁质的人精力充沛，直率热情，但缺点是缺乏自制力，容易冲动。医务人员应了解自己的气质类型，扬长避短，努力培养热情、开朗、耐心、自制等良好的心理品质。

2. 气质类型影响个体的工作效率但不决定成就大小 一个人要想获得成功，受多方面因素的影响。在任何一个领域内，都可能有不同气质类型的人成为杰出人物。但不同气质类型的人，对某些工作的适应能力不同，效率也有差别。相对而言，胆汁质的人，适宜应急性强、冒险性较大的工作，如抢险、救护等；多血质的人，适宜社交性、多变性的工作，如销售、采购、后勤、公关、谈判等；黏液质的人，适宜原则性强的工作，如人事、调查、保管等；抑郁质的人则适宜平静的、刻板的、按部就班的工作，如医生、护士、会计、统计等。

3. 气质理论在医疗实践中的意义 在临床工作中我们发现，不同气质类型的人对待疾病、治疗方法，尤其是对待病痛的态度是不一样的。对待病痛，胆汁质的人可能表现为无所谓，多血质的人则有丰富的痛苦表情，黏液质的人能忍耐，而抑郁质的人则可能叫苦不迭、焦虑不安。在具体工作中，医护人员应注意观察了解患者的气质特点，以便因势利导，因人而异。如对多血质的患者，应用热情、关切、劝导的语言容易奏效；对胆汁质和抑郁质的患者，言语要谨慎、耐心，以免增加疑虑，造成医源性疾病；对黏液质的患者，在言谈中更应耐心、切忌言语单调或态度生硬，以免造成医患纠纷。

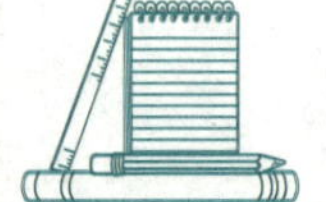

对不同气质类型的患者，如何实施心理治疗和心理护理是值得探讨的课题。

4. 气质影响个体身心健康 有关心理卫生的研究表明，不同的气质类型对人的身心健康有不同的影响。相对来说，胆汁质和抑郁质两种类型的人，更容易发生问题。强烈的愿望、过度的紧张与劳累往往会使胆汁质类型的人兴奋过程更强，抑制过程更弱，容易出现过于狂暴、躁怒、失控的现象，促使过度的兴奋而导致神经衰弱或心身疾病。而对神经活动类型属于弱型的抑郁质的人，困难的任务、不顺的环境与过多的挫折则可能使之感到无所适从，导致强烈的焦虑、忧郁、恐惧甚至绝望等心理问题，严重的可导致癔症、强迫症或心身疾病。属于这两种类型的人，尤其应该注意自我调节。但需强调的是，胆汁质和抑郁质绝不是病态的气质类型，他们同样能成为心理健康的人。

二、能力

能力（ability）是指直接影响人的活动效率，并使活动顺利完成的个性心理特征。如在日常生活中有的人能很快完成某种工作，而有的人在完成同样的工作时则没有效率和质量。能力总是和人的某种活动联系在一起，并只有在人所从事的活动中才能表现出其能力水平的高低。

人的气质、性格等对人所从事的活动也有影响，但是能力却是直接影响活动效率的一种个性心理特征。在一般情况下，能力强的人活动效率高，能力弱的人活动效率低。通常人们进行某种活动需要多种能力的配合、协调才能完成。

（一）能力的分类

根据不同的标准可以对能力进行不同的分类。

1. 按能力适应范围分类 可以把能力分为一般能力和特殊能力。

（1）一般能力（general ability）：指完成各种活动所必须具备的基本能力。如观察能力、记忆能力、思维能力、想象力、注意力等，这些在认识活动中表现出来的一般能力，通常也叫智力。

（2）特殊能力（special ability）：指从事某项专业活动所必需的能力。例如，运动能力、数学能力、音乐能力、绘画能力、机械操作能力等，这些能力对于完成相应的活动是必须具备的。

一般能力与特殊能力在某一具体活动中总是联系在一起、不可分割的。一般能力是各种特殊能力形成和发展的基础，为特殊能力的发展提供了有利的条件，特殊能力的发展能促进一般能力的发展，一般能力发展了也有助于特殊能力的进一步提高。从事某一专业活动既需要一般能力，也需要该专业所要求的特殊能力。一般能力和特殊能力在活动中共同起作用。

2. 按能力的功能分类 可以把能力分为认知能力、操作能力和社交能力。

（1）认知能力（cognitive ability）：指人脑加工、储存和提取信息的能力，如观察力、记忆力、思维力等。人们认识客观世界，获得各种知识主要依赖于认知能力。

（2）操作能力（operation ability）：指人们操纵自己的身体完成各种活动的能力，如体育运动能力、实验操作能力等。操作能力与认知能力既有区别，又有联系。通过认知能力积累的知识、经验，为操作能力的形成和发展提供了条件，反过来，操作能力的发展也会促进认知能力的提高。

（3）社交能力（social ability）：指人们在社会交往活动中所表现出来的能力。如组织管理能力、医患沟通能力、处理人际关系能力、解决纠纷的能力等。这是人们参加集体生活，与周围人保持和谐人际关系所不可缺少的能力。

（二）能力与知识、技能、智力

人们完成某种活动既需要一定的能力，又需要相关的知识、技能，但是能力不等同于知识、技能。

能力和知识、技能之间的区别有二：①能力是直接影响活动效率的个性心理特征，它直接影响着知识、技能掌握的速度、难度和广度；而知识则是对人类经验的概括和总结，技能是经过反复训练而形成的自动化了的操作方式。②能力的发展与知识的增加、技能的掌握并不是同步的。也就是说，知识、技能的增加并不必然会发展能力，知识多的人并不意味着能力一定高。一般来说，能力在青年期以前发展较快，以后逐渐减慢，到了老年某些能力还可能减退，但人的知识在一生中可以随着年龄增长而不断积累。

能力和知识、技能在实践活动中又是密切联系的：①能力在掌握知识、技能的过程中会得到发展，无知必然无能，没有知识、技能，能力就失去了发展的基础。②掌握知识、技能又是以一定的能力为前提的，能力是掌握知识、技能的内在条件，并为知识、技能的掌握提供了可能性。在同样条件下，能力高的人掌握知识、技能的速度就快，并且容易掌握难度大的知识，因此，能力越强，学习知识、技能的效率就越高。

智力是能力的重要构成部分。一般而言，智力主要是指个体处理抽象概念、处理新情境和进行学习以适应新环境的心理能力。它受先天遗传因素的影响比较大，与能力的关系是非线性对应关系，即智力和能力在中等范围内相关较为密切。低智力者，能力必定低，而到达一定限度后，智力高者，能力未必高，反之亦然。由二者关系可以看出，智力仅是能力的一个必要条件，但不是充分条件。

（三）能力的个别差异

由于人的遗传素质、后天环境和所受教育及实践活动不同，人与人之间在能力上存在着差异，这种差异表现在质和量两个方面。能力质的差异是指个体能力在构成上的差异，能力量的差异则指个体能力的发展水平及表现早晚的差异。

1. 能力发展水平上的差异 指智力差异。智力水平高低在人群中的分布表现为两头小、中间大，即常态分布。

在全世界人口中，智力高度发展，IQ 超过 130 的人所占百分比极少，我们称这些人为智力超常的人。智力发展缓慢，智商明显低于正常人（IQ 在 70 以下），这样的人占比也极少，我们称之为智力落后的人。绝大多数人的智力处于中等水平（智商介于 70 ～ 130）。

（1）智力超常：智力的高度发展（智商在 130 以上）称为智力超常。智力超常者常常在童年期就表现出过人的才能。其既与人的先天素质有关，又与后天的家庭、学校教育及本人的主观努力有关。因此，在童年期没有表现出超常才能的人，并不意味着一生无所成就。大家熟悉的发明家爱迪生、物理学家爱因斯坦，他们在童年时代都没有表现出超常的才能，但经过艰苦努力，他们成年后都成为著名的科学家。

（2）智力落后：指智力发展远远落后于同龄人的正常水平（智商在 70 以下），称为智力落后造成智力落后的原因是多方面的，临床上常见的有遗传的染色体畸变、中枢神经系统病变、产程中缺氧或脑外伤、代谢疾病及后天环境不良等。

智力落后根据程度不同又可分为三级：轻度、中度和重度。

轻度，又称可教育的智力落后者，智商一般在 50 ～ 70。他们生活能够自理，能从事简单劳动，能上小学低年级，对抽象知识的学习很困难，经过教育，能够独立生活并从事体力劳动。

中度，又称可训练的智力落后，智商一般在 25 ～ 49 之间。这种儿童不能随正常儿童入学，

社会适应能力很差，有的说话不清，但经过专门训练，可以达到生活上自理，躲避危险，能够适应并熟悉一定范围内的社会生活，可以帮助做家务，可以在监护人的照管下做些简单的工作。

重度，指智商在25以下，婴儿期就表现出精神呆滞，对各种刺激反应迟钝，不知躲避危险，不能进行意识活动，说话不成句，不能独立生活，需要终身看护。

2. 能力表现早晚的差异 人才早熟又称才能的早期表现，是指在人生早期就表现出卓越的才华。但是，才能的早期表现，并不意味着他们在今后的发展过程中必然能取得杰出的成就，还要经过一定的教育和训练及自身的努力，否则，他们早期表现的才能就可能被埋没或退化。

中年成才，大部分的科学家、发明家都是在中青年时期获得成功。中年人年富力强，精力充沛，有扎实的理论知识和丰富的实践经验，创造想象力强，善于独立思考与分析批判，因而是出成果的最佳时期。

大器晚成，指有些人才能表现较晚。这些人在年轻时并未显示出出众的才华，到了中年以后才崭露头角，表现出超人的才智。这种现象说明，人的能力通过勤奋学习和艰苦劳动是可以获得高度发展的。

3. 能力结构类型上的差异 指能力中的各种成分构成方式上的不同，主要表现在感知、记忆和思维几个方面。

在感知方面，有的人属于综合型，这种人进行观察时具有较高的概括性和整体性能力，但分析能力较弱；有的人属于分析型，具有较强的分析能力，对事物细节感知清晰，但对事物的整体知觉较差；还有的人属于分析综合型，具有上述两种类型的特点。

在记忆方面，主要有视觉记忆型、听觉记忆型、运动记忆型和混合型等。

在思维方面，个别差异主要表现在思维活动的敏捷性、深刻性、灵活性和独创性等方面。有的人思维敏捷，反应迅速，有的人则思维迟钝；有的人思维具有发散性，而有的人倾向于聚合思维；有的人思路清晰、深刻、逻辑性强，有的人则思路零乱、模糊、肤浅、缺乏条理性；有的人善于独立思考，有批判性，有创新精神，有的人则依赖性强，易受暗示，过于保守，缺乏变通性。思维的个别差异还表现在思维类型方面，有人擅长直观动作思维，有人习惯于具体形象思维，有人则抽象逻辑思维占优势。

能力各方面的差异，在同一个人身上一般是互相联系、协调统一地表现出来的。

（四）能力的形成与培养

能力是在遗传素质的基础上，在社会生活条件和教育的影响下，通过人的实践活动而逐渐形成和发展的。

1. 遗传素质 指那些与生俱来的解剖生理特征，如机体的构造、大脑的结构、神经系统的特征等，这是能力发展的生物基础和物质条件。先天的遗传素质不同必定会对能力的发展产生不同的影响。关于遗传在能力发展中的作用，心理学家曾从多个方面进行过研究，如对双生子进行的研究。结果表明，同卵双生子智力水平的相关高于异卵双生子，说明了血缘关系亲近的人在智力发展水平上确实有接近的趋势。对同卵双生子追踪的研究发现，在不同环境里（分开抚养）长大的同卵双生子，智力的相关仍然很高。对养子女与亲生父母和养父母能力发展关系的研究表明，亲生父母与子女的智力相关高于养父母与养子女的智力相关，说明遗传因素与人的智力呈正相关。

2. 家庭环境和教育 婴儿出生前生活在母体内的环境与出生后的家庭早期教育、学校教育对人的能力发展均有重要影响。现代科学研究证明，产前环境对能力发展有重要影响。产前环境，如营养因素、母亲服药、母亲受孕年龄等，都可能对其将来的能力发展产生重大影响。婴

儿出生后的家庭早期教育环境，如教养方式、父母文化程度等对能力发展也有重要影响。个体在成长中所接受的学校教育对人的能力的发展影响也很大。学校教育是指学校对学生有目的、有计划、有组织的教育。通过学校教育，不仅使学生掌握系统的知识和技能，更重要的是发展了他们的能力。

3. 社会实践 人的能力最终是在社会实践中形成的。随着生产力的发展、科学技术的进步和社会活动领域的扩大，人也不断地产生新的需要，这必然会形成和发展多种多样的能力。在学校里，学生所形成的能力还不一定能完全适应社会的要求。社会上各行各业的特殊能力在学校里常常接触不到，需要参加相应的实践活动才能获得。如果不亲自参加社会实践活动，就不可能具备该领域实践活动所要求的特殊能力。

4. 个人的主观努力 能力的发展与个人的主观努力程度是分不开的。常言说，勤奋长才干，实践出真知。一个人如果积极上进，勤奋肯干，有强烈的求知欲，其能力必定会得到积极的发展。相反，一个人如果终日无所事事，生活无目标，其能力必定不会得到很好的发展。

三、性格

性格（character）是一个人表现在对现实的态度和行为方式上的比较稳定的心理特征，它是人格的核心，最能反映一个人的生活经历，体现人的本质属性。性格是个体在社会活动中形成的对人、对己、对客观现实所特有的稳定的态度及与之相适应的习惯化的行为方式。

（一）性格的特征

性格是由许多个别特征所组成的复杂的心理结构。每个人性格特征组合的情况及表现形式不同，因而形成了千差万别的性格。从总体上看，根据一个人对现实的态度及在心理过程上表现的特点，性格的特征主要包括以下四个方面。

1. 性格的态度特征 指人对待现实的态度方面的特征，是性格最重要的组成部分。现实对象的多样性，决定了个体性格的态度特征也是多种多样的。性格的态度特征主要表现为以下三方面。

（1）对他人、团队和社会的态度特征：主要表现为有社会责任感，团队意识强，富于同情心，有诚实、正直、公而忘私、见义勇为等。与此相反的是，对社会不负责任，对团队利益和荣誉漠不关心，对人冷酷无情、自私、虚伪、欺诈、唯利是图等。

（2）对劳动和工作的态度特征：主要有勤劳或懒惰、有责任心或粗心大意、认真或马虎、有创新精神或墨守成规、节俭或浪费等。

（3）对自己的态度特征：主要有谦逊或自负、自信或自卑、开朗大方或狭隘羞怯，以及自我批判精神等。

2. 性格的意志特征 指一个人在自觉调节自己行为的方式和水平上表现出来的心理特征。主要表现为以下几个方面。

（1）对行为目标明确程度的特征：如有独立性或易受暗示性，有目的性或盲目性，组织性、纪律性或放纵无竭、散漫性等。

（2）对行为自觉控制水平的特征：主要表现有主动性或被动性，自制力或冲动性等。

（3）在紧急或困难情况下表现的意志特征：主要表现有镇定、果断、勇敢、顽强及献身精神等；相反则是惊慌、犹豫不定、软弱怯懦及贪生怕死等。

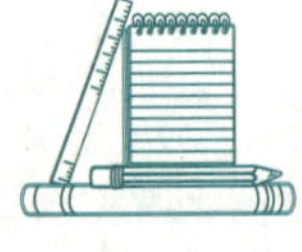

（4）对已作出决定贯彻执行方面的特征：包括严肃认真、有恒心、坚韧性等；与此相反的是轻率马虎、虎头蛇尾、畏难、动摇性等。

3. 性格的情绪特征 情绪特征是指个体在情绪活动时在强度、稳定性、持久性和主导心境等方面表现出来的特征。具体表现为以下三方面。

（1）情绪强度方面的性格特征：表现为情绪对人的行为活动的感染程度和支配程度，以及情绪受意志控制的程度方面的特征。例如，有的人情绪高涨、鲜明，富于热情，精力旺盛，有的人情绪安宁、冷漠等。

（2）情绪稳定性、持久性方面的性格特征：表现为情绪的持久性、稳定性或起伏波动的程度。有的人忽冷忽热，有的人始终保持高涨的情绪，这就是人们情绪的性格特征在稳定性、持久性方面的差异。

（3）主导心境方面的性格特征：情绪对人的身心稳定、持久的影响所形成的主导心境状态，显示着情绪的性格特征。例如，一个人可能经常处在精神饱满、欢乐愉快的情绪之中，有的人可能是抑郁消沉，多愁善感，诸如此类的主导心境都体现着人们各自不同的性格特征。

4. 性格的智力特征 是指人在认知活动中表现出来的心理特征，即认识活动的特点和风格，又指性格的认知特征。表现在感觉、知觉、记忆、思维、想象等认知方面的性格特点。

（1）表现在感知方面的性格特征：主要是被动感知和主动观察方面。前者易受暗示，易被环境干扰，后者不易受环境干扰，能按照自己的目标、任务进行观察，具有主动性、独立性、计划性和思考周密的性格特征。

（2）表现在知觉的详细分析和综合概括方面：有的人特别注意事物的细节，有的人多注意事物的整体和轮廓。有的人反应迅速，但“粗枝大叶”，观察不深入，不持久，有的人观察深入精细，表露出敏锐的判断力。

（3）表现在记忆方面：有主动记忆型和被动记忆型、信心记忆型和无信心记忆型等不同。

（4）表现在想象方面：有主动想象型和被动想象型、大胆想象型和想象阻抑型、广阔想象型和狭窄想象型等区别。

（5）表现在思维方面：有独创型和守旧型、深思型和粗浅型、灵活型和呆板型等区别。

（二）性格的类型

性格类型是指某一类人身上共有的性格特征的独特结合。由于性格这种心理现象极为复杂，至今还没有一个公认的分类标准，常见的性格类型有以下四种。

1. 理智型、情绪型和意志型 根据理智、情绪、意志三者在心理功能方面哪一个占优势，可把人的性格分为理智型、情绪型和意志型。理智型的人通常用理智来衡量一切，并支配自己的活动，他们观察事物认真仔细，思维活动占优势，很少受情绪波动影响。情绪型的人，内心体验深刻，外部表露明显，情绪不稳定，他们有时欢乐愉快，有时抑郁低沉，有时安乐宁静，有时烦躁不安，言行举止易受情绪影响，缺乏理智感，处理问题常感情用事。意志型的人，行为目标明确，积极主动，勇敢、坚定、果断，自制力强，不易为外界因素干扰，但有时也会显得任性、轻率或鲁莽。

2. 外向型和内向型 根据心理活动指向外部世界，还是指向内部世界，可以把人的性格类型分为外向型和内向型。外向型的人，活泼开朗、热情大方、不拘小节、情绪外露、善于交际、反应迅速、易适应环境的变化，不介意别人的评价，但有的人会表现出轻率、散漫、感情用事、缺乏自我分析和自我批评。内向型的人，一般表现为以自我为出发点，感情比较深沉，办事小心谨慎、多思，但行动较少，有时表现出反应缓慢、不善交往、适应环境的能力较差、很注意别人对自己的评价。典型的外向型或内向型的人并不多，大多数属于中间型，介于内、外向之间，兼有内向和外向的特点。

3. 独立型和顺从型 按照个体活动的独立程度，把人的性格分为独立型和顺从型。独立型的人，具有坚定的个人信念，善于独立思考，能独立地发现、分析和解决问题，自信心强，不容易受他人的暗示及其他因素的干扰，在遇到紧急情况和困难时，显得沉着冷静，但有的人主观武断，喜欢把自己的意志强加于人，表现为唯我独尊。顺从型的人，做事缺乏主见，易受他人意见左右，常常不加分析地接受或屈从他人的观点，遇突发事件，常表现为束手无策或惊慌失措。

4. A 型性格、B 型性格和 C 型性格 根据人们在时间上的匆忙感、紧迫感和好胜心等特点，可将人的性格分为 A 型、B 型和 C 型三种性格。A 型性格是指个性急躁、求成心切、善于进取、争强好胜的一种性格。这类人往往是一些智力较高、能力较强的人。B 型性格的人不喜欢竞争，他们个性随和，生活较为悠闲，对工作要求较为宽松，对成败得失的看法较为淡薄。C 型性格的人经常把愤怒藏于心里加以控制，行为上表现出与别人过分合作，原谅一些不该原谅的行为，生活与工作中没有主意和目标，尽量回避冲突，压抑负面情绪，屈从于权威等。有研究表明，A 型性格的人容易得冠心病，其发病率为 B 型的 2 倍，而心肌梗死的复发率为 B 型性格的 5 倍。C 型性格的人则易患癌症，现代医学家观察到，乳腺癌妇女大多数伴有持久的轻度焦虑、情绪压抑，否认心理冲突，愤怒情绪较正常人表达少。我国胃癌综合考察流行病学组指出：与胃癌密切相关的社会心理因素是性格特点和生活事件，其性格特征是内向、抑郁、不灵活。肿瘤心理学研究表明，C 型行为是易发生肿瘤的行为模式。C 型行为动物模型研究所发现，受束缚和压抑后通过交感 – 肾上腺、垂体 – 肾上腺皮质、垂体 – 神经免疫肽类、下丘脑 – 神经免疫肽类系统，使细胞和体液免疫低下，加上遗传癌基因和易损伤型器官使之容易发生各种癌症。

（三）性格与气质、能力的关系

1. 性格与气质的关系 从古希腊开始就有学者把性格的研究和气质分类相联系，他们依据所观察的身体外部表现的各种气质特征判断人的性格。在日常生活中，人们也常常把性格和气质两种心理特征视为相同的心理现象。现有的心理学著作中，也把气质归入性格结构的组成部分，称之为性格的动力特征。多数观点认为，性格与气质是个性中既有区别又有联系的两个概念。

（1）性格与气质的区别：①性格主要是人在后天与周围环境的相互作用中逐步发展形成的，具有社会性；而气质主要受遗传因素影响，气质的形成取决于人的高级神经活动类型，具有先天性。②性格涉及行为的内容，表现出一个人的社会特征，直接反映一个人的道德风貌，有好坏之分；而气质是个体心理活动的动力性特征，不受活动内容的影响，没有好坏之分，每一种气质类型都有积极的一面，也有消极的一面，因此气质类型在社会评价上无好坏之分。③性格表现的范围广泛，它几乎囊括了人的心理的社会方面的所有特点；而气质表现的范围狭窄，仅限于心理活动的强度、速度、灵活性等方面。④性格具有社会性，稳定性差，容易发生改变，因此性格的可塑性较大，发生变化较快；而气质具有先天性，不容易发生改变，具有较强的稳定性，因此气质的可塑性小，发生变化较慢。

（2）性格与气质的联系：性格和气质又是互相渗透、彼此制约的。气质对性格的影响表现为：①某种气质可以有利于促进某些性格特征的发展。如胆汁质和多血质比黏液质更容易形成果断性和勇敢性等性格特征。②在性格表现上，气质使性格涂上一层独特的色彩，例如，同样乐于助人的性格，胆汁质气质的人带有满腔热情的特点，抑郁质气质的人则带有怜悯的特点。

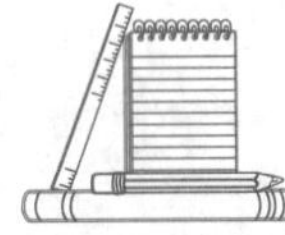

性格对气质的影响表现为：①人气质的动力特征，例如热情或冷静等被认为是优良品质，这种气质特征受性格的意志特征制约，甚至变成与性格难以区分的品质。②性格还可以在一定

程度上掩盖和改造气质。例如，从事精细操作的外科医生一旦形成了沉着的性格，就有可能改造胆汁质的冲动和不可遏制的气质特点。

2. 性格与能力的关系 性格与能力的关系表现在三个方面。

（1）二者是在相互制约中发展的。一方面，能力制约性格的发展，如学生精细观察力的发展可以影响性格的理智特征。另一方面，性格也制约能力的发展，如学生的责任心强、学习努力，学习能力就可能得到较好的发展。

（2）某些性格特征往往可以补偿能力的不足，俗话说“勤能补拙”就是这个道理。

（3）良好的性格与能力的结合，是获得事业成功的必要条件。在能力相等的情况下，一个勤奋自信、有创新精神、有坚强毅力的人，往往会获得较大的进步和成功，而一个懒惰、自卑、墨守成规的人，失败的可能性更高。同时，能力平常但性格良好的人，也可能取得较大的成功，而能力强但性格不好的人，成功的可能性则较小。俗话说“性格决定命运”就是这个道理。

项目三 人格心理倾向性

一、需要

需要（need）是个体由于自身有愿未遂所导致的不平衡的紧张状态，包括生理和社会两方面。个体通过需要和满足需要的活动，使体内环境与外界环境（主要是社会环境）保持平衡，以维持自身的生存与发展。

需要是活动的原始动力，是个体活动积极性的源泉。需要一旦被意识到就形成一种寻求满足的力量，驱使人朝着一定的对象去活动，以满足这种需要。一般来说，需要的强度越大，活动积极性越高；需要的强度越小，活动的积极性越低。

（一）需要的种类

可以从两个角度对需要进行分类。

1. 从需要起源的角度 可分为生物性需要和社会性需要。

（1）生物性需要（physiological needs）：有机体为维持生存和繁衍后代而产生的各种需要，如饮食、睡眠、排泄、性等方面的需要，又称为生理性需要或原发性需要。这种需要周期性强，是人与动物共有的，是人最基本的需要。

（2）社会性需要（social needs）：个体在社会历史发展过程中，在自然性需要基础上通过后天习得获得的人类特有的需要，如对交往、劳动、文化、科学、艺术等的需要，它是高级的需要。

2. 从需要对象的角度 可把需要分为物质需要和精神需要。

（1）物质需要（material needs）：既包括自然性的物质需要，如饮食、排泄等，又包括社会性的物质需要，如劳动工具、居住环境等。

（2）精神需要（spiritual needs）：主要反映人在认识、情感、意志方面的需求，如观察、思考、回忆、幻想等认识活动，对美的欣赏、对道德的追求，用志向目标激励自己等。

（二）马斯洛的需要层次理论

人的需要是多种多样的，许多心理学家对此进行了研究。在众多的研究中，美国人本主义心理学家马斯洛的需要层次理论是大家公认比较有影响力的需要理论。该理论将人类多种多样

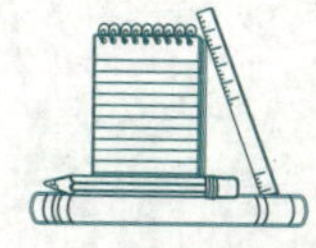

的需要归纳为五个基本的层次（图 4-1），这些内容已在模块二中进行了详细阐述。

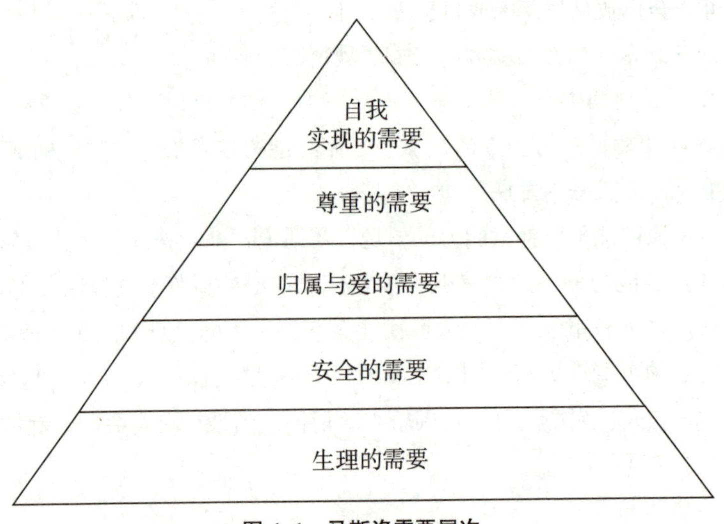

图 4-1 马斯洛需要层次

马斯洛认为，只有在低一级需要基本得到满足之后才会有动力促使高一级需要的产生和发展，即生理的需要获得基本满足后，随之而来的是安全的需要，在此基础上，才会出现归属与爱的需要。以此类推，最后是自我实现的需要。马斯洛还认为，人在不同年龄阶段需要的主题不同。新生儿、婴儿最主要的是满足生理的需要，随着年龄的增长，逐步产生了诸如安全、归属与爱、尊重的需要，最后才产生了自我实现的需要。

马斯洛的需求层次理论，比较接近人们的现实生活，在把人的需要分为不同层次和重视人的内在价值等方面有其积极的一面。但是，马斯洛的需求层次理论也有其局限性。首先，它只强调了个人的需要、个人的意识自由、个人的自我实现，而没有提到社会现实对个人需要的制约作用；忽视了人的主观能动性和各种需要之间存在着的复杂的联系，忽视了一个人在不同的时间内往往存在着多种需要，而这些需要又相互矛盾，导致动机斗争。其次，它还缺乏科学实验的依据和客观的测量指标，还有待在社会实践中进一步的检验。

二、动机

“动机（motivation）”一词，来源于拉丁文“Movere”，意思是移动、推动或引起活动。现代心理学将动机定义为：动机是推动个体投入行动达到目的的心理动力，即能引起、维持个体活动也能促使该活动朝向某一目标以满足个体某种需要的意念活动。

动机是在需要的基础上产生的。需要是一切行为动力的源泉，需要成为人行为的动力必须先转化为动机。心理学家的研究表明，需要本身是主体意识到的匮乏状态，但这种匮乏状态在没有诱因出现时，只是一种静止的、潜在的动机，表现为一种愿望、意向。只有当诱因出现时，需要才能被激活，而成为内驱力驱使个体去趋向或接近目标，这时需要才能转化为动机。所谓诱因（inducement）是指所有能引起个体动机的刺激或情境。诱因按其性质可分为两种：凡能驱使个体去趋向接近目标者，称为正诱因（positive inducement），如食物、水、名誉和地位等。凡是驱使个体逃离或回避目标者，称为负诱因（negative inducement），如躲避电击、危险和灾难等。正、负诱因并不是绝对的，它们可以在一定条件下相互转化。比如，在平时酒可以是正诱因，但在酩酊大醉两天之后，酒便转化为负诱因，甚至想到它时就会恶心、呕吐。

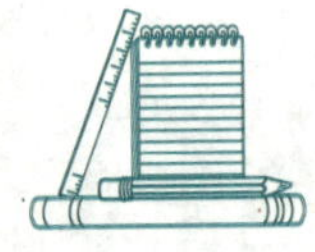

在有些情况下，诱因或目标并未实际出现，但过去习得经验所产生的诱因期待或目标期待，

也能使人的需要转化为动机。所谓期待就是个体对所要达到目标的主观估计。当个体主观估计自己的某种行为可能会导致某种诱因或目标出现时，也能产生行为动机。

（一）动机的基本功能

1. 激发功能 动机能激发个体产生某种活动。带着某种动机的个体对某些刺激，特别对那些与动机有关的刺激反应特别敏感，从而激发个体去从事某种反应或活动。例如，饥饿者对食物、口渴者对水特别敏感，因此也容易激起寻觅活动。

2. 引导功能 动机与需要有根本区别。需要是有机体因匮乏而产生的主观状态，这种主观状态是一种无目标状态。而动机是针对一定目标（或诱因）的，是受目标引导的。也就是说，需要一旦受到目标引导就变成了动机。由于动机种类不同，人们行为活动的方向和追求的目标也不同。

3. 维持和调整功能 当个体的某种活动产生后，动机就维持着这种活动，针对一定目标，调节着活动的强度和持续时间。如果达到了目标，动机就会促使个体终止这种活动；如果尚未达到目标，动机将驱使个体维持或加强这种活动，以达到目标。

（二）动机的分类

人的动机是复杂的、多样的，可以从不同的角度，用不同的标准对动机进行分类。

1. 生理动机 又称原发性动机、原始性动机或生物性动机，它是以生物性需要为基础的动机，如进食、饮水、睡眠、性、躲避危险等动机。

2. 社会性动机 又叫继发性动机、习得性动机或心理性动机，是以社会需要为基础的动机。社会性动机的内容十分丰富，亲和动机、成就动机、权力动机和交往动机均属于社会性动机。

知识链接

动机理论

1. 强化动机理论　强化动机理论是由联结主义理论家提出。联结主义认为人类一切行为都是由刺激（S）–反应（R）构成的，也就是说在刺激和反应之间不存在任何中间过程或中介变量。既然不存在任何中间过程或变量，那也就不可能到中间过程或中介变量中去寻找行为的动力，只能到行为的外部去寻找。因此，他们把人类行为的动力归结到了强化（strengthen），认为凡是能增加反应概率的刺激或刺激情境均可称为强化。在他们看来，人的某种行为倾向之所以发生，完全取决于先前的这种行为与刺激因强化而建立起来的稳固联系。当某种行为发生后给予强化，就可以增加该行为再次出现的可能性。

2. 成就动机理论　成就动机最初由亨利·默瑞（Henry Murray）在 20 世纪 30 年代提出的“成就需要”的基础上发展而来。默瑞认为，人格的中心由一系列需要构成，其中之一即成就需要，这一需要表现为追求较高的目标，完成困难的任务，竞争并超过别人。20 世纪 40～50 年代，大卫·麦克兰德（David McClelland）和约翰·阿特金森（John Atkinson）接受默瑞的思想，并将其发展成为成就动机理论。

麦克兰德等人于 1953 年合著了《成就动机》一书，介绍了他们 20 世纪 40 年代末用主题统觉测验来测量成就动机，并对默瑞提出的“成就需要”进行了实验研究。麦克兰德发现，成就动机高的人，喜欢选择难度较大，有一定风险的开创性工作，喜欢对问题承担自己的责任，能从完成任务中获得满足感；成就动机低的人，倾向于选择风险较小，独立决策少的任务或职业。

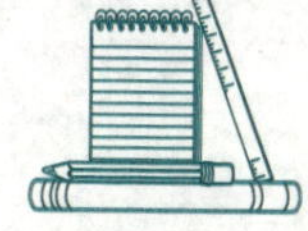

（三）动机冲突

在日常生活中，个体心理上常会同时存在两个或两个以上的动机。如果这些动机同时并存，但不能同时满足，特别是当这些动机在性质上相互排斥时，那么个体就只能选择其中之一，而放弃其他的动机。这样，动机斗争便产生，并引起心理冲突。动机冲突主要有以下四种类型。

（1）双趋冲突：指个体对具有同样强度的两个并存的对象均产生需要，并引起相同强度的动机，但由于条件受限必须选择其中之一而要放弃另一个时所引起的冲突。“鱼与熊掌不可兼得”就是双趋冲突的真实写照。

（2）双避冲突：同时有两个对个体将产生威胁或厌恶的对象，产生同等强度的逃避动机，而个体又必须接受其中一个，才能避免另一个，即“前怕狼，后怕虎”的左右为难、进退维谷的处境造成的心理冲突称为双避冲突。例如，对一位必须在手术与药物治疗间作出选择的患者，他既恐惧手术的危险又担心药物的不良反应，而深陷于双避冲突之中。

（3）趋避冲突：某一事物对个体的需要具有利与弊的双重意义时，会使人产生两种动机，一方面希望接近它，另一方面又厌恶而想回避它，也就是说，个体对某事物既想图其利，又想避其弊，这种动机冲突，称为趋避冲突。这样的矛盾心理，日常生活中也非常多见。例如，一个患病的人，总希望能治好自己的病，但又害怕手术或吃药；喜欢吃甜食，但又怕因此发胖；嗜酒者不得不戒酒。

（4）双重趋避冲突：这是双趋冲突与双避冲突的复合型。即当两个目标或事物同时存在着性质相似的利和弊时，便有几乎相同的吸引力和排斥力。对个体而言，如果在这种情况下既想兼得其利又想同时避其弊，反复权衡拿不定主意，面对这种情况的选择便是双重趋避冲突。例如一个患者，一方面，希望能住院治疗，但又怕影响自己的工作；另一方面，如门诊治疗，虽可以照顾工作，但又怕耽误了有效治疗时间。

在日常生活中，动机冲突经常发生。此时个体会表现出紧张、焦虑。过分的紧张、焦虑情绪可引起心理障碍，而影响个体的身心健康。动机源于个体的需要，因此正确处理好动机冲突，使需要和自身以及所处社会环境相适应，对维护身心健康十分重要。

三、兴趣

兴趣（interest）是指个体认识和趋向某种事物并与肯定情绪相联系的个性倾向。

人的兴趣是在需要的基础上，在活动中发生、发展起来的。需要的对象也就是兴趣的对象。正是由于人们对某些事物产生了需要，才会对这些事物发生兴趣。由生理需要所引起的兴趣是暂时的兴趣，这种需要一旦满足，兴趣即消失，它不属于个性倾向性的范畴。稳定的兴趣是后天形成的。在社会实践中，人们对客观世界的反映不同，需要也不同，从而形成和发展了具有个性倾向性的兴趣。

（一）兴趣的分类

1. 根据兴趣的内容分类　可分为物质兴趣和精神兴趣。

（1）物质兴趣（material interest）：由物质的需要所引起的兴趣。例如，人对住房、汽车、劳动工具和家具的兴趣，就是物质的兴趣。

（2）精神兴趣（spiritual interest）：由精神需要所引起的兴趣。例如，人们对科技、文化、娱乐、体育、社会交际等的兴趣，就是精神兴趣。精神兴趣越广阔，人的精神生活就越丰富。

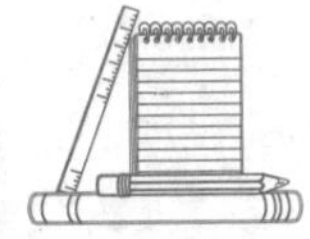

2. 根据兴趣的倾向性分类　可分为直接兴趣和间接兴趣。

（1）直接兴趣（direct interest）：由引人入胜的活动或客体本身所引起的兴趣。比如，人们对电影、电视、小说的兴趣，就是直接兴趣。

（2）间接兴趣（indirect interest）：由活动的目的和结果所引起的兴趣。例如，对美好生活意义的认识所产生的学习现代科技的兴趣，就是间接兴趣。任何兴趣和劳动都可能不总是那么引人入胜的，激发不起愉快情绪的学习、劳动是大量存在的，因此间接兴趣在坚持学习、劳动中具有重要的作用。直接兴趣和间接兴趣是可以转化的。直接兴趣具有暂时性的特点，而间接兴趣则是比较持久的。

（二）兴趣的品质

兴趣的品质包括兴趣的指向性、兴趣的广度和兴趣的持久性。

1. 兴趣的指向性　指兴趣指向一定的对象或现象。不同个体的兴趣指向可能不同，这主要是人们的生活实践不同所造成的，也受一定社会历史条件的制约。有些人对文学有浓厚的兴趣，有些人对物理、化学有很大的兴趣，有些人对体育运动有兴趣，有些人对美术、音乐有兴趣。

2. 兴趣的广度　指兴趣指向客观事物范围的大小。有的人兴趣广泛、多才多艺、而有的人兴趣单一，常将自己禁锢在个人的小圈子里。兴趣广泛可以使人增长知识，开阔眼界，使生活内容丰富多彩。在有广泛兴趣的基础上还应有中心兴趣，并把广泛兴趣与中心兴趣结合起来，才是最佳的兴趣结构。

3. 兴趣的持久性　指兴趣持续的时间长短。有些人具有广泛的兴趣，但是他们的兴趣很不稳定，经常变动，不能持久。虽然他们有时也可能为某个兴趣所吸引，产生了强烈的认识倾向，但他们的兴趣却是暂时的、不持久的。持久的兴趣对于完成复杂而又艰巨的任务十分必要。

作为一名医务工作者，要培养自己良好的兴趣素质：具有广泛的学习和生活兴趣；以专业知识和相关学科知识为整个兴趣的核心，并推动在某一方面获取精深的知识，做较深层次的学习和研究；对某一事物的兴趣特别是中心兴趣具有持久性而非朝三暮四或见异思迁，使之对自己的学习和生活产生积极效果，而不仅仅停留在期望和准备的状态。

四、世界观

世界观（world outlook）是一个人对世界的总的看法和态度。

个人的世界观与阶级的世界观既有区别又有联系。阶级的世界观是社会意识的组成部分，是哲学研究的对象。个人的世界观是个人意识的组成部分，是心理学研究的对象。心理学研究个人世界观在各种心理活动中的作用及其形成过程和规律。个人世界观受阶级世界观制约，并表现出阶级性的特点。

世界观是人格倾向性的最高层次，它是人的行为的最高调节器，制约着个体的整个心理面貌。世界观决定着人格发展的趋势与稳定性，影响认识的正确性与深度，制约情绪的性质与变化，调节人的行为习惯。

在世界观中，心理学对价值观、人生观研究得较多。

价值观（values）是指一个人对客观事物的需求所表现出来的评价标准，是一个人思想意识的核心，包括对人的生存和生活意义的看法。价值观的含义很广，由于社会生活的多样性，形成了人与人之间、社会阶层之间、地区、民族之间价值观念的差异性。价值观影响人们对事物的价值判断，进而影响人的态度和行为。

认知能力，以及环境、教育的影响，是决定价值观形成与发展的主要因素。研究表明，学龄前儿童的价值判断多以感触为标准，学龄初期儿童则倾向于同伴关系的协调和维护群体的规则，青少年价值观迅速发展，逐渐由具体变为抽象，由重视外在价值转向重视内在价值。

人生观是个体对人生的根本看法和基本观点。研究表明，个体在不同年龄阶段，其人生观也发生不同变化。儿童期对开始人生意义产生兴趣，但未形成人生观，他们不能对人生产生一个总的看法；少年期人生观出现萌芽；青年初期人生观初步形成；青年期人生观基本定型。但是，由于个体先天的不同和后天环境的差异，人生观发展的轨迹相差很大。

项目四　自我意识

案例导入

"我生来就是高山而非溪流，我欲于群峰之巅俯视平庸的沟壑。我生来就是人杰而非草芥，我站在伟人之肩藐视卑微的懦夫！"这是云南省丽江市华坪女子高中的誓词，在华坪县的一个小山村里，张桂梅校长为了让这些大山里的女孩能够接受教育，改变命运，创办了全国第一所免费女子高中。她鼓励大山里的女孩子要相信自己，克服一切困难去读书，走出大山，改变自己和家庭的命运。12 年间，她帮助 1800 多名女孩圆梦大学。2024 年高考，华坪女子高中再次创造奇迹。157 名考生中，150 人高考成绩跨过本科线，本科录取率高达 95.5%。

问题：结合案例，谈谈个体的自我认识会对行为产生什么影响？

一、自我意识的概念

自我意识（self-consciousness）又称自我概念，是指个体对自己作为主体和客体存在状态的意识即个体对自己的认识和评价，包括对自己生理状态、心理状态、人际关系及社会角色的意识。如我们常说，"我觉得我是个乐观的人""我觉得我是个孝顺的孩子"等。

自我意识是人类特有的，自我概念很大程度上取决于个人认为他人是如何"看"自己的。罗杰斯认为，自我概念比真实自我对个体的行为和人格有更为重要的作用，因为它是个体自我知觉的体系与认识自己的方式。自我意识承担着人的内心世界和客观世界之间的协调任务，是衡量个性成熟水平的标志。

二、自我意识的类型

自我意识从不同角度可以分为不同类型。

（一）从自我意识的过程分类

1. 自我认识　指对自我的洞察和理解。自我认识包括自我观察、自我分析、自我评价等。它是个体对自己的心理活动和行为调控的前提，是自我意识在认识上的表现形式。

2. 自我体验　指个体对自我是否满意的主观体验，是自我意识在情感上的表现形式。自我体验包括自尊、自信、自爱、自豪、自卑、自怜、内疚、自责、成就感、自我效能等情绪体验。

3. 自我调控　监督和调节自己行为，达到自我的目标，为自我实现服务，是自我意识在意志行为上的表现形式。包括自立、自制、自律、自强、自我监督、自我控制等内容。

（二）从自我意识的内容分类

从内容上看，自我意识可分为生理自我、社会自我和心理自我。

1. 生理自我　个人对自己的生理属性的认识，包括对自己外部特征（身体的高矮、体形的胖瘦、相貌的美丑等）、解剖结构（各器官组织的正常与异常）、生理功能（各系统功能的健全与疾患等）的意识。生理自我是自我意识中最基本的内容，是其他自我内容的基础，也是在自我发展过程中最早形成的内容。新生儿不能把自己的躯体与外部世界区分开，随着与父母的交往，形成对自己躯体的认识，即产生生理自我。生理自我使个体把自我和非我区别开来，意识到自己的生存是寄托在躯体之上的，包括占有感、支配感、爱护感等。

2. 社会自我　指个体对自身社会性要素的认识，即对个体在社会生活中所扮演的角色、名誉、地位、人际关系、处境、权利、义务等的认识。社会自我是在历史、文化、社会环境的影响下形成的。例如，一位医护人员，在医院里，他/她要明确自己是一位医护人员，有医护人员的责任与义务；在家里，他/她可能是丈夫（或妻子）和父亲（或母亲），他/她要明确做丈夫（或妻子）和父亲（或母亲）的责任与义务。

3. 心理自我　指一个人对自己的心理属性的认识，包括对自己的感知、记忆、思维、智力、性格、气质、动机、需要和价值观等方面的认识。心理自我使人认识并体验到内心进行的心理活动，如意识到自己的观察力强不强、记忆力好不好、思维敏捷还是迟钝、情绪容易激动还是比较稳定、性格内向还是外向、意志力强还是弱、心理是否健康等。

生理自我、社会自我与心理自我三者密切联系，相互影响。

三、自我意识的发展途径

自我意识的发展途径主要有四种。

1. 通过认识别人，把别人与自己加以对照来认识自己　在看到同学在活动中因为努力而得到老师肯定后，就会反思自己的言行，对照自己在活动中的表现，经过多次的反思对比，就会促进个体对自我的认识，形成相应的自我概念。

2. 通过分析别人对自己的评价来认识自己　一个人对自己的认识，在很大程度上受他人评价的影响，别人的评价犹如一面镜子，反射出自己的优点和缺点，通过与不同的人或群体的交往，就照出了多个自我，个体对自己的认识变得全面，自我意识也不断发展完善。

3. 通过考察自己的言行和活动的效果来认识自己　通过自己在活动中的表现和取得的效果，个体可以看到自己的智力、体能、情感、意志水平、思维能力、道德品行，从而把它们作为自我评价的对象。

4. 通过自我监督与自我教育来完善自己　个体通过不断的反省，发现现实自我和理想自我的差距，于是一方面通过自我监督来约束、调整自己，另一方面按照社会要求对自己进行自我教育，以达到现实自我与理想自我的统一。

四、自我意识的作用

自我意识的发展，使人与动物有了根本性的区别。使儿童转变成了成人，使人由幼稚变得成熟，具有了社会意义的责任感和义务感。自我意识的发展对个体发展的作用具体表现在以下三个方面。

1. 提高了人的认识能力　人的认识不论是理性的还是感性的，都由于有了自我意识而变得更加自觉、有效，且表现出唯有人才有的特点：不仅关注客观世界的认识，也关注主观世界的认识。

2. 丰富了人的情感世界　自我意识的出现使人不仅具有一般的情绪反应，而且出现了一些

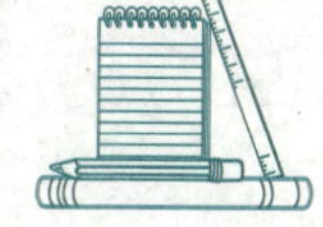

新的情感，如羞涩、苦闷、彷徨等这些与自我体验有关的情感。

3. 促进了人的意志发展 自我意识使个体有了确定自觉目的的可能，而自我意识的调节功能、自我教育功能使得人具有了自我控制和自我监督能力，促进了意志的发展。

考纲摘要

考试类别	细目	要点及要求
临床执业助理医师	1. 人格概述	人格的定义（掌握）
	2. 人格心理特征	（1）能力与智力的概念、分类及其应用（熟悉） （2）气质的概念、特征、类型与意义（掌握） （3）性格的概念、特征和分型（掌握）
	3. 需要与动机	（1）需要的概念、需要层次论及其应用（熟悉） （2）动机的定义与分类（了解） （3）动机冲突的类型及其应用（掌握）
公共卫生执业助理医师	1. 人格概述	人格的定义（了解）
	2. 人格心理特征	（1）能力与智力的概念、分类及其应用（了解） （2）气质的概念、特征、类型与意义（熟悉） （3）性格的概念、特征与分型（熟悉）
	3. 需要与动机	（1）需要的概念、需要层次论及其应用（熟悉） （2）动机的定义与分类（了解） （3）动机冲突的类型及其应用（熟悉）

复习思考

一、名词解释

扫一扫，查阅复习思考题答案

1. 需要
2. 动机
3. 人格
4. 能力
5. 气质
6. 性格

二、简答题

1. 人格形成的标志是什么？自我意识发展的途径有哪些？
2. 影响人格形成和发展的因素有哪些？
3. 人格的一般特征有哪些？

三、论述题

1. 根据自身气质类型，简述气质的意义。
2. 结合自身特点，分析影响能力形成和发展的因素有哪些。

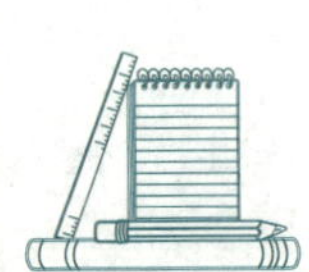

模块五 心理发展

扫一扫，查阅本模块 PPT、视频、知识链接等数字资源

【学习目标】

1. 知识目标：掌握心理发展的特征，熟悉不同年龄阶段个体心理发展的规律，了解影响心理发展的因素及代表性理论。

2. 能力目标：能够运用心理学相关知识与理论，对自身及他人的心理发展历程进行深入分析，并有效解决在发展过程中可能遇到的问题。

3. 素质目标：具备深厚的人文底蕴与严谨的科学精神，树立正确的心理发展观念，形成积极向上、健康稳定的世界观、人生观和价值观。

个体从成长、成熟到衰老，不仅是生理发展的过程，也是社会环境作用的结果，更是个体心理发展、社会化的过程。社会化是个体掌握和积极再现社会经验、社会联系和社会关系的过程。心理发展是指个体从出生到衰亡所呈现的一系列心理变化，个体心理发展既表现出连续性，又表现出阶段性，形成不同年龄特征。具体包括两个部分：一是个体认知过程发展的年龄特征，包括感觉、知觉、记忆等；二是个体社会性发展的年龄特征，包括兴趣、动机、情感等，其中人格的年龄特征是心理发展最重要的一环。

项目一 心理发展的特征

一、心理发展的阶段性

心理发展过程中前后相邻的阶段有规律地更替着，前一个阶段为后一个阶段准备了条件，从而有规律地过渡到下一阶段。不同的年龄阶段表现出不同的特征，这体现了个体发展的阶段性。每个阶段都有特定的、典型的和本质的特征。

如婴儿期是一个新心理阶段的开始，它是在胎儿心理发展的基础上产生的，这个阶段经过一个发展时期，就又过渡到儿童期。心理发展从一个阶段过渡到另一个阶段，是渐进过程中的突变。心理发展的各年龄阶段既互相区别，又互相联系。即使在同一年龄阶段的初期和末期，心理特点也有一定的区别。如儿童期的形象思维已有很大的发展，到青年初期，抽象思维已占重要地位，青年能独立地进行理论分析和判断。

二、心理发展的顺序性

个体从出生到成人，其心理发展由较低水平到较高水平，按一定顺序，呈现由量变到质变的持续发展的过程。如身体的发展遵循头尾原则（即“从头部向下肢”发展）和近远原则（即

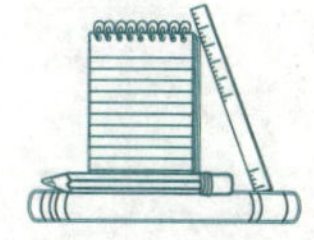

“自中心而边缘”发展）的顺序进行；其心理功能的发展自出生的一瞬间就已开始，如婴儿一出生就能够发出声音，使成人得以了解其机体的状态；其后，牙牙学语，直到发展成为能用语言表达思想和感情的成人。儿童的情绪发展也是由简单的快乐、兴奋、恐惧等一般情绪，逐渐发展形成理智感、道德感和美感等高级情感。

三、心理发展的不平衡性

心理发展的不平衡性主要是指人一生的心理发展并不是以相同的速率进行的，而是按不同的速率向前推进。一般发展趋势是，从出生到幼儿期为第一个发展加速期，童年期为平稳发展期，青春发育期为第二个发展加速期，成年人处于缓慢发展变化阶段，老年人的心理变化总体呈缓慢发展变化趋势。

四、心理发展的关键期

心理发展的关键期是指个体学习某种知识、技能比较容易，或其心理和行为发生、发展最为迅速重要的阶段。每个关键阶段都有其特定的发展主题，若在这一时期失去相应的环境和教育，以后虽再弥补亦很难达到理想效果。如 2 岁左右是语言发展的最佳时期、3 岁左右是识字的最佳时期、4 岁左右是数字概念形成的最佳时期。

知识链接

狼孩的启示

1920 年，英国牧师辛克在印度发现了一个狼孩。从狼孩当时的身体状况来判断，卡玛拉已经七八岁了。辛克给她取名卡玛拉，并把她送到孤儿院进行精心教育。卡玛拉直到 1922 年才学会直立，1926 年才能走路，一生只学会了 45 个词，没有学会说话。由于卡玛拉失去了接受语言训练的最佳时机，脱离人类社会环境，没有人类的语言交往，缺乏人类的听、说、读、写训练，虽然辛克努力将她带进人类社会，但是其语言已失去了进一步发展的可能性。

这个狼孩的故事告诉我们，错过了学习语言的最佳时机，以后要补上是非常困难的。研究发现，人类的语言发展有三个关键期：第一个关键期，出生后 8 ～ 10 个月是婴儿理解语言意义的关键期；第二个关键期，1 岁半左右是婴儿口头语言发展的关键期；第三个关键期，5 岁半左右是幼儿掌握语法，理解抽象词汇及综合语言能力开始形成的关键期。

五、心理发展的个体差异性

心理和人格特点的发展速度不完全一样，但二者具有共同规律，与此同时，个体心理发展在发展进程、内容、水平等方面又具有特殊性。

1. 成熟水平差异 有的在较早的年龄阶段即已达到较高的发展水平，有的则要到较晚的年龄阶段才达到较成熟的水平。此外，身心发展的速度也有不同，如有的儿童身高增长较早，有的较晚；有的儿童在 7 岁时抽象思维已经有了较好的发展，有的抽象思维到 15 ～ 16 岁才有显著的表现。

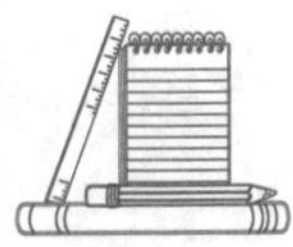

2. 发展类型差异 有的儿童抽象思维能力强，有的形象思维、艺术思维能力强。

3. 心理特征的个体差异 有的人性格外向，有的人性格内向。性格外向的儿童好动，喜欢与人交往，善于言语等；而性格内向的儿童则喜欢安静，少语沉默，单独活动，善于内省等。

六、早期心理发展的特点

在个体发展的各个阶段，早期是发展最重要、最快的阶段。特别是在人生心理发展的前4年，智力的发展更为迅速。儿童4岁以前的智力发展水平相当于其后14年的发展程度；言语能力的发展也相当快，3岁左右，受环境和教育的影响，发展水平已十分显著；4岁时，自我意识已经形成，最初的人格开始萌芽。

项目二 影响心理发展的因素

案例导入

14岁的中学生小彬近期频频显现出令人忧心的行为偏差。他不遵守学校的纪律规定，不仅频繁地欺负同学，还常常顶撞老师，甚至欺骗自己的家长。更严重的是，他有时会抢夺或偷窃同学的文具和玩具。这些行为不仅影响了他自己的学习和成长，也给周围的同学带来了困扰和不安。面对小彬的这些行为，小彬的家长和老师都感到非常头疼。他们尝试了各种方法，但似乎难以找到问题的根源，更难以找到有效的纠正措施。

问题：小彬这个年龄阶段心理发展有哪些特点？出现这种不良行为的原因可能有哪些？

心理的发展既呈现共性的一面，又表现出个性差异的一面。如个体的心理发展经历了同样的发展阶段，但发展进程有快有慢，水平有高有低。儿童心理学家利维·维果斯基（Lev Vygotsky）认为一个人的心理是在环境与教育的影响下，在低级的心理功能的基础上，逐渐向高级的心理机能转化的过程，为此个体心理发展受到先天与后天因素的交互影响，先天因素主要有遗传和成熟，后天因素包括环境条件、成熟与学习等。

一、遗传与环境条件

个体心理发展不完全受单一遗传或环境条件因素的影响，而是二者相互作用的结果。我国心理学家朱智贤认为，遗传是个体心理发展的基础，提供了心理发展的可能性，而环境和教育则将这种心理发展的可能性变成现实，两者相互作用，共同决定心理发展的方向与内容。

（一）遗传对心理发展的影响

遗传素质是儿童心理发展的生物前提、自然条件。遗传因素是指那些与生俱来的解剖生理特征，如机体的构造、形态、感官和神经系统的特征等。父母的遗传特征经由染色体传递到子女身上，如父母的形态特征、生理特征可通过遗传基因遗传给下一代。例如，无脑畸形儿生来不具有正常脑髓，因而就不能产生思维，最多只能有一些最低级的感觉，如饥、渴的内脏感觉等。一个生来就是全色盲的孩子，由于无法辨别颜色，想要成为画家就更难了。由遗传带来的解剖生理特征，特别是中枢神经系统的特征，在儿童心理发展上具有一定作用。例如，儿童自

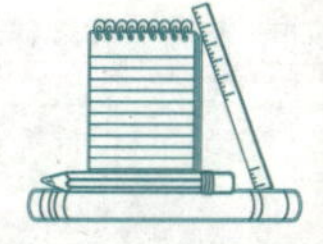

出生的时候起，高级神经活动类型就表现出天然的差别：在产房中可以观察到那些出生几天的孩子，有的安静，容易入睡；有的手脚乱动，大哭大喊。研究表明，人的智力发展与遗传因素有关。也有研究表明，母亲对智力的影响比较大，父亲对性格的影响比较大。同时，遗传对异常行为也有一定影响。

（二）环境对心理发展的影响

1. 胎儿期环境 胎儿的发展从受精卵形成的那一刻起就受到母体内外环境的影响。怀孕最初的3个月是人脑细胞数量增殖的最佳时期，而孕期充足的营养、良好的心理状态是保障大脑发育的重要因素。母体营养不足或营养过剩均可影响胎儿的发育，尤其是智力的发育。因此，平衡而足够的营养和预防保健对孕妇是十分重要的。各种研究也表明，母亲的年龄、营养、健康状况、服药、吸烟、嗜酒和情绪等都会成为影响胎儿的重要因素，如果这些因素不佳就会影响胎儿的正常发育。

2. 物理环境 每一个生命的维系都需要最基本的物理环境，如阳光、空气、水、食物营养等。除此之外，环境刺激的丰富性对个体智能的发展也非常重要，如在婴幼儿时期，正处于感觉动作期，需要丰富的感觉刺激，如果环境单调，孩子能感受到的东西就明显受到限制，感知能力的发展会受到明显影响。

3. 家庭环境 家庭是个体所接触的第一个社会环境，个体在这个环境中学习知识、技能，建立初期的人际关系。家庭环境对儿童心理发展的影响最大。以婴幼儿为例，若家庭能提供稳定的情绪环境，在孩子需要时提供安全感，并与孩子建立良好的依附关系，那么孩子不仅可以在此时有较多机会勇敢地向外探索，同时也为将来建立融洽的人际关系打下良好的基础。父母是孩子的第一任老师，许多研究表明，父母对子女的教养态度和教养方式将对孩子的成长产生重要影响，如父母采用温和的态度，并给予合理的行为限制，同时能敏锐感觉到子女的需求，其子女的适应能力就较好，对自己的评价也比较客观。儿童的思想意识、道德品质、性格的形成以及智力的发展，家庭是非常关键的影响因素。例如，部分独生子女任性、胆小、独立生活能力差等，主要是由于他们在家庭中的地位特殊、父母溺爱、教育方法不当。

4. 学校环境 教师作为儿童重要的学习与模仿对象，以及儿童的指导者、促进者、帮助者，是影响其行为发展的重要因素。儿童进入学校，即开始了人际交往、合作与竞争的生活，经历多方面的锻炼与考验，如给予和接纳、参与合作性活动和理解他人的感受等。同伴不仅是奖惩的施予者，而且也是儿童相互模仿的对象，因此对儿童行为规范的确立有重要影响。小学时期是个体勤勉或自卑的发展阶段，如果个体在学校生活中，能够通过勤勉努力获得成绩，那么将来就容易发展出勤奋的性格特征。此外，教师的教育管理方式对学生行为的发展也有一定的影响。

5. 社会文化 文化背景是个体生存社会环境中十分有意义的方面，它是指不同社会、地区、民族或国家中的人群拥有和接受的文化倾向。研究表明，父母的民族差异、民族信仰的差异会影响其对子女发展的期望，这种影响甚至超出了其父母经济地位的作用。社会文化除了影响人们的语言、行为之外，也影响个体的人格发展。跨文化研究发现，中国儿童和美国儿童在行为形式上存在较大的差异，而这种差异与由两种文化决定的育儿方式有关系。同时社会风气对心理发展的影响也是不可低估的，特别是网络、电视、电影、文学作品等，若其内容健康向上，则对心理发展具有良好的作用；反之，则会造成儿童不良人格的形成。

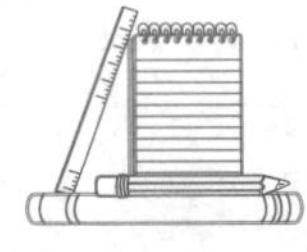

二、成熟与学习

个体心理的发展，是成熟与学习共同作用的结果。成熟是指个体生理方面的发展，包括个体的各种组织结构与功能以及本能行为的发展。学习是人体与环境接触，获得经验而引起行为变化的过程。人类共有的行为发展，如坐、爬、站、走等，属于成熟的过程，即使限制其练习的机会，仍不能阻碍其发展。但具有个体差异的发展，如游泳、滑冰等能力的获得，受学习机会的影响就会比较大，如果没有机会练习和主观的勤奋努力，这些能力就很难发展起来。

学习效果好坏有赖于学习时机的选择。例如，美国心理学家阿诺德·格赛尔（Arnold Gesell）通过双生子爬梯实验发现，成熟是推动儿童发展的主要动力，没有足够的成熟，就没有真正的变化，脱离了成熟的条件，学习并不能促进心理的发展。这表明一个人如未达到适当的学习预备度，则无法学习，也就是说当心理成熟度不够时，无法经由练习而提早会爬、会站。在不会用笔画时，就要教导写字和书法，也是徒劳无功的。正确的方式是尊重孩子的实际发展水平，等个体的成熟度达到适当水平，再训练适当的学习项目，效果才更明显。

项目三　心理发展的规律

一、动作发展

婴儿的动作发展是在脑和神经中枢控制下进行的。婴儿是其活动发展的直接前提，也是其心理发展的外在表现。婴儿动作发展有其内在规律，它遵循着一定的原则。婴儿动作发展的一般进程如下。

1. 头尾原则　动作的发展从上到下，先是头部动作，其次是躯干、手部动作，最后是脚部动作。

2. 由近到远原则　离躯干近的肌肉动作先发育，而远离身体中心的肢端动作发展较迟，如先能抬肩，然后才能用手指拿东西。

3. 从大到小原则　动作的发展遵循肌肉的发展规律，肌肉的发展规律是先发展粗动作，如头部动作、躯体动作、双臂动作，以后才逐渐学会精细动作，如拿玩具、东西等。

4. 整体到分化原则　儿童最初的动作是整体的、全身性的、笼统的，以后才逐渐分化为局部的、准确的、专一的。如把毛巾放在2个月的儿童脸上，会引起其全身性的乱动；放在5个月的儿童脸上，儿童开始出现定向的动作，双手向毛巾方向乱抓；放在8个月的儿童脸上，儿童就会毫不费力地拉下毛巾。

总之，儿童开始发展的动作是简单的大动作，意识参与的成分比较少。尽管儿童动作遵循着共同的发展顺序，但是个体之间的差异却是非常大的，具体到不同的人，其发展的速度也是不同的。因为儿童动作的发展既受神经系统的成熟程度的支配，也受到环境和教育等因素对个体经验的影响。婴儿的独立行走具有重大的意义，不但扩大了婴儿的视野和活动范围，促进了随意运动的发展，也使婴儿从亲人们兴奋、鼓励、亲昵的神情中体验到成功与欢乐，促进了情绪情感的发展。随着手的解放，婴儿在成人的指导下逐渐尝试用手去摆弄各种物品，去使用饭匙、铅笔等，从而促进了各种感知觉的发展。

二、语言发展

（一）前言语的发展

在婴儿掌握语言之前，有一个比较长的言语发生的准备阶段，称为前言语阶段。一般把从

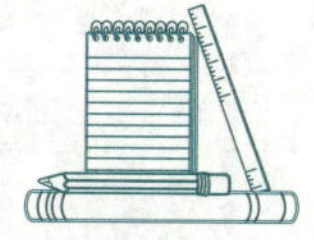

婴儿出生到第一个真正意义的词产生之前的这一时期（0～11个月）划为前言语期。儿童语言发展，又称语言获得，是指儿童对母语的产生和理解能力的获得。婴儿期是口头语言发展最迅速的时期。研究表明：出生4天的婴儿已经能够分辨不同长度的音节，能区分母语与非母语；1个月的婴儿就能辨认别人和其他来源的声音，也能发出哭声以外的声音；4个月的婴儿已经表现出对语言刺激的偏好；5～6个月能发出一连串声音，能区分友善或生气的语调；7～8个月的婴儿开始主动模仿和联系成人的音节，并能熟练寻找声源，听懂不同的语气和语调表达的不同意义。8～9个月发出的音逐渐增多，也能听懂“拜拜”“拍手”等指令；而后逐渐增加词汇，由单字逐渐加长成词、句。

（二）幼儿言语的发展

儿童的词汇量随年龄的增长而迅速增长，对句法的掌握由简单到复杂，句子的功能逐渐分化，结构逐渐完整并严密。生理发育正常的儿童，在正常的生活环境中，能在出生后4～5年内未经任何正式训练而顺利地获得听、说母语的能力。语言是以词为基本单位、以语法为构造规则而组成的一种符号系统。语言发展是一个极为复杂的过程，研究表明，2～4岁是儿童语言发展的关键期，3岁时已基本上能掌握母语的语法规则，是获得母语基本语法的关键时期。7岁左右时可以基本掌握母语的全部发音，使用完整的句子。掌握的词汇以名词为主，其次为动词。此时的儿童变得特别爱说话，词汇量迅速增加，已能用简单的复合句来表达意愿，基本理解常用的简单句型。

言语能力是儿童语言发展的一项重要指标。言语是运用语言工具进行思考和社会交往的行为过程，即理解对方语言和用语言表达自己思想的过程。言语有口头言语和书面言语两种，在人生发展中，口头言语是首先发展的。3岁前的儿童多为对话式的口头言语，只有在与他人交往中才能进行。3岁后，能用断断续续的独白言语表达自己的思想，陈述自己的所见所闻，这时的言语表现为许多不连贯、没头没尾的短句和丰富的肢体言语。到6岁左右，就能出现流利、清晰的口头言语了。书面言语是在口头言语发展的基础上入学后开始发展的，主要由学校教育来完成。

三、认知发展

认知是儿童发展的中心课题，从信息加工的观点看，认知的发展是人的信息加工系统不断完善的过程，认知的发展遵循连续性和阶段性的规律，其感知、记忆、思维等认知发展呈现如下规律。

1. 感知觉的发展 儿童开始是凭感知觉直接认识事物，继而能运用表象和概念对事物进行间接认知。如儿童最初玩玩具，当玩具在他的视野中时，他能觉察到玩具的存在，当玩具掉落而离开了他的视野时，他就认为玩具不存在了。而随着年龄的增大，他会意识到玩具即使不在他的视野内也还是存在的，并会努力去寻找。

2. 记忆的发展 儿童的记忆容量随年龄的增长而增加，初期的记忆带有很大的直观形象性，到青春期后，心理活动的随意性已显著增加，学习目的性不断明确，记忆方法从机械记忆转为更多的运用理解记忆，可以长时间地集中精力学习，随意调节自己的行动，其稳定性已达到较高水平。

3. 思维的发展 儿童认识客观事物是由片面到全面、由局部到整体的过程。如在守恒实验中，儿童开始只能从一维特征上进行比较，如比较液体水面高低，而后能从两维特征上思考，不仅看液体水面的高低，还会注意水杯的粗细，即从水面高低、水杯粗细两方面来认知。年龄小的儿童对同样体积的两块橡皮泥，会认为饼状的比球状的大，对同等重量的棉花与铁，会认为铁比棉花重。随着年龄的增大，其思维会发生改变，逐渐地看到事物的本质。抽象思维日益

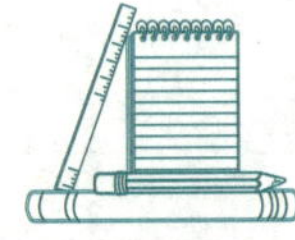

占主导地位，思维的发展从“经验型”上升为“理论型”，其深刻性、独立性和判断性进一步发展。这种发展趋势概括起来就是由感知觉的直接认识事物向运用表象、概念的间接认识事物发展。

4. 皮亚杰的认知发展理论 儿童心理学家让·皮亚杰（Jean Piaget）将人的认知发展分为4个阶段，即感知－运动阶段、前运算阶段（包括象征思维和直觉思维）、具体运算阶段和形式运算阶段。

第一阶段为感知－运动阶段（0～2岁）。此阶段是指婴儿通过简单的感知和动作技能来探索世界，用看、触摸、嗅、尝和听，对新对象进行摆弄、撕拧、抛掷、嘴尝和翻来覆去检查等。如婴儿总是在抓握、拍打、摇晃玩具的过程中认识玩具，如果不让他进行这些动作，他就不可能认识事物。

第二阶段为前运算阶段（2～7岁）。这一时期的幼儿只能以表象进行思维，他们的思维是表面的、原始的和混乱的。前运算阶段又可分为两个时期：①前概念期，2～4岁。此期以出现符号功能和模仿为特点。②直觉思维期，4～7岁。幼儿主要对事物的表面现象作出反应，只会从一特殊情况推到另一特殊情况，并将无关的事情说成有因果关系。自我中心是这一阶段的突出特点。

第三阶段为具体运算阶段（7～11岁）。在这一阶段，儿童形成了初步的运算结构，出现了逻辑思维。但思维还直接与具体事物相联系，离不开具体经验，还缺乏概括的能力，抽象推理尚未发展，不能进行命题运算。这一阶段儿童发展了“去中心化”，即只站在自己角度看问题的自我中心思想逐渐消失。此时儿童不仅能注意事物或问题的一个方面，还能注意其他方面；不仅能注意事物的静止状态，还能看到动态的转变；还能逆转思维的方向。

第四阶段为形式运算阶段（12岁以后）。到这一阶段，个体形成了完整的认知结构系统，能进行形式命题思维，智力发展趋于成熟。皮亚杰起初认为形式运算的智力发展约在15岁完成。1972年才修正了原来的看法，认为正常的人15～20岁达到形式运算阶段。

四、情绪发展

儿童出生后即有情绪表现。例如，新生儿的自发性哭与微笑，初生婴儿有兴趣、痛苦、厌恶和微笑等四种表情。情绪是人类发展的关键因素，是个体心理健康的主要外在表现形式。随着年龄的增长，个体情绪呈现出由单一到多样、由原始的基本情绪到复杂的高级情感的逐步分化过程。原始的情绪如笑、哭、恐惧等不断分化和发展。比如，哭逐渐分化为因成人离开、成人批评、焦虑等引起的哭。

（一）儿童的情绪特点

1. 最初的情绪反应 个体情绪发展的模式是基本的情绪相继出现。例如，婴儿在3个月时，出生时的原始激动分化为两种情绪状态，即痛苦和快乐。到6个月时，痛苦进一步分化为恐惧、厌恶和愤怒。6～12个月时，积极的快乐情绪分化出高兴与喜爱。大约在16个月时，从痛苦中又分化出嫉妒。

2. 情绪的分化和发展 儿童从他的基本生理需要是否得到满足逐渐发展成为带有社会内容的情感表现形式，这与儿童生活的社会范围日益扩大和成人教育形式与内容有直接联系。婴儿期，个体的情绪反应极不稳定，极易转移，所以说“六月的天如娃娃的脸”，说哭就哭，说笑就笑。对特定人表现出特定的情绪状态，是婴儿情绪的社会性特点之一。

3. 害怕分离与焦虑 儿童容易对很多人、物、事件产生害怕。如对陌生的人，对较强的光

刺激、声刺激，如闪电、雷声等，对悬崖、深渊、黑夜等，都会产生害怕的情绪，而其中对陌生人所表现的害怕即怯生反应普遍存在，是不可避免的现象。对一些客体的害怕会随着年龄的增长而逐渐减弱，对想象中的妖怪、魔鬼、幽灵、黑夜等，在一定范围内随年龄的增长而有增强。儿童另一常见的消极情绪是分离焦虑，指儿童与亲人分离而产生的不安、痛苦的情绪反应。

4. 社会性微笑 从4个月开始，婴儿开始对不同的人表现不同的微笑频率，婴儿对主要抚养者母亲微笑得最多，其次是对家庭其他成员和熟人，对陌生人笑得最少。

5. 依恋行为发展 依恋是婴儿最初的社会性情结，是情感社会化的重要标志，也是婴儿与抚养者之间一种积极的情感联系。6个月到1岁，是儿童形成依恋关系的关键期。乳儿期产生的依恋行为进一步发展：从对一切人不加区别的依恋反应发展为对母亲的特别依恋行为。依恋对婴儿的心理发展具有重大作用，婴儿是否同母亲形成依恋，直接影响婴儿情绪情感的发展。

知识链接

依恋对心理健康的作用

英国心理学家约翰·鲍比尔（John Bowlby）研究后认为：婴儿对母亲的早期依恋和亲热，正是婴儿心理健康的表现。他在《母亲照看与心理健康》一文中写道：“儿童心理健康的关键是婴儿和年幼儿童应该与母亲建立一种温馨、亲密而又持久的关系，在这种关系中，婴儿和年幼儿童既获得满足，也能感到愉悦。”另一位美国心理专家爱利克·埃里克森（Erik Erikson）也认为，早期婴儿在和母亲共处中，用嘴吮妈妈的乳汁，不仅获得生理需要的满足，而且也获得爱的感受，会感到特别的温暖和满足，得到的是一种精神上的归属感和心理上的信赖感。

亲子依恋关系将有助于儿童形成一种具有较强稳定性的内部工作模型，即关于主要抚养者、婴儿自己，以及两者之间相互作用的心理模型和表征。该模型在婴儿不断扩大的社会交往中起着解释性过滤器的作用，提供了与他人建立联系的内隐决定规则；在该模型的指导下，婴儿根据母亲对自己日常需求的反应速度和方式来建立在不同情境中的反应方式，这些反应方式一旦形成，具有很强的稳定性，并在儿童的潜意识中起作用，对儿童的社会性发展有着重要的影响。

个体随着年龄的增加，情绪逐渐系统化。5岁以后，个体情绪生活出现了社会化特征。经过婴幼儿阶段的发展，已基本具有人类所有的各种情绪表现形式。之后，随着生活环境的变化，情绪、情感的表现内容和程度也发生变化。学龄期儿童大量的情感与学习和学校生活有关，道德感、理智感和美感在学校和家庭的教育下进一步发展起来。对于情绪的识别、理解能力，大约在12岁基本达到成年人水平。

（二）成年初期情绪特点

青少年情绪和情感比较强烈，有明显的两极性，情绪易波动，也存在偏执、内隐性和表现性共存等特点。

（三）成年中期情绪特点

随着自我意识的发展和自我同一性的确立，人生观、价值观的形成，心理处于安定状态，中年人个体情绪表现为平稳，情绪具有突出的内倾性，即老练、沉稳等。

（四）成年晚期情绪特点

人到老年，个体情绪反应深刻而持久，情绪表达方式较为含蓄，情绪体验不易外露。老年

人由于生理功能的衰退、家庭结构的变化和社会生活的减少，都会出现不同程度的孤独、忧郁和不安的心理感受，而多病的老年人则易对死亡产生焦虑和恐惧的情绪，并更多的表现出对他人的感情依赖。

五、意志发展

意志是指以随意运动为基础，与克服困难相联系，为实现一定目标的心理活动。意志作为人的心理过程的自觉能动方面的表现，2 ～ 3 岁的儿童就初步呈现出了意志的行为。随着身体动作技能的掌握，儿童由最初的不随意运动进而掌握了随意运动，出现有目的的动作，即意识到执行某种动作是达到一定目的的手段。与这一发展过程同时进行的语言调节功能，对意志的发生具有决定性的作用。

童年早期的意志较薄弱，多表现为自控能力差，行为易冲动，对自己的行为缺乏思考，受到即时出现的情绪和愿望支配。在童年中期，儿童对行为的自我控制能力已迅速形成和发展，意志的调节作用由对外部行为动作的控制为主，逐渐转变到对内部心理活动特别是对智力活动过程的控制为主，不断提高自制和自觉的能力，这意味着儿童能为自己的行为负责，同时能够遵循现实环境的限制，克服一定的困难坚持完成既定的任务。童年晚期和青年初期，意志对行动的控制变得更加主动和自觉，并能有效地实现对内部心理状态和心理过程的控制，能按照一定的观点、原则，适时果断地作出决定，主动克服各种内外困难，迅速执行决定，实现既定目标。

六、人格发展

人格是在个体生物遗传基础上，在一定的社会环境的影响下，通过实践活动逐渐形成和发展起来的。人的个性的形成和发展，经历了一个漫长而复杂的过程。

自我意识是人格的重要组成部分，个性形成的标志是自我意识的确立和社会化的完善。前者标志着形成了个体有别于他人的心理内涵，后者标志着完成了社会角色的认同。人格发展具有明显的阶段性特征，不同的年龄阶段有不同的发展任务和问题。

（一）婴儿的气质

气质是婴儿出生后最早表现出来的一种较为明显而稳定的心理特征，是在任何社会文化背景中父母最先观察到的“个人特点”。气质在婴儿个性发展和社会相互作用系统中具有重要意义。婴儿出生时，虽然还没有形成任何意义上的自我，但在出生后的几个月里，他们已经开始把自己看作一个人，而把父母看作其他人。

（二）幼儿个性初步形成

人的个性的初步形成是从幼儿期开始的。在这一阶段，家庭、社会、幼儿园等因素对儿童的个性形成产生影响。在教育与家庭的影响下，幼儿的自我意识、自我评价、自我体验、自我控制随着年龄的增长而增长。例如 7 岁以前，幼儿对自己的描绘仅限于身体特征、年龄、性别和喜爱的活动等，还不会描绘内部心理活动。幼儿出现了最初的兴趣、爱好的个体差异，也出现了一定的能力上的差异，初步形成了对人、对事、对自己、对集体的一些比较稳定的态度，也出现了最初的比较明显的心理倾向，这表明幼儿开始形成最初的个性，开始意识到自身的力量，意识到自己是一个具体的、有着自己愿望和特点的人，表现为喜欢自己动手和体验。

（三）儿童期的个性发展

6、7 岁是儿童进入小学学习的时期，这是儿童心理发展的一个重要转折时期。在新的社

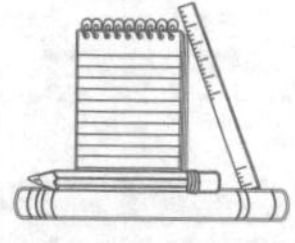

会生活中，新的要求、新的环境、新的交往关系，都促使儿童进一步加深对自我、对他人的认识和了解，使其个性有了新的发展。自我意识有了进一步的发展，逐步学会按一定的原则独立地、批判地评价自己的言行。自我体验表现为自尊心，自尊心强的儿童往往对自己的评价较积极，相反，缺乏自尊心的儿童往往自暴自弃。他们必须学会与别人交往与合作的能力，在成长中，他们必须形成一种勤奋感，这样才能战胜儿童的自卑感，培养各种能力，为将来的生活奠定基础。

（四）成年初期个性发展

埃里克森认为，青年期的发展重点是自我同一性的确立。青少年时期是世界观形成的关键时期，自我意识的发展和自我同一性的确立，是成年初期的重要发展任务。

1. 强烈的自我意识 随着生理的不断成熟，个性品质在发展中体现着不平衡性和极端性的特点，渴望摆脱成人的控制，迫切要求独立自主。

2. 自我的关注 开始关注“自我”，关心自己和他人的内心世界，逐步从行动的动机、道德品质和个性特征等方面来评价自己和他人的行为。

3. 价值观的形成 开始了解、接纳和逐步掌握更多的行为规范、价值标准、社会角色，并对自己的未来角色进行定位和认同，喜欢独立探索和思考一些问题。青少年的认识水平、情感体验和自我调控能力都在这一时期有了飞速发展，他们的理想、信念、人生观也慢慢地形成。

（五）成年中期个性发展

埃里克森认为，成年中期的主要任务是获得创造感，避免停滞感，体验关怀。与其他阶段相比，成年中期人格结构保持相对稳定。瑞士心理学家卡尔·荣格（Carl Jung）认为，成年中期的自我意识表现为对自己的内心世界日益关注。

（六）成年晚期个性发展

人到了成年晚期，个性虽发生了某些变化，但个性的基本方面是持续稳定的。中年期的个性发展多与发展任务相联系，而老年期的个性结构和所属的个性类型基本上是稳定不变的。

复习思考

扫一扫，查阅
复习思考题答案

一、名词解释

1. 心理发展

2. 依恋

二、简答题

1. 简述个体心理发展的特征。

2. 简述婴幼儿动作发展的规律性。

三、论述题

谈谈影响心理发展的因素有哪些？

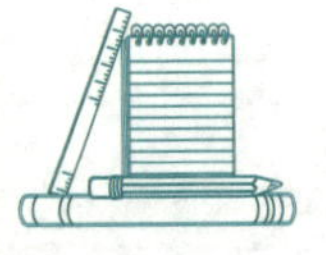

模块六　心理卫生与心理健康

扫一扫，查阅本模块 PPT、视频、知识链接等数字资源

【学习目标】

1. 知识目标：掌握心理卫生与心理健康的概念、标准，熟悉不同年龄阶段的心理卫生的主要内容及特点，了解心理卫生的工作原则。

2. 能力目标：具有对个人和群体的心理状况进行初步评估和分析的能力，并能为各年龄阶段的人提供适当的建议和指导，对其进行心理健康维护。

3. 素质目标：具备理解患者、关怀患者的能力，树立科学的心理健康观，传播心理健康知识，促进社会对心理卫生的重视。

随着社会的发展，人们对心理卫生与心理健康服务的需求越来越强烈，心理卫生与心理健康工作受到高度重视和广泛关注。

案例导入

小丽和莎莎从家乡来到同一所学校，两人彼此欣赏，成为形影不离的好友。某日，两人原计划一起去教室自习，小丽却因社团会议而匆忙离开。此后，莎莎反复指责小丽自私，无论小丽如何解释，莎莎始终不能释怀。小丽起初耐心沟通，后来也逐渐心生委屈，两人关系日渐紧张，甚至开始相互指责。小丽痛苦又沮丧，不断反思是不是自己的错。一次偶然的机会，小丽在观看一档心理节目时了解到，案例中受访者因某事情绪失控，是因为被勾起了伤痛的回忆。这给了小丽启发，她开始主动学习心理健康知识。之后，每当莎莎指责她时，小丽都耐心倾听，和莎莎一起冷静分析，遇到难以解决的问题时就一起查阅资料。这个过程化解了她们的矛盾，也促进了两人的成长。一个学期后，她们成为校园内推广心理健康知识的使者。

问题：该案例反映出了莎莎可能存在哪些潜在的心理问题？我们应该如何应对和帮助有此类心理问题的人？

项目一　心理卫生概述

一、心理卫生与心理健康的概念

心理卫生也称精神卫生，是旨在维护和促进心理健康、预防心理障碍和精神疾病、更好地适应社会的心理措施。心理卫生是研究维护和促进人类心理健康的途径、规律和措施的学科。

提高个体的心身素质和社会的心理健康水平，主要包括以下三个方面内容。

1. 揭示心理健康的本质及影响因素，促进个体在学习、工作和生活中形成良好的心理调节能力及环境适应能力。

2. 研究、探讨实现人类心理健康的最佳途径与策略，预防心理障碍、心身疾病与精神病的产生。

3. 研究、探讨人生不同阶段的心理保健原则与措施，促进儿童心理的正常发展，从小培养健全的心理和完善的人格。

知识链接

一颗自我发现的心灵

心理卫生的思想可以追溯至古希腊时代。但是，现代心理卫生运动却兴起于20世纪初。非常耐人寻味的是，它的发起人和倡导者是曾患精神病的美国人克利福德·比尔斯（Clifford Beers）。比尔斯根据自己住院期间和出院后的亲身遭遇，特别是精神病治疗机构对患者的冷漠和虐待，以及公众对于精神病患者的偏见和歧视，于1908年出版了著名的《一颗自我发现的心灵》。此书引起了心理学家和社会大众的强烈反响，由此开始了一场由美国发起，最后遍及全世界的心理卫生运动。

1908年，世界第一个心理卫生组织——康涅狄格州心理卫生协会成立，1930年，国际心理卫生委员会成立，1948年，在联合国教科文组织主持下，成立了世界心理健康联合会。

1936年，我国成立了中国心理卫生协会；1985年，中国心理卫生协会恢复。该学会对我国心理卫生事业的发展起到了非常重要的推动作用。

心理健康是指一种持续且积极发展的心理状态，是与现代人健康不可分割的重要方面。在这种状态下，主体能做出良好的适应，并且充分发挥其身心潜能。1946年，第三届国际心理卫生大会给出了心理健康的全新定义："心理健康是指在身体、智能以及情感上与他人的心理健康不相矛盾的范围内，将个人心境发展成最佳状态。"

心理健康的定义随着人类认识的发展而不断深化，目前较一致的观点是：心理健康是指人的知、情、意三者内在关系的协调，心理的内容与客观世界保持统一，人与自然环境和社会环境相适应的状态，并由此不断发展健全人格，提高生活质量，保持旺盛精力和愉快情绪。

二、心理健康的标准

人的心理健康的判断没有绝对的、统一的、一致的标准。对一个人心理健康与否的判断需要考虑所处的时代、文化背景、年龄、经历及环境等多方面的因素。中外心理学家从不同的角度对此进行了积极的探索，提出了各种观点。

美国人本主义心理学家马斯洛和贝拉·密特尔曼（Bela Mittelmann）提出心理健康的十条标准：①充分的安全感。②充分了解自己，并能恰当地评价自己的能力。③生活理想和目标能切合实际。④能与现实环境一直保持接触。⑤能保持自身人格的完整与和谐。⑥具备从经验中学习的能力。⑦能保持良好的人际关系。⑧适度的表达和控制自己的情绪。⑨在不违背集体要求的情况下，有限度地发展自己的个性。⑩在不违背社会规范之下，适度满足个人需求。

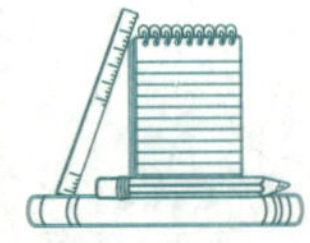

美国学者艾伦·坎布斯（Allen Combs）认为一个心理健康、人格健全的人应有四种特质：

①积极的自我观念。②恰当地认同他人。③面对和接受现实。④主观经验丰富，可供取用。

中国学者郭念锋于 1986 年提出了评论心理健康水平的十条标准：①周期节律性：即个体心理活动的效率能保持固定的规律。②意识水平：指一个人的注意力能根据情况在强度和时间上保持适度的集中。③暗示性：即个体面对周围环境无关因素影响，其情绪和思维的波动比较恰当。④心理活动强度：指个体对强烈精神刺激的抵抗能力。⑤心理活动耐受力：即对长期精神刺激的抵抗能力。⑥心理康复能力：指个体从创伤刺激中恢复到往常水平的能力。⑦心理自控力：个体对精神活动和过程的随意性的控制能力。⑧自信心：指自我认识和思维的分析综合能力。⑨社会交往：指个体能适度地与他人保持接触。⑩环境适应能力：外界环境突然发生变化时，个体能很快适应并保持心理的平衡。

我国精神卫生专家许又新教授在 1988 年提出衡量心理健康的三个标准：①体验标准：个体的主观体验（主要包括良好的心情和恰当的自我评价）。②操作标准：主要是指通过观察、实验和测验等方法得到的对个体心理活动的过程后效率的评价。③发展标准：个体有向较高水平发展的可能性，并且有切实可行的行动措施。

1992 年马建青教授从临床表现方面，提出了心理健康的七条标准：①智力正常。②情绪协调，心境良好。③具备一定的意志品质。④人际关系和谐。⑤能动地适应环境。⑥保持人格完整。⑦符合年龄特征。

综合国内外专家学者的观点，健康的心理应包含以下六方面的内容。

1. 智商在正常范围。
2. 情绪发生正常，表现适度。
3. 对工作、生活有一定目标，并尽力达到，能经受挫折。
4. 与社会保持和谐成长，积极地看待社会现象。
5. 对社会有责任感，热爱生活。
6. 保持一定数量和程度的兴趣，社会实践积极。

对于心理健康的理解，要特别注意以下四点：①心理健康是相对的，人与人之间存在差异。②心理健康的概念具有连续性和层次性。从心理健康到不健康是一个连续带，每个人的心理健康水平可处在不同的等级，健康心理与不健康心理之间难以分出明确的界限。③心理健康是较长一段时间内持续的心理状态，判断一个人的心理健康状况，不能简单地根据一时一事下结论，一个人偶尔出现一些不健康的心理和行为，并非意味着就一定是心理不健康。④心理健康是一个文化的、发展的概念。在同一时期，心理健康标准会因社会文化标准不同而有所差异。心理健康不是一种固定不变的状态，而是一个变化和发展的过程。

知识链接

心理亚健康

亚健康的心理表现多种多样。美国心理学家梅尔查斯归纳为：情绪低落、自卑、放任冲动、角色混乱四大特征。有心理学家指出，现代人陷入心理亚健康状态的七大信号：①焦虑感：烦恼不堪，焦躁不安，生气勃勃的外表下充满无奈。②罪恶感：自我冲突，自责、羞怯和内疚。③疲倦感：精疲力竭，颓废不振，厌倦。④烦乱感：感觉失序，一团糟。⑤无聊感：空虚，不知该做什么，不满足，但又不想去尝试。⑥无助感：孤立无援，人际关系如履薄冰。⑦无用感：缺乏自信，觉得自己毫无价值，有一无是处的感觉。

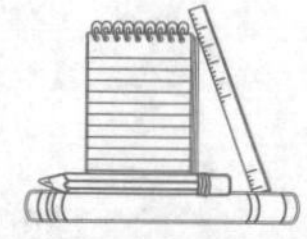

三、心理卫生工作的原则

心理卫生工作内容十分广泛。从狭义来看，主要是防治各种心理疾病并开展心理矫治服务以恢复身心健康；从广义来看，主要是开展心理健康教育以普及维护心理保健知识，优化社会心理环境，减少不良心理刺激，提高个体心理素质以预防心理问题，维护和促进心理健康。

为实现心理卫生工作目标，应遵循以下基本原则。

1. 整体性原则 遗传和环境是个体心理产生的先决条件。遗传奠定了个体的心理发展的物质基础，环境为个体心理的发展提供客观现实条件并影响人心理的发展。因此，维护和促进心理健康必须遵循整体性的原则，既要重视优良心理素质的遗传基础，又要发挥后天环境的作用，努力为个体心理的健康成长创造有利的条件。

2. 教育性原则 人类不仅要适应环境，而且要改造环境。心理健康的人对环境不仅仅是简单地、被动地适应或妥协，更重要的是在积极主动适应的基础上，对现实环境进行不断改造，使之更有利于人类个体和群体心理的健康发展。

3. 预防性原则 人是社会中的人，在维护和促进心理健康的过程中，既要重视个体的心理健康水平的维护，更要重视群体心理健康水平的提升。个体生活在群体之中，每时每刻都受到群体的影响，群体心理健康的良好氛围对个体心理健康水平的提高具有促进、感染和带动作用。

4. 实践性原则 心理健康的理论是实践规律的归纳和总结。离开了心理学的理论指导，心理卫生工作的实践就缺乏方向和方法，但如果离开实践，再好的心理健康教育也不能发挥应有的作用。

5. 系统性原则 个体心理的健康发展过程是人与环境不断协调平衡的过程，也是社会关系中人与人之间不断建立联系和相互促进成长的过程，其核心是人际关系的协调。自然环境的多变性和社会环境的复杂性常常打破这种协调、平衡，因此，减少自然环境的不良刺激，增强个体应对和协调社会人际关系的能力，是维护和增进心理健康的重要手段。

6. 广泛性参与原则 维护和促进人类的心理健康水平是一项系统工程，需要社会、群体、个体的共同努力。

项目二 不同年龄阶段心理卫生

个体的心理卫生伴随着人一生的发展变化，了解人不同生命时期的生理心理特点，顺应生命发展的规律，是开展心理卫生工作的重要环节，也是促进人类心理健康发展的重要内容。

一、孕期心理卫生

优生是个体心理卫生的基础，所以，心理卫生应当从新婚夫妻开始着手。

1. 配偶的选择 婚前一定要做健康检查和遗传咨询，尽可能避免下一代患遗传性疾病（包括躯体性遗传病，精神、神经性遗传病）。孕前加强遗传疾病的筛查，禁止直系血亲婚配，对有遗传代谢疾病者孕前应进行干预。

2. 受孕年龄与质量 科学研究表明，女性受孕的最佳年龄为 23 ～ 28 岁，这一阶段胎儿的生存率最高、质量最好，胎儿流产率、死胎率、早产率和畸形儿率最低。

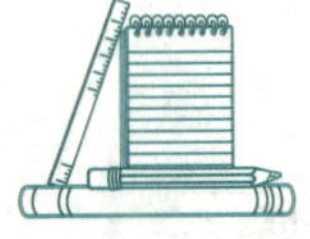

3. 避免不良刺激　妇女在孕期应避免烟、酒、药物、辐射等有害刺激，增强身体抵抗力，避免感染疾病。母亲患有严重心脏病、肝病等疾病或妊娠早期患风疹等病毒感染性疾病、过多受到 X 线辐射可能会影响胎儿的发育。

4. 夫妻关系和谐　胎儿的健康与母亲孕前和孕后的身心状态密不可分。事实证明，乐观的心态、健康的心理对未来宝宝的成长大有益处。有心理准备的孕妇与没有心理准备的孕妇相比，前者的孕期生活更顺利从容，妊娠反应更轻。家庭也充满幸福、安宁和温馨，胎儿会在良好的环境中健康成长。

5. 孕期的营养与保健　怀孕最初的 3 个月是人脑细胞数量增殖的最佳时期，而孕期充足的营养、良好的心理状态是保障大脑发育的重要因素。因此，孕妇不仅需要重视营养的种类和数量，同时还要合理安排自己的膳食结构，补充足够的蛋白质、各种维生素及钙、磷等，促进胎儿脑的发育，防止因营养不良或营养不均衡导致胎儿畸形。母体营养不足或营养过剩均可影响胎儿的发育，尤其是智力的发育。因此，平衡而足够的营养和预防保健对孕妇是十分重要的。

6. 保持情绪的稳定　积极乐观的情绪是胎儿生长发育的催化剂，心理研究表明，孕妇经常焦虑，子女长大后往往多动、易激惹、好哭闹，甚至影响喂奶和睡眠；孕妇经常忧愁苦闷、急躁烦恼、悲伤恐惧，不但会使胎儿脑的供血量减少，还会产生一些有害神经系统的化学活性物质，影响脑的发育，并容易导致难产，使胎儿发生宫内窒息、缺氧，损害脑和神经系统。因此，要多方努力控制孕妇的心理社会环境，确保孕妇心境平和，情绪乐观、稳定。

7. 实施胎教　现代医学、遗传学、心理学都证实：胎儿不仅可以通过母亲接受外界刺激和影响（如母亲的情绪），也可直接接受外界的刺激和影响。如有人用内窥镜发现胎儿的眼睛能随光线活动；触及手足可产生收缩反应；外界声音可传入胎儿听觉器官。因此，在医护人员指导下，对胎儿进行抚摸训练或让胎儿隔着母亲腹壁“欣赏”高雅优美的音乐，不仅可以使产妇产生愉悦、宁静的心境，也可改善胎盘供血，从而促进胎儿大脑的发育。

知识链接

胎教与心理健康

“胎教”一词的发源地是中国。许多古籍中均有关于胎教的记载。古人认为，胎儿在母体中容易被孕妇情绪、言行同化，所以孕妇需谨守礼仪，给胎儿以良好的影响，名为胎教。

宋代名医陈自明在《妇人大全良方》中指出：“子在腹中，随母听闻，自妊娠之后，则需行坐端严，性情和悦，常处静室，多听美言，如此则生男女福寿敦厚。”

现代科学研究也表明，怀孕 3～9 个月是胎儿脑细胞大量增殖和神经突触迅速发育的黄金时期。如果在此期间给予科学的胎教，能够促进胎儿大脑的发育，激发宝宝的潜能。如母亲可以通过声音、情感和触摸来和胎儿沟通，提升胎儿的智力水平及塑造良好的性格。在胎儿能够听到声音的时候，经常对着胎儿唱歌、朗读和说话，能够极大地提高胎教效果。怀孕中后期，母亲通过深而有节奏的呼吸能加深与胎儿之间的联系。不同的胎教内容由于其性质不同，给胎儿的刺激也是不同的，这就能促进胎儿脑细胞的发育，形成更多的脑细胞连接网络，让胎儿出生后能拥有更健康的大脑。

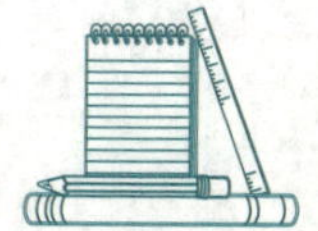

二、儿童期心理卫生

儿童期是指生理年龄从 0 ～ 12 岁这一阶段，包括婴儿期、幼儿期、学龄前期、学龄期。这一时期是个体生理、心理发展变化较大、发展较快的时期。儿童期心理卫生对个体健全人格的形成及身心健康产生主要影响。

（一）婴儿期的特点及心理卫生

婴儿期指从出生到 1 岁的时期。

1. 发展特点

（1）动作的发展：出生后的第一年是动作发展最迅速、变化最快的时期。其发展的基本规律及特点是：①从整体到局部分化动作的发展：最初的动作常常是全身的、笼统的、弥漫性的，以后才逐渐形成局部的、准确的、专门化的动作。②从头部动作到下肢动作发展：如果让婴儿俯卧在平台上，他首先出现的动作是抬头；然后，逐渐发展到俯撑、翻身、爬、站立、行走。③从大肌肉动作到小肌肉动作的发展：首先是头部、躯体、双臂、双腿的动作，以后才是灵巧的手部肌肉动作以及准确的视觉动作。

（2）语言与认知发展：①语言发展：远在儿童开始说话之前，他们就具备了一定的理解话语的能力，出生 4 天的婴儿已经能够分辨不同长度的音节，能区分母语与非母语；4 个月的婴儿已经表现出对语言刺激的偏好；7 ～ 8 个月的婴儿开始主动模仿和联系成人的音节，并能熟练寻找声源，听懂不同语气和语调表达的不同意义；1 岁左右的婴儿，发音明显增多。②认知发展：婴儿在出生时已经具有一定的感知觉，在出生后感知觉最先发展且发展速度最快。在出生的头一年，婴儿凭借手摸、体触、口尝、鼻闻、耳听、眼看，发展起感觉和知觉，认识外部世界。与此同时，婴儿的各种复杂的认知过程，如深度知觉、注意、记忆等也有了一定的发展。③思维发展：1 岁左右开始建立起时间、空间等概念，以及简单的因果关系。④社会性发展：在 2 ～ 4 个月时，婴儿的主要交往方式是观察和聆听；到了 5 个月时，他们开始主动与周围的人交往。生命的第一年，尤其是 6 个月到 1 岁，是儿童形成依恋关系的关键期。

婴儿是否与母亲形成依恋和依恋的性质直接影响着婴儿情绪情感、个性特征、社会性行为和人际关系的基本态度。

2. 心理卫生要点　充足的营养、合理的膳食结构，如蛋白质、核酸等促进神经系统发育的营养物质，是这一时期生长发育的物质基础。同时，促进孩子心理健康发展应注意以下三点。

（1）满足情感需求：婴儿期是形成亲子依恋、建立安全感的时期。要多与婴儿进行身体接触、拥抱、抚摸，经常对婴儿微笑，满足婴儿的情感需求，为以后的人际关系发展和形成健全的人格奠定良好的基础。

（2）满足婴儿探索世界的需要：1 岁以内的婴儿，喜欢咬东西，例如咬自己的手、脚及其他能抓到的物品。在保证安全、卫生的前提下，不要过分阻止，因为这是婴儿特有的认识世界的方式。

（3）发展认知活动：经常给婴儿适度的感官刺激，如色彩、光线、声音、触摸等，经常与婴儿进行交流，多说多玩，促进婴儿语言能力和智力的发展。

（二）幼儿期的特点及心理卫生

幼儿期是指生理年龄 1 ～ 3 岁的这一时期。其心理发展具有以下特点。

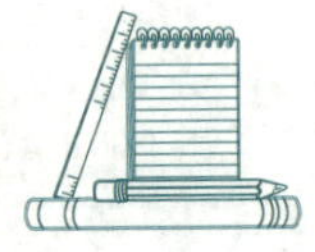

1. 发展特点　伴随着动作的快速发展，孩子的活动范围逐渐拓展，感知觉等认知能力迅速提升；情绪逐渐发展并丰富，社会认知的形成促进高级情感的发展；思维以直观动作思维为主，

初步具有语言理解、言语的概括和调节能力。此阶段是口头语言发展的关键期，伴随着言语的发展，幼儿的自我意识也开始形成。

2. 心理卫生要点

（1）感觉统合训练：脑发育的关键是感觉统合，即同时接受5种以上的感觉刺激，特别是皮肤、前庭、肌肉、关节感受器等。运动能同时刺激上述感受器，也能刺激视觉、听觉、嗅觉、味觉及内脏感受器。多进行爬行、玩滑梯、荡秋千、平衡台、球类等运动可以促进脑发育。

（2）口头语言训练：幼儿期与言语有关的中枢已发育成熟，此时，父母应尽可能为幼儿提供言语交往的机会，并通过读儿歌、讲故事等活动促进幼儿的语言发展和词汇积累。成人说话要规范，不使用儿语，以免影响幼儿标准化言语的发展。训练幼儿说话要耐心，讲究方式方法。3岁时，孩子基本上可以使用完整的句子来表达自己，与人交流。

（3）良好的习惯与人格塑造：良好的习惯培养，有助于儿童独立性的形成及健全人格的发展。这一时期应规范孩子的行为，养成良好行为习惯。学习基本的礼仪并与周围的人友好相处，养成良好的睡眠、饮食和卫生习惯，父母应起到榜样的作用，教会孩子自己处理日常生活中的小事，建立基本的是非观，为儿童今后人格的健康发展奠定良好的基础。

（三）学龄前期儿童的特点及心理卫生

学龄前期是指3～6岁这一阶段。大脑神经兴奋性逐渐增强，睡眠时间相对减少，条件反射比较稳定，大脑的控制、调节功能逐渐发展。这一时期儿童的主导活动是游戏，他们大部分时间是在与同伴的游戏和共同活动中度过的。游戏活动为儿童提供了探究、认识世界、积累知识经验的机会，也促进了儿童的社会交往。

1. 发展特点

（1）认知发展：感知觉发展迅速，观察能力逐步提升。在活动或游戏中形成了个人的兴趣；口语进一步发展，表达能力增强并逐渐向书面语言过渡。思维活动以直观动作思维和具体形象思维为主，抽象思维开始萌芽。

（2）情绪情感发展：学龄前期儿童的情感体验已非常丰富，与成人接近，只是在表现上比成人更外显，缺少控制，情绪不稳定，易变、冲动。社会情感初步发展，有了同情心、初步的友谊感、道德感和理智感。

（3）意志发展：意志行为具有一定的活动目的性，独立性逐步增强，能使自己的行动服从成人或集体的要求，但自觉性、自制力仍较差。

（4）人格发展：此时期是儿童人格形成的关键时期，自我意识形成并逐步发展。3岁左右，开始出现自主行为，也是孩子人生的“第一反叛期”，表现出独立的愿望，当对成人的命令和要求不满时，常用反抗和拒绝来回应。

2. 心理卫生要点　根据学龄前期儿童的心理发展特点，心理卫生应关注：

（1）因势利导，培养儿童良好行为：儿童在3、4岁开始进入“第一反抗期”，表现为独立愿望增强，这是自我意识发展的表现，是一种积极意义的心理状态，反抗心理程度越强的幼儿，成年后往往意志越坚强，有主见，能独立分析和判断事物，承担责任，作出决断。父母应因势利导，培养儿童的自我管理能力，引导他们自己起床、穿衣、吃饭、系鞋带、大小便、整理玩具等，在放手让儿童自己做的同时要及时给予鼓励与帮助。同时，还要注意预防和及时矫正儿童期常见的不良行为，如遗尿、咬指甲、厌食等。

（2）开展丰富多彩的游戏活动，促进儿童心身全面发展：游戏是学龄前期儿童的主导活动，

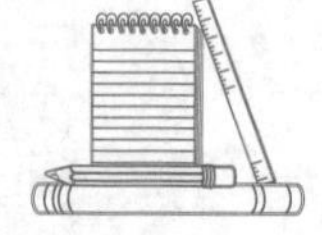

是儿童增长知识，开发智力、想象力和促进人格发展的最好途径；游戏可以训练儿童身体的平衡能力和身体反应速度。儿童之间的游戏，有利于发展社交能力和社会性情感，促进儿童的社会化。

（3）创造良好的家庭氛围，培养儿童健全人格：温馨、和谐、民主的家庭氛围是儿童人格健康成长的重要保障。在家庭教育方面应该注意：①以民主的态度对待儿童，满足儿童的合理需要和愿望。②为儿童提供安全的场所，使儿童能够自行探索和发现新的事物。③接纳儿童以不同方式表现出来的反抗性，制定合理的行为界限，培养儿童的自主感与自信心。④要向孩子示范如何正确对待和处理生活中遇到的各种矛盾，并注意培养孩子判别是非的能力。

（4）促进儿童性别角色的认同：儿童在此阶段已经开始发展性别认同，父母及其他家庭成员要重视儿童性别角色的培养，对孩子的穿着打扮要与性别身份相一致，以促进孩子对自己性别的认同。

（四）学龄期儿童的心理特点及心理卫生

学龄期是指 6 ～ 12 岁这一时期，是儿童接受学校系统知识学习和培养健全人格，成为一个对社会有用的人的重要时期，其所处环境、社会关系、交往范围、生活方式等都发生了巨大的变化。学校生活成为儿童生活的中心，认知、情感和意志进一步发展成熟。

1. 发展特点

（1）认知发展：儿童的感觉、知觉能力进一步发展，知觉表现出随意性、目的性。学校系统的教育教学方式，推动了儿童语言、记忆和思维的快速发展。想象丰富、思维活跃，抽象逻辑思维得到发展。

（2）情绪发展：学龄初期儿童情绪直接、外露，易于波动，但已开始学习控制自己的情绪。道德感、理智感、美感等高级情感进一步发展。

（3）人格发展：人格得到发展，孩子逐步向青春期过渡。儿童的自我意识、社会情感、道德评价等方面在这个时期都迅速发展，具有自我评价的能力，但易受环境的影响，具有初步的人生观和价值观。

2. 心理卫生要点

（1）适应学习：儿童从 6 岁开始进入小学，从以游戏为主的生活过渡到以学习为主的校园生活。多数儿童能够很快适应小学的学习生活，对于少数不适应的儿童，家长和老师要多给予鼓励和具体的帮助、指导。要创造良好的校园环境和学习氛围，使儿童感受到师生之间、同学之间的友谊。合理安排学习、游戏与休息时间，注意教学的直观性和趣味性，激发儿童学习兴趣，促使儿童向往校园生活。

（2）养成良好的学习习惯：学龄期是培养儿童良好学习习惯的重要时期。要加强对儿童正确学习态度和学习习惯的训练，让儿童逐渐养成专心听课、积极思考、踊跃提问、有计划地学习和积极休息等良好习惯。

（3）培养良好的心理品质：良好的心理品质是一个人成功的重要因素之一。因此，不但要注重开发儿童的智力，促进其认知发展，更要重视非智力因素的培养。鼓励儿童多参加集体活动，增进与同学、老师的交往，学会关心集体，尊重他人，培养坚强的意志，善于控制和调控自己的情绪，形成正确的价值观和道德观，以积极、乐观的心态面对生活和学习。

（4）预防和矫正不良行为：此期儿童的自我控制和调节能力还不完善，辨别是非的能力较差，但模仿力极强，容易受到社会上一些不良现象如说谎、打架、偷窃等的影响，家长和教师应帮助儿童分析社会上存在的各种现象，并给予正确的引导，防止不良行为的发生。对于已经存在的不良行为，家长和学校要及时给予纠正和帮助，如情况较为严重，可向专业人士求助，

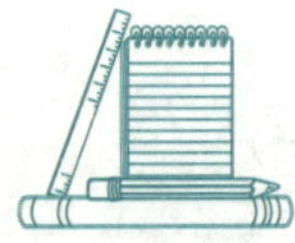

从而促进儿童心理健康发展。

三、青少年期心理健康

青少年期又称青春发育期，包括少年期（11～15岁）和青年初期（15～18岁），是个体生理发育、心理发展最关键、最富特色的时期，是从儿童到成年的过渡，是逐渐走向成熟的中间阶段。此阶段身体迅速发育达到成熟，心理则相对缓慢的由不成熟状态向成熟状态过渡。

（一）发展特点

1. 生理发育与心理发展的非均衡性　这一时期个体生理各器官系统的成熟度均达到90%以上，并趋于成熟。生殖器官的成熟度在60%～70%。伴随性器官的成熟，个体生理功能发生迅速的变化。表现为，男女均出现第二性征，男女个体性别特征更加明显，男孩出现喉结、变音、遗精和身高的迅速增高；女孩出现月经初潮、乳房发育等女性特征。但伴随生理的迅猛发展和变化，心理的发展并非与之一致，心理发展的相对缓慢使他们仍处于半成熟状态。这种身心发展的不平衡状态是青少年产生各种心理矛盾的根本原因。青少年的心理矛盾具体表现为：

（1）生理上的成人感与心理的半成熟状态之间的矛盾：身体的急速成长，性功能的快速成熟使青少年产生成人感，他们渴望社会、学校、家长给予他们成人式的信任和尊重。但由于心理发展速度相对缓慢，心理水平尚处于从幼稚的儿童向成熟发展的过渡阶段，认知能力、思维方式、人格特点及社会经验等都处于半成熟状态，因此出现了自己认为的生理发展水平和现实的心理发展水平之间的矛盾，即成人感与半成熟状态之间的矛盾。这是青少年在发展过程中不能回避的最基本的矛盾。

（2）心理断乳与精神依赖之间的矛盾：成人感使青少年的独立意识强烈，他们要求在精神生活方面摆脱成人特别是父母的羁绊，拥有独立自主的权利。而事实上，他们的内心并没有完全摆脱对父母的依赖，只是依赖的方式较过去有所改变，由过去在情感和生活上的依赖，转变为在精神上希望得到父母的理解、支持和保护。

（3）心理闭锁性与开放性之间的矛盾：一方面他们将自己的内心世界封闭起来，不愿向外袒露，主要是不向成人袒露，同时，又感到孤独和寂寞，希望与他人交流、沟通，渴望得到他人的理解。

（4）成就感与挫折感的交替：青少年期常常会表现出成人式的果断和能干，如果获得成功或取得良好成绩，就会享受超越一般的优越感与成就感，如果遇到失败就会产生自暴自弃的挫折感。

2. 认知　认知功能得到发展并达到一个新的水平，表现为抽象逻辑思维能力、概括能力、记忆能力、解决问题的能力和对新环境的适应能力等的全面提高。随着青春期认知功能全面和均衡发展，活动的范围和领域不断扩大，快速积累了大量的知识和经验，为中年的成就奠定了基础。

3. 情绪　这一时期的情绪特点是敏感而不稳定，情绪反应快而强烈，但不够持久、深刻，表现为变幻莫测、动荡不安，带有明显的两极性。时而激动振奋、热情洋溢，时而消沉、愤怒。易于感情用事，不善于处理情感与理智之间的关系，常常不能坚持正确的认识和理智的控制而成为情感的俘虏，事后却常常追悔莫及、苦恼不已。

4. 人格　个体在社会化的过程中自我意识发展到一个新的高度，人格逐渐成熟。青少年不断地接受家庭、学校和社会的教化，对社会的风俗习惯、伦理道德、行为准则、校风校纪、法规法纪等有了深入的认知，并逐渐学会按照社会认同的方式来调整自己的行为，实现从自然人到社会人的过渡。

5. 性意识觉醒 青春期是性心理发育很重要的阶段，性心理发展对青少年心理行为有着很大的影响。随着性生理和性心理的发展，性意识开始觉醒，并逐渐出现了性冲动、性欲望，对异性产生向往与爱慕的心理，与异性的交往范围逐渐扩大。

（二）心理卫生要点

1. 进行性教育宣教，促进性意识健康发展 处于青春期的少男少女，缺乏必要的性知识，受传统思想的影响，我们对青少年的性教育常采取回避或一带而过的方式，使得青少年常迷失在性困惑中。因此，青春期心理卫生的要点之一就是对青少年进行正确的性教育，通过生理、心理健康课程、性知识讲座等形式进行青春期性教育，多方配合使青少年形成健康的性心理和性行为。

2. 尊重独立意识，帮助他们顺利度过反抗期 青少年时期是心理上的“断乳期”，又称“第二反抗期”。青少年渴望与成人一样具有平等的地位和权力，像成人一样完成各种社会义务，这种“成人感”和独立意识是发展中的正常现象，是自我意识形成和发展的重要标志。成年人要正视青少年的心理和行为表现，帮助青少年顺利度过反抗期，做到多商量、多倾听、多沟通、多引导、少干涉。

3. 培养情绪调节能力，保持良好的心理状态 要及时了解青少年的情绪状况，关心他们，理解他们，通过心理课堂、团体活动等手段，帮助青少年学会有意识地调节和控制情绪。

4. 学会协调人际关系 指导青少年学会处理与父母、兄妹、朋友、老师、同学、异性之间的关系，让青少年掌握人际关系技巧，必会为其更好地适应社会提供有力的帮助。

5. 避免不良的生活习惯 青少年时期由于对任何事物都充满了好奇，加之社会环境的影响，易染上如烟瘾、酒瘾、网瘾等不良习惯，教师和家长应注意防范。首先，让他们认识到不良习惯的危害，增强自身控制能力。其次，要教会青少年运用积极、有效的方法来缓解压力和释放情绪。同时引导青少年建立广泛的兴趣，参加各种有益的活动如文体活动、科学实验活动、社会公益活动等。

四、成人期心理健康

成人期包括青年期、中年期和老年期。

（一）青年期的心理健康

青年期指 18 ～ 35 岁的人生黄金时期。个体开始拥有公民权利，并履行相应的社会义务。

1. 发展特点 青年期个体心身已逐渐发展成熟，精力旺盛。心理发展表现如下特点。

（1）认知发展：此期认知发展成熟，形成个性的认知特点，具有良好的洞察能力，思维以抽象逻辑思维为主，智力发展达到一生的高峰。

（2）情绪发展：情绪情感体验进入最丰富的时期，但易于冲动，情绪易受环境的影响而表现出强烈且不稳定的特征，有时出现明显的两极性，自我控制能力逐渐增强。

（3）意志发展：个体意志力稳定发展，意志的自觉性、主动性、行为的果断性逐渐增强，动机斗争过程逐渐内隐、快捷。

（4）人格发展：此期是人格形成并成熟的重要时期。性格趋于稳定，人格基本形成并成熟；能进行自我批评和自我教育，也懂得尊重他人，评价他人的能力也趋于成熟；社会活动增多、兴趣爱好广泛，对自然、社会、人生和爱情等都有了比较稳定而系统的看法，具有了正确的人生观、价值观、道德观。

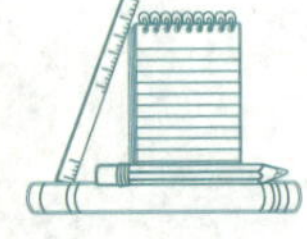

（5）职业的适应：进入社会择业，承担更多家庭和社会责任，履行义务，在个人兴趣、价值观、职业技能和工作之间寻找契合点。此阶段工作的变动性较大，25 岁以后，人们逐渐选定

自己的人生目标并为之努力奋斗。

2. 心理卫生要点

（1）正确处理恋爱婚姻问题：青年期是建立正确恋爱观、婚姻观及性道德观的成熟稳定期。因此，应加强对青年人的性健康知识、性伦理道德、恋爱和婚姻观等方面的教育和指导。引导青年人正确处理与异性的关系，对性冲动、性意识有科学的认识和端正的态度，端正恋爱、婚姻观，学习解决婚姻、家庭问题的技巧，正确对待恋爱、婚姻中的挫折。

（2）加强个人修养，适应社会变化：青年人的生活空间发生了很大变化，交往范围也扩大到社会生活的各个方面，面临的人际关系也越来越复杂。因此，加强个人修养，学会与人交往，提高人际交往能力，对青年人更快适应社会有重要的帮助。

（3）做好职业规划，促进职业生涯的顺利发展：工作是谋生的手段，也是实现自我人生价值和履行社会公民职责的体现。青年人应根据自己的兴趣、爱好、学习专业领域做好职业发展规划，选择适合自己的职业，设定人生目标，制订人生计划。同时，青年人要不断完善自己的职业形象，勤学上进，努力实现自己的人生抱负。

（二）中年期心理健康

中年期是指 35 ～ 60 岁，身心走向成熟稳定，是人生发展最为鼎盛的时期，知识积累达到较高程度，经验也比较丰富，创造力最强，在事业上非常容易出成果。同时，工作和生活任务繁重，人际关系复杂。因此，心理困扰和冲突也频发，特别是更年期心理卫生问题尤为突出。

1. 发展特点

（1）认知发展：人到中年，知识和经验积累都达到了较高的水平，理性思维能力强，面对问题能冷静分析并作出理智的判断。知觉、记忆、运算速度、推理能力等流体智力随年龄增加而缓慢下降，而与技能、语言文字能力、判断力、联想力等有关的晶体智力则继续上升。

（2）情绪稳定：中年人能较好地控制自己的情绪，生活工作中情绪稳定，较少冲动，有能力延迟对刺激的反应。

（3）意志坚定：做事目的明确并能按自己的规划朝着目标前行，遇到困难不退缩、不推诿，具有较好的抗挫败能力，生活工作中能理智地调整目标并选择实现目标的有效途径。

（4）自我意识明确：能正确认知和评价自己，对自己的能力和所处的社会地位有较清晰的认识，善于把握自己的言行。

（5）人格稳定：人格稳定包括两层含义：一是人格结构的构成成分不变，二是各成分的平均水平不变。与其他发展阶段相比，中年期的人格结构及人格各成分的水平保持相对稳定。

（6）人际关系复杂：生活、工作、家庭生活中面临复杂的人际关系，这些既可以成为中年人的社会支持系统，也可能成为压力的重要来源。

（7）职业成就与倦怠：中年是人一生事业发展的高峰期和付出后的回报期，但同时，也是容易发生职业倦怠的非常时期。由于长时间精力和体力的付出，工作中职业角色与职业发展、个人价值体现与社会认可等问题，也是个体职业倦怠的重要原因。

2. 心理卫生要点

（1）坦然承担社会责任：中年人既是社会的中坚力量，也是家庭的支柱。周而复始地繁忙于工作，生活上处于“上有老，下有小”的局面，这些繁杂的家务劳动与社会工作的重任，都可能造成中年人持续、过度的紧张。因此，中年人应以豁达的心态坦然面对生活和工作的困难，接受自己的失败，理性看待自己的成功，建立良好的社会人际关系，有广泛的兴趣爱好和丰富的业余生活，学会有效的压力应对策略，正确归因，改变对职业的认识，减少职业倦怠，提高

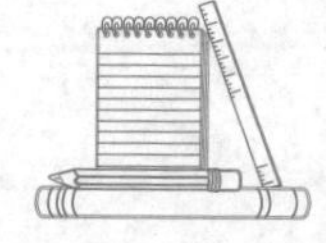

工作满意感。

（2）注重更年期心理保健：更年期是一个人从成熟走向衰老的过渡时期，女性一般在45～55岁，男性一般在50～60岁，是一生中变化比较剧烈的时期，所以被称为“多事之秋”。将要进入和已经进入更年期的人，特别是女性，要从知识和心理上做好准备，学习有关更年期的知识，了解更年期的生理、心理变化规律，正确对待更年期生理变化带来的躯体症状。因此，应保持积极乐观的心态，拓展自己的兴趣爱好，加强自身修养，建立自己的朋友圈并积极参与社会活动，通过与朋友之间的语言交流、情感交流，使中年人获得更多的社会与情感支持。同时，应注意合理饮食，科学锻炼，学习养生知识，保证充足的休息时间，争取平稳度过更年期。

（3）重视家庭生活：温馨和睦的家庭生活是中年人身心健康的重要保证。中年人要积极调节自己的婚姻生活。夫妻间应建立共同的兴趣，共享生活乐趣；彼此理解、尊重、信任，共同承担家务、孝敬父母、教养子女的责任等。

（三）老年期心理健康

老年期是指60岁以后的人生阶段。这是一个生理、心理等方面都在不断变化、不断衰退的时期。

1. 发展特点

（1）认知变化：感知觉能力减退、注意力下降。衰退的主要表现是感觉阈限升高，感受性下降以及注意的稳定性和注意范围明显缩小。这种变化以听觉最为明显，其次是视觉，再次是味觉。老年人近期记忆衰退明显，机械识记能力、记忆广度等能力迅速减退，远期记忆保持较好。有意识记为主，再认能力较差，回忆能力显著减退。思维能力下降，尤以抽象概括能力为显，思维灵活性差，不容易接受新事物，缺乏好奇心，趋向保守僵化。

（2）情绪变化：老年人因为生理逐渐老去，社会活动日趋减少，以及社会人际关系往往限于家人，情绪上易于伤感且脆弱，情感体验深刻而持久，情感状态一般比较稳定，变异性较小。

（3）人格变化：此期个体人格均有所变化，如有小心、谨慎、固执、刻板、多疑等人格特点。也有的人会变得优柔寡断、多疑、依附、生气爱哭；有的人会变得自我、听不进他人意见，更加固执。不少老人沉迷于往事，语言啰嗦重复，但也有些老人心胸更加开阔、乐观豁达，更善解人意。虽然老年人的人格或多或少都会发生某些改变，但人格的基本方面是持续稳定的，稳定多于变化。

（4）社会生活及人际关系变化：退休后不再承担相应的社会责任和义务，生活清静安闲，人际交往圈逐渐缩小。同时，由于疾病、衰老、死亡等因素，老年人朋友的数量减少。生活节奏和人际关系的变化，成为老年人重要的生活适应问题，易导致老年人出现各种身心问题。

2. 心理卫生要点

（1）正视现实，发挥余热：老年人要正视现实，提前做好退休的心理准备。退休并不意味着社会劳动的终结，老年人拥有丰富的人生、社会经验，仍可以选择自己喜欢的工作，发挥余热。老年人应关心国家大事，了解社会生活，关心他人，乐于助人，在帮助他人中找到存在的乐趣。适当参加一些适合自己的社会活动，广泛培养兴趣爱好，将退休生活过得丰富多彩，减少退休后的失落感、孤独感、被社会抛弃感，重新找到生活的乐趣。

（2）合理用脑，适当运动：适当的脑力活动和体育活动可以延缓大脑和躯体功能的衰退。坚持科学用脑，学习新知识，接受新事物，开阔眼界，跟上时代的步伐，延缓心理衰老。选择适合自己的户外活动，如散步、慢跑、打太极拳等，既可以呼吸新鲜空气，促进血液循环，有

益身体健康，还可以让老年人轻松愉快、精神焕发，促进心理健康。

（3）生活规律，饮食合理：退休后不必为工作、生活奔波，可以自由安排自己的生活，但一定要合理安排作息时间，做到起居有常，饮食有节，营养均衡。不熬夜，不过劳，不吸烟，不酗酒。

（4）重建人际关系：面对新的环境和人群，应主动结识新朋友，积极参与社会交往，保持与亲友的联系，互相关心，互相爱护。尊重年轻人的生活方式和价值观，保持良好的代际关系。政府、单位、家庭、邻里要多关心和支持老年人，形成尊老、敬老、爱老、养老的社会风气，满足老年人的社会需求，保证老年人安度晚年。

（5）积极防治老年疾病：老年人由于身体器官衰老、功能逐渐衰退，进入各种慢性疾病的多发期，特别是心脑血管疾病。因此，要积极防治躯体疾病，定期检查身体，积极预防各种老年慢性疾病的发生和发展，发现疾病要及时治疗。

（6）坦然面对或接受死亡：生老病死是人类无法抗拒的自然规律。个体生命从出生到逐渐老去直至生命终结，是一个从量变到质变的渐进过程。老年人应建立正确的生死观，充分认识到死亡的必然性，注重生命的质量，努力让自己在有生之年活得充实、过得有意义、老有所为。

知识链接

幸福的奥秘

马丁·塞利格曼（Martin Seligman）博士是积极心理学的倡导者之一。1997年，他曾以史上最高票的记录，当选为美国心理学协会的主席。积极心理学是当代心理学的最新发展趋势，积极的情绪和体验是积极心理学研究及关注的中心，它挑战了心理学界几百年来以研究心理疾病为主的思潮，倡导心理学的积极取向，以研究人类的积极心理品质，关注人类的健康幸福与和谐发展为主要内容，试图以新的理念、开放的姿态诠释与实践心理学。

塞利格曼于2002年出版了《真实的幸福》，在书中提出真正幸福可以分成三个“部分”：快乐生活（pleasant life）、充实生活（engaged life）和有意义的生活（meaningful life）。总之，积极心理学倡导心理学的积极取向，研究人类的积极心理品质、关注人类的健康幸福与和谐发展。幸福的奥秘在于倡导探索人类的美德，如爱、宽恕、感激、智慧和乐观。

考纲摘要

考试类别	细目	要点及要求
公共卫生执业助理医师	1. 心理健康概述	（1）心理健康的概念（掌握） （2）心理健康的简史（了解） （3）心理健康的研究角度及其应用（了解） （4）心理健康的标准及其应用（熟悉）
	2. 不同年龄阶段的心理健康	（1）儿童阶段心理健康常见问题与对策（熟悉） （2）青少年阶段心理健康常见问题与对策（了解） （3）中年人心理健康的常见问题与对策（熟悉）

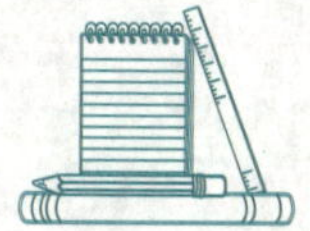

续表

考试类别	细目	要点及要求
临床执业助理医师	1. 心理健康概述	（1）心理健康的概念（熟悉） （2）心理健康的简史（了解） （3）心理健康的研究角度及其应用（了解） （4）心理健康的标准及其应用（掌握）
	2. 不同年龄阶段的心理健康	（1）儿童阶段心理健康常见问题与对策（熟悉） （2）青少年阶段心理健康常见问题与对策（掌握） （3）中年人心理健康的常见问题与对策（了解）
乡村全科执业助理医师	心理健康的概念与标准	（1）心理健康的概念（熟悉） （2）心理健康的标准（掌握）

扫一扫，查阅复习思考题答案

复习思考

一、名词解释

1. 心理卫生
2. 心理健康

二、简答题

1. 心理卫生工作原则有哪些？
2. 简述心理健康的标准。
3. 学龄期心理卫生工作的要点是什么？
4. 老年期心理卫生工作的要点是什么？

三、论述题

结合实际，论述心理卫生工作的意义。

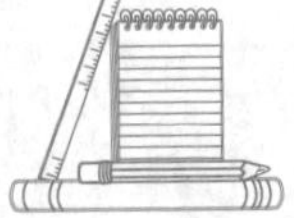

模块七　挫折与心理防御机制

扫一扫，查阅本模块 PPT、视频、知识链接等数字资源

【学习目标】

1. 知识目标：掌握挫折、心理防御机制的概念，心理危机的特征和心理危机评估内容及方法，危机干预的基本过程及步骤；熟悉挫折产生的原因和条件，心理危机干预技术；了解挫折承受力的影响因素。

2. 能力目标：具有准确识别挫折情境的能力，能够辨别自己和他人在面对挫折时所运用的心理防御机制，能灵活运用合适的心理防御机制应对挫折。

3. 素质目标：培养坚韧不拔的心理素质，提高自我认知和自我管理能力。

案例导入

小王曾经经历过一段刻骨铭心的恋爱，但是最后被恋人无情地抛弃。这段感情的结束让他非常痛苦，他在分手后的一段时间里几乎每天以泪洗面。但是，随着时间的推移，他重新振作起来，并且开始新的生活。他在工作中表现出色，和同事们的关系也很好。然而，有一次公司组织团队建设活动，其中有一个环节是分享自己的感情经历。当别人分享的时候，小王突然感到非常不舒服，找借口离开了现场。之后，他自己也很奇怪为什么会有这样的反应。小王的潜意识压抑了失恋的痛苦情绪。他以为自己已经走出了失恋的阴影，但是当面对和感情经历相关的场景时，被压抑的情感就会被唤醒。

问题：潜意识压抑机制（潜抑机制）会对人的行为产生哪些影响？如何识别和处理潜意识压抑机制？

项目一　挫　折

挫折是指人们在某种动机的推动下所要达到的目标受到阻碍，因无法克服而产生的紧张状态与情绪反应。

挫折是一种普遍存在的心理现象，它能使人的行为发生变化。挫折有时可能引起人的攻击性行为，引起人的焦躁不安、冷漠或退缩。但是，挫折也可以磨炼人的意志，使人从从失败中吸取教训，增强适应能力。

一、挫折产生的原因

产生挫折的原因大致可以分为两类：一类是客观因素，另一类是主观因素。

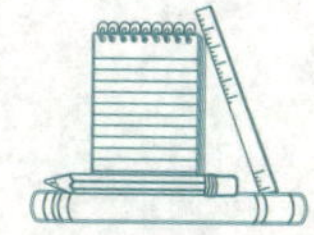

1. 客观因素 包括自然环境和社会环境对人所造成的困难和限制，使人想要达到的目标不能实现。如自然环境中的天灾、环境污染、战争、社会的政治动荡、经济萧条、地域性文化差异、亲人的生离死别、衰老病痛、人际关系不协调、怀才不遇，以及恋爱、婚姻家庭生活中不可调和的矛盾等，都会引起挫折。

2. 主观因素 个体的主观因素主要是个体自身条件的限制。动机的冲突则是产生挫折的主要因素。这种主观因素包括躯体方面的和心理方面的。比如，个人的容貌、躯体的某种缺陷等属于躯体方面的因素；而个人的能力、气质、性格、需求、期待等属于心理方面的因素。这些因素常常限制人的动机选择和实现，由此产生挫折。

二、挫折产生的条件

1. 具有必要的动机和目标。
2. 要有满足动机达到目标的手段或行动。
3. 有相应的挫折情境。
4. 有对挫折情境的知觉。
5. 对挫折情境的知觉与体验而产生的紧张状态与情绪反应。

三、影响个体挫折承受力的因素

个体的挫折承受力受许多因素影响，主要包括以下几个方面。

1. 与个体以往的生活经验有很大关系 如果一个人从小到大一帆风顺，所有的需求都能轻易满足，受挫的内心体验就少，那么他的挫折承受力就可能会很低。如果一个人一生坎坷，经历过多种磨难，那么他往往会有很强的挫折承受力。如果在儿童期经历的挫折过多，会影响其人格的发展，容易形成自卑、怯懦等人格特点。

2. 与个人的生理状况有一定关系 一个发育正常、躯体健康的人，往往比有躯体疾病或缺陷的人对挫折有较强的承受力；在同样的条件下，有病痛和躯体缺陷的人，往往会碰到更多的障碍，受到较大的精神折磨。

3. 社会支持系统的影响

（1）家庭支持：家人的鼓励与支持为个体提供了宝贵的情感支持。

（2）朋友和同事的支持：在逆境中，朋友和同事的援助能够有效减轻个体的负担。当一个人面临工作挑战时，配偶或伴侣的理解与支持会极大增强其克服困难的动力。朋友的鼓励和经验分享不仅能缓解孤独感，还能帮助人们更勇敢地面对挑战。

（3）专业支持：来自心理咨询师、教练等专业人士的指导与支持。

从心理卫生的观点来看，培养和增强个体对挫折的承受力，将有助于个体心理与环境之间形成良好的协调关系，提高人的心理素质，促进身心健康。

项目二 心理防御机制

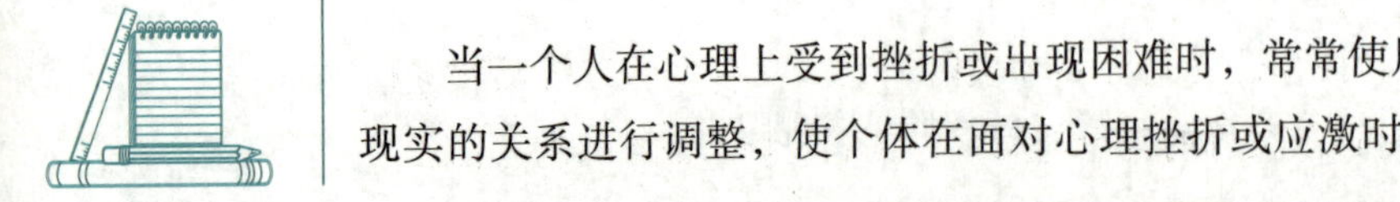

当一个人在心理上受到挫折或出现困难时，常常使用一些习惯性的措施或机制，把个体与现实的关系进行调整，使个体在面对心理挫折或应激时，避免引起情绪上的过分痛苦与不安，

我们将这种自我保护的方法称为心理防御机制。

心理防御机制属于一种心理适应性反应，几乎每个人都在不知不觉地使用。其方法种类繁多，且互相渗透、互相联系，很少单独使用。面对同样的问题，不同的人也往往使用不同的心理防御机制来解释和说明。

一、心理防御机制的功能

每个人在其行为发展过程中，均会产生各种不同的防御性反应，逐步学习各种防御方法，形成个体心理防御机制，以便在自我受到侵袭时，减轻个体负性情绪反应。一般情况下心理防御机制具有以下功能。

1. 减轻负性情绪的内心感受。
2. 降低负性情绪反应。
3. 在自身内在具有危险的冲动中保护自己。
4. 消除个人内在态度与外在现实之间的冲突。
5. 协助个体保持其充实感和价值观。
6. 维持人际关系和谐。

二、常用的心理防御机制

心理防御机制种类很多，按照个体心理发展程度的成熟性可分为四类。

（一）精神病性心理防御机制

精神病性心理防御机制因精神病患者常常极端地使用而得名，也称为自恋性心理防御机制，包括否定、歪曲、外射等，它是一个人在婴儿时期使用的心理机制。早期婴儿的心理状态属于自恋的，即只照顾自己，只爱恋自己，不会关心他人，加之婴儿的“自我界限”尚未形成，常轻易地否定、抹杀或歪曲事实，所以这些心理机制即为自恋心理防御机制。

1. 否定机制　即把已经发生的令人不愉快的事情完全否定或彻底“忘掉”，以躲避心理上的痛苦，是最原始而简单的心理机制。这种防御机制能使个体从难以忍受的心理中逃避，也同样可借此逃避个体难以忍受的愿望、行动、事故，以及由此引发的内心焦虑。“眼不见心不烦”“眼不见为净”等，都是否定机制的表现。

2. 歪曲机制　歪曲机制是把外界事实加以曲解变化，以符合内心的需要。因歪曲作用而呈现的精神现象，以妄想或幻觉最为常见。

3. 外射机制　外射机制又叫投射机制，就是以自己的想法去推想外界的事实。外射机制是把自己不能接受的欲望、感觉或想法外射到别人身上，以避免自我意识到。“以小人之心度君子之腹”，便是属于这种情况的典型例子。

（二）幼稚的心理防御机制

幼稚的心理防御机制出现于婴幼儿期，也称为不成熟的心理防御机制，包括内射机制、退行机制和幻想机制等。

1. 内射机制　与“外射”相反的心理防御机制，即把外界的东西，吸收到自己的内心里，变成自己人格的一部分。“近朱者赤，近墨者黑”就是内射机制的结果。

事实上，人们的思维、情感及行为，往往会受到外界环境的影响。在早期的人格发展过程中，婴幼儿最易吸收、学习别人，特别是自己父母的言行与思维，从而逐渐形成自己的人格。

2. 退行机制 当人们遇到挫折时，有时会放弃已经学到的比较成熟的适应技巧或方式，而恢复使用原先比较幼稚的方式去应付困难，以达到满足自己的欲望的目的，这种现象称之为“退行作用”。

退行现象是在遭受外部压力和内心冲突不能处理时，借此退回到幼稚行为以使自己感到舒服、安慰的一种心理防御机制。这种现象各年龄阶段均可看到。

3. 幻想机制 指一个人在遇到现实的困难时，因无法处理这些问题，就利用幻想的方法，使自己从现实中脱离，存在于幻想的境界，凭其情感与希望，任意想象如何处理其心理上的困难，以得到心理上的满足。例如一个备受欺凌的女孩子，想象有一天会遇到一位英俊的“王子”拯救她脱离困境。但当她将现实与幻想混为一谈时，就沦为病态了。

（三）神经症性心理防御机制

神经症性心理防御机制是儿童的“自我”机能进一步成熟，在儿童能逐渐分辨什么是自己的冲动、欲望，什么是现实的要求与规范之后，在处理内心挣扎时所表现出来的心理机制，包括潜抑机制、隔离机制、反向机制、转移机制和合理化机制等。

1. 潜抑机制 把不能被意识所接受的念头、感情和冲动，在不知不觉中抑制到潜意识中去，这种心理防御机制称为潜抑机制。

一般而言，人们都具有将不愿忍受或会引起内心挣扎的念头、感情或冲动，在尚未被他人觉察之前，抑制、存储到潜意识中的倾向，以此保持心境的安宁。

2. 隔离机制 把观念和感觉分离，只留下人们可理解的观念，而把可能引起的不快感觉隔离起来的现象，心理学上称之为隔离机制。

生活中，最常被隔离的，是与事实相关的感觉部分。人们常常把上厕所说成上“一号”，女同志把来月经说成“来例假”。因为厕所和月经容易使人联想到污秽和血迹斑斑，是比较隐秘的私事，不便直接示人，用其他的词汇代替就避免了不愉快的联想。

3. 反向机制 指处理一些不能被接受的欲望与冲动而采取一种与原意相反的态度或行为的心理防御机制。“此地无银三百两，隔壁王二不曾偷”说的就是反向机制。

4. 转移机制 把对某一方的情绪反应转移到另一方的心理防御机制称为转移机制。转移机制是人们常有的倾向，即把自己对某一对象的情感，诸如喜爱、憎恶、愤怒等，因某种原因无法向其对象直接发泄，而转移到其他较安全或较能被接受的对象身上。例如，丈夫受到上级的责备，一肚子的气不敢发作，只好忍气吞声。回到家中，气还没消，可能会对妻子粗声粗气，甚至发脾气。这样，对上级的气就转移到了妻子身上。

5. 合理化机制 又称文饰机制，指个人遭受挫折或无法达到所要追求的目标，以及行为表现不符合社会规范时，用有利于自己的理由来为自己辩解，将面临的窘迫处境加以文饰，以隐瞒自己的真实动机或愿望，从而为自己进行解脱的一种心理防御机制。

合理化机制是人们运用最多的一种心理防御机制，其实质是以似是而非的理由证明行动的正确性，掩饰个人的错误或失败，以保持内心的安宁。

合理化往往有两种表现。一种是“酸葡萄”心理，即在追求某一种东西而得不到时，为了冲淡自己内心的不安，就为自己找一个言之成理的“理由”，于是常常将对方贬低，认为并非我追求不力、条件不够，而是“不值得”去卖力，借以安慰自己。认为自己得不到或没有的东西就是不好的。另一种是“甜柠檬”心理，不说自己得不到的东西不好，却百般强调凡是自己所有的东西，都是好的。如果他得不到葡萄，只有柠檬，就认为柠檬是甜的，这样也可以减少内

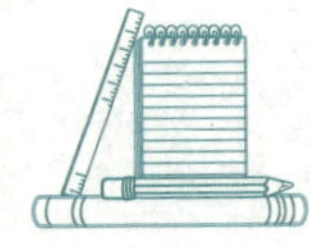

心的失望和痛苦。

（四）成熟的心理防御机制

成熟的心理防御机制是指“自我”发展成熟之后才表现出的防御机制。其防御的方法不但有效，而且可以解除或处理现实的困难、满足自我的欲望与本能，也能为一般社会文化所接受。这种成熟的防御机制包括压抑机制、升华机制、利他机制、幽默机制等。

1. 压抑机制　指当一个人的欲望、冲动或本能无法达到满足或表现时，有意识地去压抑、控制、想办法延期以满足其需要的一种心理防御机制。

压抑机制是最基本的、成熟的心理防御机制，是“自我”机能发展到一定程度之后才能执行的心理机能。比如一位男子在路上看到一位漂亮姑娘，顿时产生了爱慕之情，想和其亲近，可是马上意识到这样想是人之常情，“爱美之心人皆有之”，但采取亲近的行动是不可取的，于是打消了亲近的念头，这就是压抑作用的表现。

2. 升华机制　即把不易实现的本能欲望转向能为社会所接受的、比较合理的目标和方向，这种心理防御机制被称为升华。升华机制能使原来的动机冲突得到宣泄，消除焦虑情绪，保持心理上的安宁与平衡，还能满足个人成就的需要。

3. 利他机制　采取一种行动，不但能直接满足自己本来所需的欲望与冲动，同时所表现的行为有利于他人，受到社会的允许与赞赏。比如一个人看到小孩子就产生浓厚的兴趣与欲望，想与之接近，如果她去幼儿园或孤儿院当保育员，天天与小孩子在一起，既满足了自己的兴趣，又对孩子有好处，这就是利他机制的表现。许多从事社会福利事业的工作人员，往往是应用利他的机制来满足别人，同时也满足自己。

4. 幽默机制　当一个人处境困难或尴尬时，使用幽默来化险为夷，度过困境，或者通过幽默的方式间接表达其潜在意图，在无伤大雅的情况下表达意思、处理问题，我们将这种心理防御机制称为幽默机制。

一般说来，幽默是人格成熟的表现。成熟的人常懂得在适当的场合使用适当的幽默，把原本困难的情况转变一下，大事化小，小事化了，成功地摆脱窘境，渡过难关。

三、心理防御机制的意义

心理防御机制是一种潜意识的应对机制，具有积极与消极两种意义。

1. 积极意义　对偏激或攻击性行为有缓解作用，能暂时消除内心的痛苦和不安，恢复心理平衡，甚至能激发个体的主观能动性，激励个体以顽强的毅力克服困难，战胜挫折。心理防御机制对维护自尊和自我形象，处理情感，促进人际交往、社会适应，促进个人成长都有积极意义。

2. 消极意义　心理防御机制并不能真正解决现实存在的问题，往往带有一种“自我欺骗”的性质。它常常只起到使人逃避现实的消极作用，有时还会使实际问题复杂化，加重心理冲突的程度，甚至导致心理疾病的发生。

项目三　心理危机与干预

个体运用通常的应对方式或机制不能解决当前所面临的问题，则会陷入心理失衡状态，这种失衡状态便称为心理危机。比如突然遭受严重灾难，人们的生活状况发生明显的变化，尤其是出现了用现有的生活条件和经验难以克服的困难，以致当事人陷入痛苦、不安状态，甚至伴有绝望、麻木、焦虑，以及自主神经症状和行为障碍。调查显示，约 800 万美国人报告自己因为“9 · 11”事件而感到抑郁或焦虑。约有 20% 的人经历重大火灾或空难之后，会有较为强烈的精神创伤性记忆减退。

杰拉尔德 · 卡普兰（Gerald Capalan）曾提出，危机是指面临突然或重大生活事件（如亲人亡故、突发威胁生命的疾病、灾难等）时，个体既不能回避，又无法用通常解决问题的方法来解决时所出现的心理失衡状态。

目前我们对心理危机的理解应包括三方面的内容。

1. 客观角度 必须存在具有重大心理影响的事件，即个体遇到的困境和灾难。如地震、火灾、恐怖袭击、空难、海啸等困境，令个体无能为力。

2. 主观角度 不管面临的事件和境遇有多危险，均可能造成个人资源和机制所无法解决的困难，使个体认知、情感、行为或躯体方面发生异常和改变，构成危机。从主观角度出发，危机被认为是一种认知。

3. 后果角度 危机是指个体因这种困境而产生的害怕、震惊、悲伤的感觉和体验，而不是困境本身。

一、心理危机的特征

心理危机具备三个基本特征，也是危机必备的条件。

1. 困难的处境 存在具有重大心理影响的事件使个体面临困境。其来源多种多样，可以来自个体外部，如自然灾害、战争或恐怖袭击；也可以来自个体自身内部，如患癌症、艾滋病等难以治愈的疾病。可以是突发灾难性的，如交通事故、空难或海啸；也可以是一系列日常生活事件，如人际关系紧张甚至恶化等。

2. 不能应对或应对无效 面对困境，个体用平常解决问题的方法不能应对或应对无效或失败。心理危机的程度与发生事件的强度不一定成正比。心理危机不仅是个体应对努力的失败，也是个体自己认为自己无法应对困境所产生的危机。

3. 身心异常改变 危险和困境引起当事人个体身心两方面的异常改变，包括急性情绪紊乱，认知、躯体和行为等方面的异常改变，但又不符合或达不到任何精神病的诊断标准。

心理危机具有普遍性。人的一生中，每个人都有可能遭遇心理危机，只是不同的个体所遭遇危机的概率不同而已。

二、心理危机的分类

1. 发展性危机（developmental crisis） 人的每一个成长阶段，都要完成规定的任务，而在履行这些可预料任务时所遇到的压力、阻滞或困难，就构成了成长或发展性危机。每个人在成长和发展过程的不同阶段都会遇到不同的压力，如升学、就业、升迁、生病等，如果这些问题应对得好就可以继续发展，如果应对得不好就会出现心理危机。

2. 境遇性危机（situational crisis） 指遭遇突如其来的超常事件且个人无法预见和控制的危机。如地震、火灾、恐怖袭击等，很少能够避免，对人的影响较大，其他如战争、动乱等，带来的心理危机也属于境遇性危机。

3. 存在性危机（existential crisis） 指伴随着重要的人生问题而出现的危机。如人生的目的、意义、责任、独立、自由和承诺、伦理道德等，面临各种急需作出决断的矛盾及长期的心理冲突等状况。例如，弃学就商、商海沉浮、现实与良心道德价值观的激烈冲突等，均可导致个体内部矛盾和焦虑。存在性危机已经成为现代社会非常突出的心理危机问题。

三、心理危机的结局

心理危机是一种过渡状态，具有时限性，人不可能长久地停留在危机状态之中。危机具有自限性，急性期通常持续 6 周左右。但具体到每人，则因人而异，短者 24 ～ 36 个小时，最长者不超过 4 ～ 6 周，最终的结局往往是：

1. 心理危机未能得到有效的应对与干预，并进一步发展或难以自拔。当事人往往陷入绝望，导致精神疾病或出现自杀、攻击他人等适应不良行为；或出现消极的应付方式，如过量饮酒、吸毒与药物滥用等，最终成为酗酒者或吸毒者；或变得孤独、多疑、抑郁、自责、焦虑，最终成为适应不良或神经症患者。

2. 部分地解决了问题，另外一些问题则逃避了，防止了危机的进一步发展，逐渐恢复到危机前的心理平衡状态。但个体往往会留下一系列的创伤或危机点，表面上危机过去了，但造成危机的基础仍存在，一旦遭遇相同或类似刺激，就可能又陷入危机状态。

3. 当事人通过自身努力与外界的帮助，问题得以解决，很好地应对危机。经过危机的锻炼和体验，学会了新的应对技巧，心理状态比以前更成熟、坚强，更具有抵抗危机的能力，其总体的心理结构和心理水平超出了危机前的水平。心理适应能力得以提高，个体得到成长和发展，这是最为理想和出现较多的结局，是危机干预努力的方向和目标。

四、心理危机干预

中文的“危机”是“危险”加“机会”的意思，所谓的危机意味着个体既面临危险又孕育着新的生机，这是个在全球广为接受的观念。

危机干预（crisis intervention）就是从心理上解决迫在眉睫的危机，使症状得到立刻缓解和持久地消失，使心理功能恢复到危机前水平，并获得新的应对技能，以预防将来心理危机的发生。危机干预是从简单心理治疗基础上发展起来的，以解决问题为目的，不涉及干预对象的人格矫正。

危机干预的对象不仅是针对个体的求助者或“患者”，它还包括公共事件、洪灾、群死群伤、中毒、空难、传染疾病流行等发生时，对当事人及相关人员进行心理援助与干预治疗。

（一）心理危机干预的目标

危机干预的目标和意义有三，且三者间又呈递进的关系，但以第一目标为首要目标，即保护干预对象，预防各种意外的发生。

1. 预防严重后果 重点预防自杀、杀人等危机事件，使损失不再增加。此为危机干预工作者必须而且能够胜任的工作和职责，若做不到，就必须尽早转介给专业的危机干预机构和专家，这是最基础也是首要的目标。

2. 调整心理状态 使服务对象恢复到危机前的心理平衡状态，能够恢复和发挥正常的社会功能。

3. 提高个体应对危机的能力 使心理危机真正成为一个机会，促进干预对象的发展和成长。

心理危机干预的具体目标和任务要根据危机的评估来确立，强调与干预对象共同商讨确定。

（二）心理危机干预的特点

1. 个性化和针对性 以当前问题为主要目标，根据个体的具体情况制订个性化的干预计划，关注个体的直接需求，如情绪支持、安全评估等。

2. 属于短程的、紧急的心理治疗 心理危机干预的时间非常短暂，针对性非常强，问题非常现实，有具体的紧急救助性措施，与其他心理治疗有明显的区别。

3. 整合的干预策略 在心理危机干预中主张采用实际有效的整合的干预策略，包括心理、社会等方式方法的应用。在具体工作中，最常使用的是支持性心理治疗和认知心理治疗方法。

（三）心理危机干预的基本过程

心理危机干预的步骤，只是人为划分的。在实际操作过程中并非如此刻板，各步骤间亦无绝对界限，彼此重叠，前后也可循环反复进行。没有绝对有效的方案，只有因人因事而异的帮助，危机干预工作者能够及时介入危机现场与灾难者共同面对危机事件的行为本身就是最为有效的心理危机干预。

1. 心理危机评估 评估即确定问题，贯穿于危机干预的整个过程中。

（1）评估的内容：①对客观危机事件的评估。②个体对客观事件的认识。③应对危机的个人资源。④应对危机的外部资源。⑤危机干预工作者本身的资源。

（2）评估的方法：①通过与干预对象的直接会谈进行评估是主要的方法。电话会谈效果要差些，目前不主张进行网络交谈。②通过从干预对象的社会网络中获得信息，例如从家人、朋友、同事或其他知情者那里了解所需要的情况，这是间接的办法。

2. 确定干预目标 对每个个体来讲，危机干预的目标各不相同。具体的目的要根据评估的结果，与干预对象一起来商讨确定。针对干预对象当时的具体问题和干预对象的功能水平及心理需要制订总目标和阶段目标。首先需要解决什么？然后再解决什么？什么问题最容易立即解决？同时还要考虑社会文化背景、社会生活习俗、家庭环境等因素，并提出各种方案的可能性，然后制订干预计划。制订计划的方法与其他心理咨询与治疗没有太大的差别。

3. 危机干预的实施

（1）干预的内容：使用各种干预技术按既定目标实施干预，帮助干预对象学会并掌握解决心理危机所需要的技能，主要有四个方面的工作：①帮助干预对象正确理解和认知自己当前的危机。②帮助干预对象疏泄和释放被压抑的情感。③帮助干预对象学习应对方式。④帮助干预对象建立新的生活。

（2）安全的保证：将保证安全的信息，在适当的时机非常明确地传递给干预对象。首先干预工作者要给干预对象一个承诺（包括口头的和客观的安全保障）；其次干预工作者要获得干预对象的承诺；第三与干预对象建立相互信任的关系。

4. 终止干预 心理危机干预所需的时间取决于心理危机的性质、干预对象自身的能力及干预目标的难易程度。当干预对象情绪症状缓解、认知能力改善、自我保护意识增强后，可以考虑及时结束干预，并处理终止干预的有关问题，如进一步强化习得的应对技能、处理干预对象对干预者的依赖等。结束干预要作为一个非常重要的步骤来对待。

心理危机干预的时间一般以 2 ～ 4 周为宜，最长不要超过 8 周，即一个心理危机要在 1 个月左右的时间内解决。此后，通过过渡期递减访问次数，直至停止访问。在结束阶段要鼓励干预对象在今后遇到逆境时，要主动应用新学会的应对技能和社会支持系统来独立解决问题，减

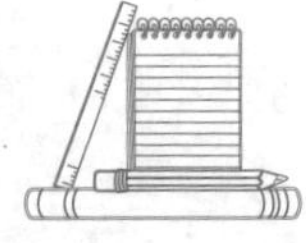

少或避免心理危机的发生。

（四）心理危机干预中的注意事项

1. 充分认识心理危机干预的重要性 从某种意义上说，心理危机无处不在、无时不有，危机干预是帮助干预对象重新获得心理平衡、防范严重后果的重要手段。

2. 尊重理解危机干预对象 工作人员应尊重对方的人格。工作人员不能以救世主自居，表现出优越感，或对干预对象表示同情怜悯，这样会降低干预对象的人格角色地位自尊，应该是在理解的基础上同情。

3. 提供信息或情报 帮助干预对象解决问题，如果他们希望解决心理危机以外的其他问题，可以提供有关部门的名称、地址、电话号码等信息。

4. 不能向干预对象提供假安慰 避免怂恿干预对象指责他人，以免对他们承担个人责任不利。如果他们不作反思，只从客观上找原因，是难以期望他们真正采取积极行动的。因为他们不会正视自己的问题，只会一味产生对他人的敌意。

5. 专业风范 危机干预工作者的言行举止应以专业工作者的身份出现，不要说与专业工作者身份不相吻合的话，不要做与专业工作者身份不相吻合的事。

6. 危机干预工作者的能力是有限的 心理危机干预工作者也是人，是一个“真实”的人，而不是“超人”，他不可能杜绝自杀现象或解决所有问题。如果出现干预对象自杀死亡事件，干预工作者应该吸取教训。

7. 心理危机干预工作者不是孤立的 干预工作者彼此之间也要多交流，互相了解，互相支持，互相帮助，消除干预过程中可能受到的各种心理创伤，防止心理干预工作者自身的心理枯竭。

8. 保持良好的个人状态 心理危机干预工作者自己要注意充分的休息，不能过于疲劳，以保持良好的工作状态。

9. 善于调节并掌控自己的情绪 心理危机干预工作者可能遇到不愉快事件，但不能把情绪带到工作中，以免影响工作质量。如果工作人员自身遇到重大事件，可以暂时调班。

10. 努力提高自己的专业能力 干预工作者要不断学习新知识，努力增加自己的知识积累，提高心理危机干预技术，提高处理各种问题的能力。

11. 切忌在干预工作者和干预对象之间形成依赖关系 提供帮助的目标是干预对象本身应对能力的提高和发展。

复习思考

一、名词解释

1. 挫折
2. 心理防御机制
3. 压抑
4. 投射
5. 升华

二、简答题

1. 挫折产生的条件有哪些？请简要解释。
2. 列举三种常见的心理防御机制，并简要描述它们的作用。

扫一扫，查阅复习思考题答案

3. 如何理解心理防御机制在应对挫折中的作用?

4. 简述应对挫折的有效策略有哪些。

三、论述题

1. 论述心理防御机制在个体心理适应中的重要性，并举例说明。

2. 分析心理防御机制的积极作用与消极作用，并讨论如何培养健康的应对机制。

3. 论述挫折对个体心理健康的影响，并提出有效的应对策略。

模块八　心理应激与心身疾病

扫一扫，查阅本模块 PPT、视频、知识链接等数字资源

【学习目标】

1. 知识目标：掌握心理应激的概念、应激的心理及生理反应，心身疾病的概念、特点、诊断标准与治疗原则；熟悉应激的中介机制及常见的心身疾病；了解应激源的概念、种类、应激对健康的影响，以及心身疾病的发病机制。

2. 能力目标：具有处理社会生活中应激事件的能力，能完成常见心身疾病的预防与诊疗。

3. 素质目标：具有疾病的全局观、新的健康观及医学人文关怀意识，培养学生职业责任感；培养学生积极的生活态度和应对挑战的自信心，以及对心理健康问题的同理心。

案例导入

张先生是某公司高管，工作责任感强，但因工作繁忙经常熬夜。一年前，张先生无明显诱因出现胸闷、心慌，确诊为冠心病后，他调整了工作和生活节奏。尽管偶尔胸痛，但症状通常能迅速缓解。然而，最近他感到症状加重，频繁出现胸痛、心慌、气喘和背痛。医生了解情况后发现，张先生因身体原因被替换掉负责的项目，同事因此升职，导致他情绪低落、失眠，担忧病情恶化和事业机会丧失，开始回避工作，有时借酒解愁。

问题：本案例中张先生面临的主要应激源是什么？出现的应激反应有哪些？

应激（stress）是心理社会因素同疾病联系中十分重要的一个环节。伴随人类社会的进步、科技的日新月异和经济社会的快速发展，医学模式和健康观发生了根本的改变，也推动人类对疾病和健康的认知由单一因素向多元化的致病因素转换。社会生活压力、不良情绪和不健康的生活方式成为人类健康与疾病的重要影响因素和致病因子。因此，应激与心身疾病也成为现代医学、心理学、生理学等学科关注的重点和研究的热点问题。

项目一　心理应激

一、应激的概念

应激的研究最早始于 20 世纪 30 ～ 40 年代的医学领域，其创始人是加拿大著名生理学家塞里。他认为，应激是指人或动物有机体对环境刺激的一种生物学反应现象，可由加在机体上的许多不同需求而引起。同时，他在研究中发现失血、感染、中毒及心理冲突等都会产生诸如心跳加快、血压升高、呼吸频率变化、血糖升高等全身性的生理生化改变，即应激反应，并且这

种改变是非特异性的。由此将这种非特异性反应称为“一般适应综合征”。

由于各国专家学者对应激研究的侧重点不同，对应激内涵的认识也不尽相同。因此，现代应激理论认为，应激是个体面临或察觉（认知、评价）到环境变化（应激源）对机体有威胁或挑战时做出的适应和应对的过程，包括刺激（应激源）、中间因素（认知评价）和应激反应三个环节。

从心理学研究的角度，对应激概念的理解包含四个方面：①应激是引发机体发生应激反应的刺激或刺激物。这是把应激看作自变量，研究各种有害刺激的特性，如躯体性刺激、心理性刺激、社会性刺激、文化性刺激等。②应激是机体对有害刺激的反应。这是把应激看作因变量，研究机体在应激状态下的各种反应，如生理反应、心理和行为反应等。③应激是应激源与应激反应之间的中介变量。这是把应激看作中介变量，研究介于刺激与反应之间的各种影响因素，如认知评价、个性特征、应对方式、社会支持等。④应激是一个多因素作用的系列反应过程。从整体观念和系统理论看，心理应激是一个系列的、复杂的反应过程，它包含使机体发生反应的刺激、机体产生的心身反应及介于二者之间的各种中介因素，而不是指某一刺激、某一反应或某一影响因素。

应激在日常生活中很常见，是个体适应环境变化不可缺少的反应。它具有双重效应，一方面，当个体受到威胁或紧张刺激时便产生应激反应，激活有机体以便有效地应付环境刺激，具有积极的适应环境的功能。另一方面，当刺激反应过强、持续时间过长，超出个体承受能力，则产生消极影响甚至对身心导致破坏，如产生消化性溃疡、哮喘、精神疾患等应激性疾病。

二、应激源

应激源（stressor）是指引起应激反应的各种刺激。按其性质可分为躯体性应激源、社会性应激源、心理性应激源和文化性应激源四种。

（一）躯体性应激源

躯体性应激源包括物理、化学、生物等因素的刺激。如冷热、噪声、细菌及放射性物质等，均属躯体性应激源。这类应激源引起应激反应，是由于它们对机体直接损伤或间接的潜在威胁所引起。

（二）社会性应激源

社会性应激源范围极广，以社会生活事件为主，是人类生活中最普遍的一类应激源，它与疾病的发生有密切联系。在心理应激研究领域，应激源也是多以社会生活事件为研究中心，甚至有的将生活事件与应激源作为同一词看待。

生活事件按其内容大致分为三大类。

1. 与环境相关的事件 包括自然灾害、战争和动乱、社会政治制度变革、人口拥挤、生活节奏加快、竞争加剧、人际关系紧张、环境污染及文化污染等。

2. 与工作有关的事件 包括职业（如高度集中的工作、强体力和脑力劳动、远离人群等）、待遇、发展机会、同事关系、下岗待业及知识更新等。

3. 与生活有关的事件 包括恋爱、夫妻关系、离婚、配偶患病或死亡、子女问题、住房拥挤、经济拮据、有长期需要照顾的病残亲人及家庭成员关系紧张等。

1967 年美国学者托马斯·霍尔姆斯（Thomas Holmes）和理查德·雷切尔（Richard Rahe）通过对 5000 多人进行社会调查和实验所获得的资料，编制成《社会再适应评定量表》（social readjustment rating scale，SRRS）。量表共列出 43 种生活事件（表 8–1），用生活变化单位（life change unit，LCU）进行计量评定，用于检测事件对个体的心理刺激强度，表示个体适应不同事

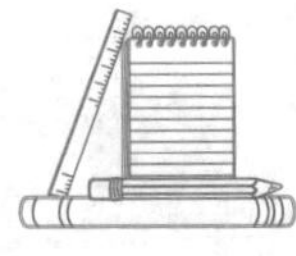

件时所需付出的努力大小，并按影响人们情绪的轻重程度划分等级，不同事件的 LCU 量值按次递减，如配偶死亡的心理刺激强度最高，为 100LCU；微小的违法行为为 11LCU，为最低分值。应用该量表可以评测不同个体在一段时间内所经历的生活事件，并以生活事件 LCU 来计量，累计 LCU 总量。

表 8-1　社会再适应评定量表

1. 配偶死亡	100	23. 子女离家	29
2. 离婚	73	24. 姻亲纠纷	29
3. 夫妇分居	65	25. 个人取得显著成就	28
4. 坐牢	63	26. 配偶参加或停止工作	26
5. 亲密家庭成员丧亡	63	27. 入学或毕业	26
6. 个人受伤或患病	53	28. 生活条件变化	25
7. 结婚	50	29. 个人习惯的改变（衣着、习俗、交际等）	24
8. 被解雇	47	30. 与上级矛盾	23
9. 复婚	45	31. 工作时间或条件变化	20
10. 退休	45	32. 迁居	20
11. 家庭成员健康变化	44	33. 转学	20
12. 妊娠	40	34. 消遣娱乐的变化	19
13. 性功能障碍	39	35. 宗教活动的变化（远多于或少于正常）	19
14. 增加新的家庭成员（出生、过继、老人迁入）	39	36. 社会活动的变化	18
15. 业务上的再调整	39	37. 少量负债	17
16. 经济状态的变化	38	38. 睡眠习惯变异	16
17. 好友丧亡	37	39. 生活在一起的家庭人数变化	15
18. 改行	36	40. 饮食习惯变异	15
19. 夫妻多次吵架	35	41. 休假	13
20. 中等负债	31	42. 圣诞节	12
21. 取消赎回抵押品	30	43. 微小的违法行为（如违章穿马路）	11
22. 所担负工作责任方面的变化	29		

资料来源：Holmes TH，Rahe RH.The social Readjustment Rating Scale. J Psychosom Res，1967（11）：213-218.

霍尔姆斯研究发现，LCU 与健康关系甚为密切，与某些疾病的发生有明显的关系。若一年内累计的生活事件小于 150LCU，提示来年基本健康；若一年内累计超过 300LCU，第二年有 75% 的可能性会患疾病；若得分在 150 ～ 300LCU，来年有 50% 的可能性患疾病。进一步研究发现，生活事件可能和疾病的过程和康复有关，对生活事件间接分析可以帮助预测疾病的进程。

生活事件表中涵盖积极和消极两类事件，无论积极或消极的事件，当刺激的量超过个体的应急应对能力时，均会对身体造成损伤。生活事件对人的影响及影响的程度关键在于个体的意义，以及个体通过认知评价后所产生的心理和内部生理变化。

（三）心理性应激源

心理性应激源范围很广，其中挫折和冲突是最重要的两种因素。心理冲突的致病性在实验中也多次被证实。如个体长期处于矛盾、冲突之中，则将会影响身心健康，导致心身疾病。心理冲突、矛盾也成为心身疾病的重要致病因素而受到众多学者的关注和重视。

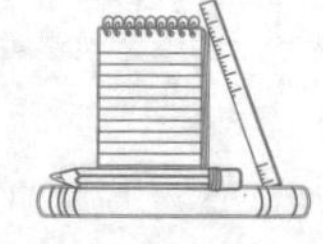

（四）文化性应激源

文化性应激源主要来源于社会环境文化的改变，如语言、风俗习惯、信仰、社会价值观的变化等，一般多由移居或社会巨变引起。文化性应激源对个体的影响是持久而深刻的。

三、影响应激的中介机制

应激源刺激机体是否导致应激反应及应激反应的强度和对机体的破坏性，取决于影响应激的中介机制。中介机制是指机体将输入信息（应激源或环境需求）转变为输出信息（应激反应）的内在加工过程，是应激的中间环节，即介于应激源与应激反应之间起调节作用的因素。包括应激的心理中介（认知评价、应对方式、社会支持、人格特征、生活经验和遗传素质等）和应激的生理中介。

（一）应激的心理中介

1. 认知评价（cognitive appraisal） 个体从自身的角度对遭遇的应激源的性质、程度和可能的危害情况作出的自我评估，以及评估当面临威胁等紧张刺激时可动用的应对资源。对应激源和资源的认知评价直接影响个体的应对方式和心身反应的程度，因而认知评价在应激过程中起主要作用。苏珊·福克曼（Susan Folkman）和理查德·拉扎勒斯（Richard Lazavus）将个体对生活事件的认知评价过程分为初级评价（primary appraisal）和次级评价（secondary appraisal）。初级评价是个体在某一事件发生时立即通过认知活动，判断其是否与自己有利害关系。一旦得到有关系的判断，个体立即会对事件能否改变即对个人的能力做出评估，这就是次级评价。伴随着次级评价，个体会同时进行相应的应对活动。如果次级评价事件可以改变，则采用的往往是问题关注应对；如果次级评价为不可改变，则往往采取情绪关注应对。

不同的认知评价可以引起不同的心理反应和生理反应。前者可以适度提高大脑皮层的唤醒水平，调动积极的情绪反应，集中注意力和积极思维，并根据实际调整需要和动机。后者则引起大脑皮层的过度唤醒（焦虑）、过度情绪反应（激动）或低落（抑郁），使认知功能降低，妨碍正确判断和积极应对的选择。同时，不同的人，对同一应激源也有可能做出完全不同的评价。例如，同是配偶死亡，对大多数人来说是非常悲痛的创伤，但对某些人来说可能是解脱。生活中很多事物本身是中性的，但它之所以引起应激，就是因为主体做出了不合理的估计和判断。

2. 应对方式（coping style） 也称为应对策略（coping strategies），是个体在应激期间处理应激情境、保持心理平衡而采取的认知和行为措施。它是有意识的心理活动和行为策略。用之得当则具有缓冲应激反应的作用，用之不当则反而加剧应激反应，引发心身疾病。另外，个体的应对方式还受认知评价、社会支持、人格特征的影响。

福克曼和拉扎勒斯提出应对类型可分为问题指向性应对（problem-focused coping）和情绪关注性应对（emotion-focused coping）。有关应对的研究现多数都运用这两个概念。问题指向性应对是指直接指向应激源并以解决问题为主的应对方式，包括事先应对和寻求社会支持。情绪关注性应对是指通过改变个体对应激事件的反应，改变或减轻不良情绪的应对方式，包括宣泄、气功、瑜伽、信教等方式。

3. 社会支持（social support） 指一个人的社交资源以及带给他的应对应激的支持性因素，是个体在社会生活中获得的“可利用的外部资源”，具有减轻应激的作用。包括父母、亲属、朋友、同事、伙伴等人，以及家庭、单位、党团、工会等组织给予个体精神或物质上的帮助和支持系统。

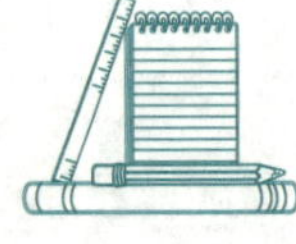

社会支持大致分为两类。客观支持，即实际社会支持（received social support），指一个人与社会所发生的客观的或实际的联系程度，例如得到物质上的直接援助和社会网络。这里的社会网络是指稳定的（如家庭、婚姻、朋友、同事等）或不稳定的（非正式团体、暂时性的交际等）社会联系的大小和获得程度。主观支持，即领悟社会支持（perceived social support），指个体感到在社会中被尊重、被支持和被理解的情绪体验和满意程度。其中领悟社会支持通过对支持的主观感知这一心理现实影响着人的行为和发展，更可能表现出对个体心理健康的增益性功能。社会支持对心理健康具有重要影响，能够缓解个体心理压力、消除个体心理障碍，在促进个体的心理健康方面起着重要作用。许多研究表明，个体感知到的支持程度与社会支持的效果是一致的。

4. 人格特征（personality trait）　作为应激反应过程中的中介因素之一，与生活事件、认知评价、应对方式、社会支持和应激反应等因素之间存在显著性相关。一个人对各种社会、心理、生物刺激物的质和量的评价与个体人格特征有明显的关系，甚至决定生活事件的形成。许多资料证明，人格特征与生活事件量表分之间，特别是主观事件的频度及负性事件的判断方面存在着相关性。

不同人格类型的个体在面对应激时表现出不同的应对策略。有研究发现，当面对无法控制的应激时，A 型行为模式（type A behavior pattern，TABP）的人与 B 型行为模式（type B behavior pattern，TBBP）的人相比，前者的应对行为中更多表现出冲动易怒等适应不良行为，是一种应激易感人格。也有研究显示，面临应激环境时，A 型行为模式的人较 B 型行为模式的人更多地采用积极正视问题的应对行为，而不是默认。

在临床上，人格特征影响个体应激应对的具体作用表现在以下方面。

（1）影响个体对应激的认知评价进而产生不同的心理和生理反应：如两个人同样受到上级批评，性格内向的人可能烦恼不已，而性格外向者则可能不以为然。

（2）影响个体对应激的应对和防御方式的选择，进而影响适应能力和应对效果。

（3）影响个体同他人的人际关系，进而决定社会对其支持的数量和个体对社会支持的利用程度。如一个孤僻、不好交往、万事不求人、对他人的事毫无热情的人，是很难得到更多社会支持的。

5. 遗传素质（diathesis）　诸多研究表明，由于遗传素质的不同，使个体在病理上存在着对某些疾病的易患性；在心理上存在着对某些应激源的敏感性，以及应激后的生理、心理反应的特殊性。正是因为遗传素质，致使应激后所致疾病不同。如家族中有精神分裂症、神经症的人，在应激后可能易诱发此类病症；又如高胃蛋白酶血症者，应激后易发消化性溃疡等。

6. 生活经历、年龄、性别和健康状况　生活经历的不同、年龄、性别的差异，亦影响人们对应激源的认知和应激刺激后应对方式的选择，以及社会支持的数量与利用程度。

（二）应激的生理中介机制

生理中介机制是探讨当应激源的信息被认知评价后，如何将其转化为机体的生理反应及生理反应对有机体的影响。心理应激的生理反应以神经解剖学和神经生理学为基础，涉及神经系统、内分泌系统和免疫系统等。

1. 神经中介机制　主要通过交感神经－肾上腺髓质轴进行调节。应激状态下，应激刺激被中枢神经接收、加工和整合，将冲动传递到下丘脑，使交感神经－肾上腺髓质轴被激活，释放大量儿茶酚胺，引起肾上腺素和去甲肾上腺素分泌，使中枢兴奋性增高，机体出现非特异反应系统（ergotropic system）功能增强的现象，以兴奋和抑制的形式实现对生理活动的影响。结果，网状结构的兴奋增强了心理上的警觉性和敏感性；骨骼肌系统的兴奋导致躯体张力增强；交感神经的激活引发了内脏的生理变化，如心率加快，血压升高，汗液分泌增多，血液重新分配，心、脑和肌肉获得的血流充足，肝糖原分解，血糖升高，脂类分解增加等。然而，如果应激源过强或持久存在，则可造成这两个系统平衡的失调，进而导致疾病。

2. 神经－内分泌中介机制　通过下丘脑－腺垂体－靶腺轴（HPA）进行调节。在应激反应的早期，由于交感神经活动增强和肾上腺髓质分泌儿茶酚胺增加，使非特异系统兴奋效应加强，体力迅速得到补充，机体可以应付所面临的问题。如果应激源作用强烈或持久，冲动传递到下丘脑引起促肾上腺皮质激素释放因子（CRH）分泌，通过脑垂体门脉系统作用于腺垂体，促使腺垂体释放促肾上腺皮质激素（ACTH），进而促进肾上腺皮质激素特别是糖皮质激素的合成与分泌，从而引起一系列生理变化，包括血内 ACTH 和皮质醇、尿中 17- 羟皮质类固醇（17-OHCS）增多；升高血糖，抑制炎症，促进蛋白质分解等。实验还证明，在应激状态下，分解代谢类激素如皮质激素、肾上腺髓质激素和甲状腺素等水平升高；而胰岛素、睾丸素等合成代谢类激素水平下降。在恢复阶段，这些变化正好相反。

3. 神经－内分泌－免疫调节机制　应激条件下，自主神经、内分泌和免疫反应不是孤立发生的，而是相互作用、相互影响的。三者之间至少有下面四个"触点"：①免疫系统利用细胞因子向中枢神经系统发出机体正受到伤害的信号。②中枢神经系统通过垂体－肾上腺皮质轴调节免疫反应。③免疫细胞上有肾上腺素受体，从而接受自主神经和内分泌系统的影响。④免疫系统的器官受自主神经系统的两个分支的神经支配。

上述这种双向的沟通使得心理应激同免疫系统间的相互作用成为可能。即免疫系统功能的某些变化可以伴随或导致心理上的改变；反过来，心理应激也可以造成免疫功能的变化。

应激条件下，肾上腺和交感神经的反应对免疫系统功能有广泛的影响。心理应激条件下的情绪反应往往伴随着免疫系统细胞数量和功能上的变化。儿茶酚胺对淋巴细胞上受体的影响是复杂的，既能增强免疫系统的功能，又能降低免疫系统的功能。免疫系统也与下丘脑－垂体－肾上腺皮质轴有重要的相互作用。在应激条件下，高浓度的皮质醇会抑制免疫功能。由于应激条件下的消极情绪反应可伴随着高水平的皮质醇，所以心理应激可以对免疫功能造成损害，这也是心理因素参与某些同免疫功能密切相关的疾病的发病机制。

四、应激反应

应激反应（stress reaction）是个体因应激源所致的各种生物、心理、社会、行为方面的变化，常被称为应激的心身反应（psychosomatic response），包括应激心理反应和应激生理反应两大方面，与此同时也会出现行为反应。

（一）应激的心理行为反应

个体对应激的心理反应和影响，从性质上可分为积极的心理反应和消极的心理反应两大类。积极的心理反应是指适度的皮层唤醒水平和情绪唤起、注意力的集中、积极的思维和动机的调整。这种反应可以帮助人维持应激期间的心理平衡，准确地评定应激源的性质，做出符合理智的判断与决定，从而使人能恰当地选择应对应激源的策略，有效地同环境相互作用（应对能力的发挥）。消极的心理反应是指过度的焦虑、紧张、情绪过分波动、认知能力降低、自我概念不清等。这类反应妨碍个体正确地评价现实情境、选择应对策略和正常发挥应对能力。个体对应激的心理反应从形式上可分为：

1. 认知性应激反应　适度的应激可提高个体的认知能力，表现为注意力集中、记忆增强、思维敏捷、动作灵敏等。但过度唤醒的应激状态则使机体的认知能力降低，表现为典型的认知性应激反应（注意力、思维力、记忆力降低）、灾难化的认知性应激反应（由对负性事件潜在后果的不良暗示造成，这种不良暗示不仅会直接干扰正常的认知功能，还会由于强烈的情绪和生理的唤醒，而增强机体的应激反应，造成一种恶性循环）和特殊的认知性应激反应（使用否认、

压抑、幻想、转移等心理防御机制）。

2. 情绪性应激反应　焦虑、恐惧、愤怒和抑郁等多种不良的情绪，都可能在应激的过程中体验到，其中焦虑是心理应激反应中最为常见的一种情绪反应。大多数的情况下，当应激源撤除后，这些情绪反应就会消失。适度的焦虑可以提高机体的唤起水平，以合理地应对应激源，对机体是有利的；而过度的焦虑对机体则非常有害。此时必须采取相应的应对手段中止这种不良的情绪性应激反应。

3. 行为性应激反应　一个人的生理性和心理性应激反应会在个体的行为中表现出来，如应激状态下苦恼的面部表情、变调的声音、颤抖、痉挛、激动不安等。当应激的唤起超过了机体所能承受的水平时，机体的动作协调和行为技能的有效发挥都会受到影响。如在应激状态下，有的人表现为动作笨拙、僵硬或颤抖，有的人表现为攻击、争吵，有的则表现为回避退缩。

（二）应激的生理反应

应激的生理反应主要涉及两大系统，一是低位脑干中以蓝斑（locus ceruleus，LC）为主的去甲肾上腺素（norepinephrine，NE）能神经元，以及以交感神经为主的自主神经系统。另一系统是下丘脑的室旁核－促皮质素释放（PVN–CRH）系统；通过这两个反应系统激活儿茶酚胺及下丘脑－垂体－肾上腺皮质两大“应激激素”系统,. 同时通过下丘脑－垂体系统激活其他激素系统（内源性阿片系统、性腺轴等）。目前研究显示有两个较成形的应激的生理反应模块。

1.“应急反应”　坎农最早提出“应急反应（emergency reaction）”，是个体在感受到威胁与挑战时机体发生的“搏斗与逃跑”反应。应急反应涉及的生理变化有：交感－肾上腺髓质系统激活，交感神经兴奋；心率加快，心肌收缩力增强，回心血量增加，心排血量增加，血压升高；呼吸频率加快，潮气量增加；脾脏缩小，脑和骨骼肌血流量增加，皮肤黏膜、消化道的小动脉收缩，血流量减少；脂肪动员为非酯化脂肪酸，肝糖原分解为葡萄糖；凝血时间缩短等。

2. 慢性应激状态下生理反应　以环境中有应激源、伴有负性情绪、对环境控制的缺乏或个体认为没有应对的可能性为特征。例如，在动物实验中先把动物置于一封闭箱内给予反复电刺激，然后进行逃避学习训练，会发现动物不逃避电击，即使让其无限制逃避，动物训练成绩依然不好，说明它固守无效的应对方法而不做新的尝试，是一种慢性应激的情绪状态。

伴有负性情绪且个体认为应对没有可能性时的应激反应中，下丘脑－垂体－肾上腺皮质轴激活，极度警惕，运动抑制，交感神经系统激活，外周循环阻力增加，血压升高，但是心率和心排血量在副交感神经系统介导下减慢。

五、应激对健康的影响

应激对健康的影响表现为下述两个方面。

1. 适度的应激对人的健康和功能活动有促进作用，使人产生良好的适应结果。其作用主要表现在：①适度的应激是人成长与发展的必要条件。有研究表明，早年的心理应激可以提高个体在后来生活中的应对和适应能力，从而能更好地耐受各种紧张性刺激和致病因子的侵袭。②适度的心理应激是维持个体正常功能活动的必要条件。人离不开刺激，适当的刺激和应激有助于维持人的生理、心理和社会功能。例如，工人在流水线上从事比较单调、缺少变化和挑战性的工作，很容易进入疲劳状态，出现注意力不集中，情绪不稳定，从而工作效率下降，事故增加。一旦增加工作和环境的刺激性和挑战性，就可以改善工作人员的心身功能，提高工作效率。

2. 长期的、超过人的适应能力的心理应激则会损害人的健康，对人体健康起消极作用。其作用主要表现在：①心理应激引起的心理与生理反应。在临床上表现为相应的症状和体征，成为身体不适、虚弱和精神痛苦的根源及就医寻求帮助的原因。处于急性心理应激状态的人，常常有较强烈的心理与生理反应，由此形成三种常见的临床综合征，即急性焦虑反应（烦躁、过敏、震颤、厌食、腹部不适等）、血管迷走反应（虚弱、头晕、出汗等）、过度换气综合征（呼吸困难、窒息感、心悸等）。处于慢性应激的典型综合征是“神经血管性虚弱”，患者感到易疲劳、胸痛、心悸以至呼吸困难等。②加重已有的精神和躯体疾病。大量研究表明，心理应激引起的心理与生理反应，可以加重一个人已有的疾病或造成复发。如一位冠心病患者在观看紧张的足球比赛后发生心肌梗死，病情已得到控制的哮喘儿童在母亲离开后哮喘发作。

项目二　心身疾病

案例导入

患者男性，28岁。3年前因参与轮班陪护罹患急性肾衰竭的同事（后经抢救无效死亡），渐发精神紧张状态。此后出现持续腰部钝痛伴尿频症状，尿常规检测提示微量蛋白尿，继而引发显著焦虑状态。病程中可见精神萎靡、情绪易激惹、头晕、倦怠及睡眠障碍（以噩梦频发为特征），认知功能减退致学业与职业活动中断，采取居家静养。体格检查示持续性血压升高（160～180/100～120mmHg），经初步治疗，病情仍呈进行性加重，遂于某医院肾病科住院治疗，确诊为高血压肾病。经中西医联合治疗后，临床症状仍未缓解。住院期间频繁目睹慢性肾衰竭患者抢救无效的死亡案例，由此产生强烈代入感，继而诱发抑郁、焦虑及恐惧情绪。为规避病区环境刺激选择居家疗养。出院后呈现重度焦虑－抑郁状态伴睡眠维持障碍，特征性表现为入睡后因噩梦惊醒（平均每晚3～4次），伴随显著自主神经功能紊乱症状。

问题：在该病例中，患者的高血压肾病作为心身疾病，心理因素是如何通过神经－内分泌－免疫系统来影响病情发展的？

一、心身疾病概述

（一）心身疾病的定义

心身疾病（psychosomatic diseases）也称心身障碍（psychosomatic disorders）或心理生理疾病（psychophysiological diseases），是指心理社会因素在疾病发生、发展过程中起重要作用的躯体器质性疾病和功能性障碍。

广义的心身疾病是一类由心理社会因素在疾病的发生和发展过程中起重要作用的躯体器质性疾病和躯体功能性障碍。通常将这种心理社会因素在疾病发生、发展和转归过程中起重要作用的躯体功能障碍称为心身障碍，如偏头痛、神经性呕吐等。

狭义的心身疾病则是指心理社会因素在疾病的发生和发展过程中起重要作用的躯体器质性疾病，如原发性高血压、糖尿病等。美国心身医学研究所于1980年将这类由心理社会因素在疾病的发生和发展过程中起重要作用的躯体器质性疾病正式命名为心身疾病。

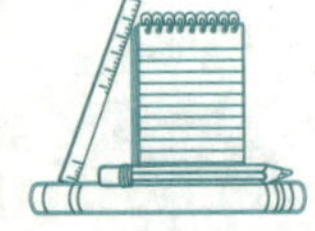

临床上，心身疾病发病的人群特征有以下表现。

1. 性别　总体上女性发病率高于男性，二者比例3∶2，但有些疾病发病率男性高于女性如冠心病、高血压、消化性溃疡、支气管哮喘等。

2. 年龄 15 岁以下或 65 岁以上患病率最低，从青年到中年期患病率呈上升趋势，可能与其间承受了更多的心理生活压力有关，至更年期前后到顶峰。

3. 社会环境 研究表明，不同的社会环境，患病率不同。就冠心病而言，患病率最高的为美国，其次为芬兰、南斯拉夫、希腊及日本，尼日利亚最低。这可能与社会环境因素有关。就我国而言，资料表明，心身疾病总体上农村少于城市。经济文化越发达，工业化水平越高的地区患病率越高，脑力劳动者多于体力劳动者。

（二）心身疾病的分类

弗朗茨·亚历山大（Franz Alexander）最早提出七种经典的心身疾病，即原发性高血压、溃疡病、甲状腺功能亢进、溃疡性结肠炎、类风湿关节炎、支气管哮喘和局限性肠炎，并认为这些疾病与特定的心理冲突有关。随着对心身疾病研究的深入，人们发现心身疾病分布于各个系统，累及受自主神经支配的所有系统与器官。

1. 内科心身疾病 原发性高血压、冠心病、阵发性心动过速、心动过缓、雷诺病（Raynaud disease）、神经性循环衰弱症、胃溃疡、十二指肠溃疡、神经性呕吐、溃疡性结肠炎、过敏性结肠炎、贲门痉挛、习惯性便秘、支气管哮喘、过度换气综合征、心因性呼吸困难、神经性咳嗽、肌紧张性头痛、甲状腺功能亢进、艾迪森病（Addison disease）、甲状旁腺功能亢进、甲状旁腺功能低下、糖尿病等。

2. 外科心身疾病 全身性肌肉痛、书写痉挛、类风湿关节炎等。

3. 妇科心身疾病 痛经、经前期紧张症、功能性子宫出血、功能性不孕症、性欲减退、更年期综合征、心因性闭经等。

4. 儿科心身疾病 异食症、夜间遗尿症、日间尿频等。

5. 眼科心身疾病 原发性青光眼、中心视网膜炎、眼肌疲劳、眼肌痉挛等。

6. 口腔科心身疾病 复发性慢性口腔溃疡、口臭、唾液分泌异常、特发性舌痛症、咀嚼肌痉挛等。

7. 耳鼻喉科心身疾病 梅尼埃病（Meniere disease）、咽喉部异物感、耳鸣、晕车、口吃等。

8. 皮肤科心身疾病 神经性皮炎、皮肤瘙痒症、圆形脱发、多汗症、牛皮癣、白癜风等。

9. 其他心身疾病 恶性肿瘤、肥胖症等。

二、心身疾病的病因

现代医学认为，所有疾病的发生都是多因素交互作用的结果，心身疾病也不例外。早期人们对心身疾病发病与病因多从某一生物因素或某单一心理因素进行研究，如细菌、病毒或性格因素等。但随着研究的深入，人们越来越发现，单一因素研究不能合理解释疾病的病因与发病。因此，人们逐渐将研究方向转到多因素、多变量交互作用的研究上。

流行病学调查研究发现，促进心身疾病发病的主要心理因素有不良情绪、不良行为、性格特征、认知评价、应对方式和心理应激等；主要社会因素有生活事件、社会支持、人际关系、不良社会环境等；生物因素有遗传、病毒或细菌感染、生理始基、生理中介机制等。

（一）生理始基

生理始基是指心身疾病患者在患病前所具有的机体生理学特点。研究表明，不同生理始基可使个体对不同的心身疾病具有相应的易感性。如高胃蛋白酶原血症是消化性溃疡的生理始基；高甘油三酯血症是心脑血管疾病的生理始基；高尿酸血症是痛风病的生理始基；高蛋白结合碘

血症是甲状腺功能亢进症的生理始基。

大量事实表明，人是否患心身疾病，与其各自的生理始基有密切关系。如历经一次大的心理社会刺激（如强烈地震、洪水、战争）之后，总是只有部分个体患心身疾病，而且所患心身疾病的病种也不同。如有人患消化性溃疡，有人患冠心病，有人患高血压等。是什么原因导致的这些差异呢？从生理角度看，可能是生理始基不同，对相应心理生理疾病具有易感性。但是，从社会因素、心理因素、生理因素整体角度看，三者往往是互相联系、交互影响的整体。仅用某一因素解释心身疾病的发病，往往难以完整地说明问题或带来片面的结果。例如，同样是高胃蛋白酶原者，在社会心理因素作用下，有的患消化性溃疡，而有的却安然无恙。这说明生理始基是基础，社会生活事件是扳机，心理因素是条件。三者相互联系，缺一不可。

（二）生理中介机制

社会、心理和行为因素作用于机体，通过神经系统、神经内分泌系统和免疫系统的中介对躯体各器官产生影响。如果不良的社会、心理及行为因素超强或持久地作用于机体，会引起上述中介机制紊乱而引发心身疾病。

1. 神经系统中介机制　社会心理因素作用于机体，可以影响中枢活动，其解剖基础主要包含以下几个方面。

（1）丘脑：情绪中枢，是除嗅觉外所有感觉传导通路的换元站，又与丘脑下部、基底神经节、大脑半球、脑干等发生着双向联系，并将感知觉、情绪、自主神经内脏反应和骨骼肌反应整合起来。丘脑上行的特异性投射和非特异性投射决定了各种感知觉等心理活动的产生和大脑皮层的觉醒状态、注意力和警觉性等。

（2）丘脑下部：调节内脏活动和内分泌活动的较高级神经中枢。相关解剖结构包括视上核、室旁核、弓状核、乳头体核等神经核团，下丘脑－杏仁核、下丘脑－边缘系统（如下丘脑－海马）、下丘脑－自主神经系统等神经通路，以及下丘脑－垂体－肾上腺（HPA）轴、下丘脑－垂体－甲状腺（HPT）轴、下丘脑－垂体－性腺（HPG）轴等神经－内分泌调节结构。

（3）网状结构：脑干网状结构的活动决定大脑皮层的觉醒程度、激活程度、意识水平和情绪状态。

（4）边缘系统：高级情绪中枢、高级自主神经中枢、内分泌调节中枢和认知、行为调节中枢。

（5）大脑皮层：各种感觉、知觉、学习、记忆、思维、意志、人格、情绪高级中枢所在地。因此，应激必将通过大脑皮层的认知评价而产生各种情绪反应和生理反应。

2. 内分泌中介机制　心理通过中枢神经系统（CNS）对各种靶腺发生影响，从而影响身心健康，甚或促成心身疾病。

（1）心理应激－CNS－交感神经－肾上腺髓质系统：研究最早、最多的中介机制之一，当急性应激时，经中枢神经系统→下丘脑→交感神经→肾上腺髓质被激活→释放儿茶酚胺，引起肾上腺素、去甲肾上腺素、多巴胺的大量分泌，导致中枢神经兴奋性增高。网状结构对刺激更敏感，会增强机体的警觉性和敏感性；骨骼肌紧张度增强；由于交感神经被激活，内脏生理发生一系列变化，如心率、心收缩力和心输出量增加，血压升高；血液重新分配，脾脏缩小、皮肤和内脏血流减少，心、脑、肌肉获得充分血液；分解代谢加速，肝糖原分解，血糖升高，脂类分解加速，血中游离脂肪酸增多；瞳孔扩大，汗腺分泌增加等。这是引起高血压、心肌梗死等心脑血管疾病的主要机制之一。

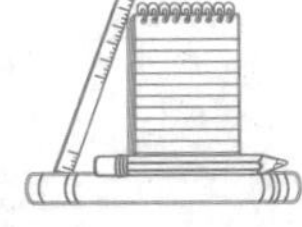

（2）心理应激－CNS－CRF－ACTH－肾上腺皮质系统：该机制也是研究最早、最多的机制之

一。当应激源作用后传入→下丘脑→分泌促肾上腺皮质激素释放因子（CRF）→腺垂体分泌促肾上腺皮质激素（ACTH）→肾上腺皮质激素分泌。其中糖皮质激素的合成和分泌引起一系列生理变化，是心理应激引起高血压、糖尿病、精神病的机制之一。

（3）心理应激 -CNS- 交感神经 -RAA 系统：心理应激通过 CNS- 交感神经系统激活肾素（R）、血管紧张素（A）、醛固酮（A）系统，从而引起高血压、心脑血管病等心身疾病。

（4）心理应激 -CNS-TRH-TSH- 甲状腺素系统：心理应激通过下丘脑的促甲状腺素释放激素（TRH）→垂体的促甲状腺素（TSH）→甲状腺分泌甲状腺素。是引起甲状腺功能亢进等心身疾病的机制之一。

（5）心理应激 -CNS-GNRH- 性激素系统：心理应激→下丘脑的促性腺激素释放激素（GNRH）→性激素释放，它们共同调节生殖性功能和青春发育，长期作用可引起该系统变化而产生相应心身疾病。

（6）心理应激 - 胰岛系统：当应激和不良情绪作用于人体，通过交感神经系统，抑制胰岛素释放，可促使糖尿病发生。

另外，应激还可通过生长激素、抗利尿激素，影响人的代谢功能、适应环境的能力和注意力、记忆力、学习能力等。

最近，学者们从 NO 角度研究应激后脑内或胃肠黏膜内 NO、NOS 的变化，取得了一定进展。

3. 免疫中介机制　心理社会因素对免疫系统的影响，是通过心理 - 脑 - 递质、激素 - 免疫细胞这一途径实现的。

心理社会因素对免疫力的作用，有正性和负性作用。如心情愉悦、乐观、安定、爽朗时，通过副交感神经系统释放的乙酰胆碱递质作用于胆碱能受体，或通过下丘脑肽类激素的分泌，作用于免疫细胞肽类受体可以增强免疫功能。许多心理疗法、音乐疗法大都通过改善人的心境，引导人产生乐观、愉快的情绪使免疫力增强而达到治疗目的。

相反，不良情绪或长期的应激则通过交感神经释放大量儿茶酚胺递质或通过脑 - 垂体 - 肾上腺皮质系统释放糖皮质激素，作用于免疫细胞，从而使免疫力降低，引发各种疾病。有研究显示，不良的情绪或应激导致神经内分泌功能紊乱，异常的神经内分泌功能通过改变细胞因子，诱导低程度的慢性炎症，抑制免疫保护细胞的功能，从而抑制先天和适应性免疫系统，导致自身免疫疾病和癌症易感性。

三、心身疾病的诊断原则

心身疾病的诊断和预防原则，应从躯体、心理及相关社会因素进行多方面、多层次、多维度分析，以进行生物躯体的“器质性疾病”与社会心理的“适应不良”的双向诊断。

1. 心身疾病的诊断要点

（1）疾病的发生与心理社会因素明显相关，其与躯体症状有明确的时间关系。

（2）有明确的器质性病理改变，或存在一定的躯体化障碍。

（3）排除神经症性障碍或精神病，特别是癔症、疑病症、焦虑症等。

（4）病前有一定的人格特征基础，存在对某些疾病的易感因素。

2. 心身疾病的诊断程序　心身疾病的躯体诊断与医学诊断相同，下面仅介绍心理诊断所涉及的内容。

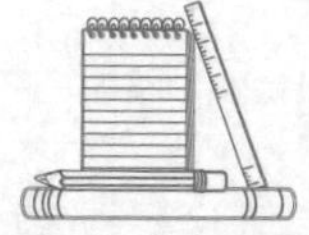

（1）病史采集：①搜集一般资料，如人口学资料、生活状况、婚姻家庭、工作记录、社会交往、娱乐活动、求助者个人内在世界的重要特点（包括认知评价、个性特点等）。②个人成长

史资料，如婴幼儿期、童年期、青少年期的个体心理发展状况和个人成长中的重大转变。③患者目前精神、身体和社会工作与社会交往状态。

（2）体格检查：心身疾病的体检和临床体检相同，但需要特别注意，可通过现代技术手段进行脑影像学检查，例如可使用颅脑 CT、MRI 了解大脑结构的改变，通过 fMRI、单光子发射计算机断层成像（single-photon emission computed tomography，SPECT）、正电子发射断层成像（position emission tomography，PET）可以使我们对脑组织的功能水平进行定性甚至定量分析。体检时应注意观察患者的心理行为反应方式和情绪状态。

在心身疾病的诊断中，应根据躯体和心理两个方面的具体情况，作出心身相关的全面诊断。需要注意不能借助检查，尤其是一些先进的技术检查手段而试图改善患者的焦虑、抑郁情绪，更不能依赖反复检查和化验向患者证明疾病的性质和严重程度，这样反而会引起患者的疑虑。

（3）心理评估：对初步怀疑为心身疾病的患者，应结合病史材料，在行为观察和晤谈基础上进一步做心理测验或必要的检查，对患者的认知评价、个性特征、心理应激源、应对方式、社会支持等作出全面的评估，确定心理社会因素的性质、内容，以明确心理社会因素在疾病发生、发展中所起的作用。

（4）分析诊断：根据以上程序中收集的材料，结合心身疾病基本理论，对是否是心身疾病，是何种心身疾病，有哪些心理社会因素，它们在心身疾病中的作用大小，以及可能的作用机制等问题进行多层次、多维度的全面分析，作出临床诊断。

四、心身疾病的预防与治疗原则

心身疾病是一组由心理社会因素所引起的躯体器质性损害和躯体功能性障碍，其治疗须兼顾患者的生物学和心理社会因素。一方面在躯体水平上采取有效的躯体治疗，另一方面又必须在心理和社会水平上进行干预或治疗，心身同治是其基本的治疗原则。

1. 心理干预目标

（1）改善或消除生物学症状：主要是通过药物或心理治疗技术改善或消除患者的生物学症状，提高身体素质，促进疾病康复。例如，治疗高血压患者，除了使用降压药和抗焦虑药外，还可采用长期松弛训练或生物反馈疗法降低患者血压。

（2）改善或消除心理社会刺激因素：主要通过改变认知和降低或消除心理社会刺激。如当事者因某一件事引起抑郁情绪继而躯体疼痛发作，医师通过分析和指导，帮助当事者解决、缓冲或者回避生活事件（应激源）；通过改变认知与评价、暗示、安慰、激励、调整思想方法等，帮助患者改变对事件的认知，减轻抑郁情绪，并在药物的作用下，帮助缓解疾病的发作。

（3）消除心理学病因：主要在于教会患者在社会生活中重视人格的自我完善和行为的矫正，提高患者的应激应变能力。如治疗冠心病患者，在药物治疗的同时应配合心理治疗以改善其 A 型行为模式，并针对 A 型行为模式及其他冠心病危险因素进行综合指导和行为矫正，帮助其改变认知模式，减少或消除应激源，提高其适应生活和工作环境的能力，从根本上消除心理病因，逆转心身疾病的心理病理过程，促进其向健康的方向发展。

2. 心身疾病的治疗原则

（1）正确处理应激事件：①指导患者学会回避或逃避应激事件。在应激事件中，有的应激事件是可以回避的，如空气、水、噪声等环境污染；不良广告、书刊、影视等文化污染。有的是可以暂时回避的，如人际关系紧张、与上级矛盾冲突、家庭成员中无原则的纠纷等。有效地回避这些生活事件，避免应激刺激，可以减少心身疾病的发生或促使心身疾病的康复。②调整

认知评价。生活事件一旦发生，是否引起应激以及应激后的反应如何，在很大程度上取决于个体对该事件的认知。如同样晋升职称，同样调级涨工资，不同的认知结构，会有不同的应激反应。所以，要善于抓住患者的应激事件，调整其认知结构，以积极的认知评价、良好的心态来应对生活事件。③松弛训练。在遇到严重的应激状态时，指导患者把注意力集中到躯体的某一部位（如小腹、左手等），尽量使这部分肌肉放松，并配合深呼吸，直到产生重沉感或温暖感。然后，再把注意力引向躯体其他部位，如此反复，可使患者心情平静，心率平稳，腹部温暖感，全身肌肉放松，应激逐渐解除。

（2）建立积极的应对策略：应激刺激作用于个体之后，不同的应对方式和心理防御机制会产生不同效果。如同样是事业挫折，有孔子厄而著《春秋》，太史公腐而《史记》出，屈原放逐，乃赋《离骚》。相反，有人遇挫折时伤人毁物、精神颓废，一蹶不振，致使身心受伤，影响健康。所以，医护人员要善于指导患者运用升华、补偿、幽默、难得糊涂、克己利人、修正目标等积极的应对方式，以应付千变万化的大千世界。

（3）调动一切可利用的社会支持系统：研究表明，良好而更多的社会支持，是缓冲应激、维护心理平衡的重要因素。所以，当患者处于应激状态或因应激身患疾病时，医护人员要调动他们的一切社会支持系统来给予支持。首先，亲人、朋友、同事、同学等，对患者进行精神上或物质上的支持。其次，医护人员也要积极参加到患者的社会支持系统之中，医护人员要有同情心和责任心，运用良好的语言、神情，使患者感到和蔼可亲，成为可以信赖的有力支持者。最后，努力创造一个和谐友好的病房气氛，患者之间互相关心、互相爱护，房间内安静整洁，也是缓冲应激的重要方法。

（4）矫正不健康的人格特征和行为类型：一方面，人格特征或行为类型，作为应激与心身疾病的独立因素，可使人致病；另一方面，人格特征和行为类型作为中间因素影响人的认知评价、应对方式，社会关系和社会支持系统等对疾病的产生也有重大影响。所以，运用合理手段和方式，矫正不健康的人格和行为类型，是治疗心身疾病、防止复发的重要内容。

（5）鼓励患者回归社会：心理调护的目的在于缓冲应激，康复心身疾病，让患者回归社会。鼓励患者在现实生活中解决和克服存在的问题。有报道显示，消化性溃疡患者如果认知模式未改善，一旦回到原来单位或原环境中本病易复发。所以，我们要在指导患者调整行为目标、改善人际关系、改变认知模式、矫正不健康人格和行为的同时，鼓励他们回归社会，脱掉对原环境的敏感，增强适应环境的能力，并且在实践中不断调整治疗方法，验证治疗的效果。

（6）有针对性地选择心理治疗：心身疾病有不尽相同的生活事件、应对方式、社会支持、人格特征、情绪状态、认知评价等心理社会因素。所以，要针对患者具体情况进行心理调护，有的需要选择相应的心理治疗方法进行心理干预。

3. 心身疾病的预防　心身疾病因涉及心理、社会和生物学等多因素，预防不能仅着眼于生物学因素，而应同时兼顾心、身两方面进行综合预防和干预。针对可导致整个人群发病率增加的危险因素，进行群体心理健康教育和指导；对于那些有明显行为问题如吸烟、酗酒、多食、缺少运动的人给予健康行为指导；针对心身疾病发病的危险性比一般人群要高的人实施预防性干预，例如有暴怒、抑郁、孤僻及多疑倾向者应及早通过心理指导健全其人格；对于那些工作和生活环境里存在明显应激源的人，要及时进行适当调整，减少或消除心理刺激；对筛选出轻微心身疾病先兆和体征的（如血压轻度增高者）人群，则更应注意加强心理预防工作。

（1）心身疾病的个体预防：遵循以下原则：①培养健全的人格；②锻炼应对能力；③建立良好的人际关系，储备社会支持力量。

（2）心身疾病的社会预防：加大社会心理健康服务体系的建设，从个体不同年龄阶段的心理保健和不同群体的心理保健着手，促进人群心理健康，减少心身疾病的发生，提高社会人群对心身疾病的认知是其社会预防的重要举措。

五、常见心身疾病

心身疾病的范围较广，常累及躯体各个系统并涉及临床各科。本节重点介绍几种国内外公认的、典型的心身疾病，并主要从心理社会因素方面分析其对疾病发生发展的影响与作用机理。

（一）冠状动脉粥样硬化性心脏病

冠状动脉粥样硬化性心脏病（简称冠心病），是指冠状动脉粥样硬化使血管腔狭窄或阻塞或/和因冠状动脉痉挛导致心肌缺血、缺氧或坏死而引起的心脏病。大量研究表明：冠心病的发生、发展，除了与高血压、高血脂、高血糖、高血黏度、遗传等生物因素有关外，更与人格与行为类型、心理应激、职业等心理社会因素有密切关系。

1. 心理社会因素在冠心病的发生和发展中的作用

（1)A 型行为模式：美国心脏病学家迈耶·弗雷德曼（Meyer Friedman）及雷·罗森曼（Ray Rosenman）提出了 A 型行为者易患冠心病的假说，并进行了前瞻性研究。随后通过流行病学研究，从 A 型行为者心肌梗死的发生率、复发率、死亡率，以及 A 型行为者在应激状态时的生理生化反应、心理治疗技术矫正和改造 A 型行为等几个方面，证实了冠心病和 A 型行为之间存在肯定的联系。世界血液研究会于 1987 年确认 A 型行为是一种独立的冠心病危险因素。

（2）社会心理因素：目前认为与本病关系密切的社会心理因素主要有：①生活事件。一般认为，经历的事件越多应激水平越高，冠心病的发生和复发及死亡率也就越高，例如丧偶、车祸、疾病等。②婚姻感情困扰。如外遇困扰、房事过度、夫妻感情不和等。③情绪问题。过分紧张、惊恐发作、屡遭挫折、焦虑或敌意、重度抑郁等。④社会经济地位。高收入、高阶层、脑力劳动、高教育水平、高竞争环境等。

（3）不良生活习惯与行为：吸烟、缺乏运动、过食与肥胖、对社会压力的适应不良是冠心病重要的危险因素，它们往往是在特定社会环境和心理环境条件下形成的。例如，一定的经济条件、饮食习惯、文化背景易造成肥胖；特定的工作条件和技术的进步常造成运动的缺乏等，从而通过一系列病理生理作用促进冠心病的形成。

2. 冠心病患者的心理反应 冠心病患者一旦确诊，均出现不同程度的心理反应。疾病初期表现为“否认”和“合理化”的心理防御机制，如将胸痛说成胃部不适，竭力寻找自己不可能患冠心病的理由。明确诊断后其心理反应也与病前的人格特征和对疾病的认识及有关事件影响有关。如倾向于悲观归因思维模式的患者常常紧张焦虑不安，甚至出现惊恐发作；有些患者出现继发性抑郁，其生活方式发生重大改变，疾病行为成为他们生活中的主要行为，如此循环可加重冠心病，诱发心肌梗死。

3. 冠心病的治疗 对于冠心病的处理应采取综合性措施，即在给予躯体治疗的同时，辅助以心理咨询和心理治疗。

（1）积极开展心理咨询：了解和及时解决患者存在的影响情绪的心理问题，及时疏导，做好针对性的教育指导工作。

（2）开展心理治疗工作：① TABP 的矫正对降低患冠心病的危险很重要，目前采取以认知行为矫正疗法为主的综合矫正模式。包括：提高对疾病的认知。具体手段包括通过公众号宣传科普知识，用分发小册子或集体讲座的方式进行冠心病知识和 TABP 知识教育，实施松弛训练，

并要求 TABP 患者将松弛反应运用到日常生活中，用认知疗法帮助患者进行认知重建和实施自我控制。②行为心脏学的观点认为，合理膳食、适量运动、戒烟限酒这三大基石是心脏康复的基础，而心理平衡则是心脏康复的灵魂，所以患者要长期逐步地改变不良的生活方式，保持良好稳定的心态。

（3）药物治疗：如果患者出现明确的焦虑、抑郁，则需要加用抗焦虑抗抑郁药物。临床较常用的有效且安全耐受性较好的药物为选择性 5- 羟色胺再摄取抑制剂类、选择性 5- 羟色胺和去甲肾上腺素再摄取抑制剂类。抗焦虑药物也可选用苯二氮䓬类，例如艾司唑仑等。

（二）原发性高血压

原发性高血压又称高血压病，是世界上最早被确认的心身疾病，也是现代化城市中成人发病率最高的疾病之一。高血压病指体循环动脉收缩压和（或）舒张压的持续升高，即收缩压≥ 140mmHg 和（或）舒张压≥ 90mmHg。患者除了可引起高血压本身有关的症状以外，更重要的是影响机体的重要器官如心、脑、肾的功能，最终可导致这些器官的功能衰竭。本病的发生除与生物遗传等因素有关外，心理社会因素与本病的发生、发展及死亡关系密切。

1. 心理社会因素在高血压发生和发展中的作用

（1）社会环境因素：流行病学调查显示，高血压病患病率城市高于农村，发达国家高于发展中国家，脑力劳动者高于体力劳动者，高应激区的居民原发性高血压发病率高。如美国黑人中原发性高血压患病率至少是白人的 2 倍，脑卒中发病率及死亡率也均高于白人。尤其是生活在社会经济条件差、犯罪和暴力行为较多、人口密度高、迁居率和离婚率高的地区的黑人，发病率更高。

世界上不是所有人群的高血压发病率都相同，也不是所有人的血压都随着年龄而升高。有人提出，差别的比例归因于环境文化不同和所受到的压力不同。血压较低的人群多半过着较少“心理紧张”的生活，保持着稳定的传统的社会生活。

（2）情绪与心理冲突：情绪与血压之间的关系很早以前就成为被关注的焦点。杰克·霍肯森（Jack Hokanson）对于在怎样的愤怒状态下发生高血压进行了一系列的实验研究。被试都给予同等强度的激怒，一组允许他们发泄自己的愤怒，另一组不准他们发泄自己的愤怒。结果，那些被强力压抑而具有愤怒的人发生了高血压。类似实验如将两个被试安置在一个房间，里面有各自的开关，只要按一下开关，就能给对方一次电击，当被试允许给对方以报复性电击时血压不升高，而不准许他给对方电击时血压升高，实验继续则升高的血压不再下降。可见，被压抑的愤怒所造成的心理冲突，是心理因素影响高血压的重要因素之一。

（3）人格特征：关于高血压病患者的人格特征是有争论的，日本石川中认为高血压病患者具有被压抑的敌意、攻击性和依赖性之间的矛盾、焦虑和抑郁的多型性性格。我国学者研究发现：①原发性高血压组与对照组之间，A 型行为者与非 A 型行为者的差别显著。② A 型行为者平时与激动时的收缩压有明显差异，而 B 型行为者则无显著差异，反映 A 型行为者激动后交感神经的活动性增加明显大于 B 型行为者。③原发性高血压组中脑力及体力劳动者均以 A 型行为类型者多见。

2. 高血压患者的心理反应　原发性高血压起病隐匿，病程长，早期血压波动在正常和异常之间，症状不明显，疾病常被患者忽视。而一旦确诊患者常表现出紧张、焦虑不安的情绪，随后随着病程延长患者适应后又忽视疾病的存在，当疾病导致机体代偿能力下降而再次产生症状时，会再度出现紧张、焦虑甚至恐惧，紧张的情绪反应又加重高血压的病情，如此循环使血压很难控制。

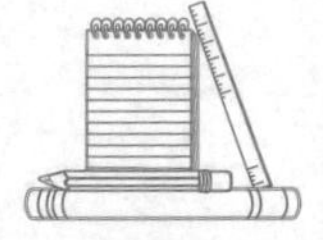

3. 原发性高血压的治疗　当前，原发性高血压的治疗主要依赖药物治疗。降压药物对于预

防心脑血管疾病具有积极作用，但是此类药物的副作用也日益受到重视。因此，非药物治疗方法正逐渐成为高血压防治的重要基础。这些方法包括但不限于生活方式的调整及传统中医外治法，如针灸、耳穴疗法、埋线疗法、刺络放血、穴位敷贴等。此外，认知疗法、自律训练、生物反馈疗法、气功、太极拳，以及心理咨询等综合疗法也被广泛应用于高血压的治疗中。这些非药物治疗方法具有副作用小、环境友好、安全可靠的特点，能够显著提升患者的生活质量，已成为高品质降压治疗方案的热门选择。

近年来，发展比较快的是以生物反馈和松弛随意控制为基础的治疗方法。研究工作证实，心理的或行为的方法确能使血压下降。研究人员将高血压病患者分为观察组和对照组，对观察组进行松弛、静默或入静训练，每天 1 ～ 2 次，每次 30 分钟。在这段研究时间里，医生逐个指导观察组患者进行松弛训练，对照组则只让他们自己松弛，而不给他们辅导。实验结果表明，两组血压均有所下降。但是经过松弛训练指导后，收缩压和舒张压的下降幅度显著增大。两个月之后，把对照组转为治疗组进行治疗，他们的血压也明显下降，治疗组的疗效仍然能够保持。

（三）消化性溃疡

消化性溃疡是一种病因多样的消化道黏膜的慢性溃疡疾病，明确的病因除与幽门螺杆菌感染、服用非甾体类抗炎药及胃酸分泌过多有关外，心理社会因素在本病发生、发展和预后中具有重要作用。在消化性溃疡的发病因素中，有学者提出盐酸和胃蛋白酶是“攻击性”因素；胃分泌黏液和黏膜的抵抗力是“防御性”因素，心理紧张可以加强攻击因素，减弱防御因素。

1. 心理社会因素在消化性溃疡发生与发展中的作用

（1）不良情绪反应：消化系统对情绪反应非常敏感。不良的情绪反应，在其致病因素的综合作用下，可促进溃疡的发生并影响治疗效果。20 世纪 20 年代，著名生理学家坎农观察到，动物的胃液分泌会因受惊而被抑制。通过对胃造瘘伴有胃黏膜疝的患者观察发现，当患者情绪愉快时，黏膜分泌和血管充盈增加，胃壁运动增强；悲伤、自责、沮丧时，黏膜苍白、分泌减少；焦虑时，分泌增加、运动增强；在攻击性情感（怨恨、敌意等）时，胃的分泌和血管充盈大为增加，运动也有所增强。人们还通过各种方法研究特殊刺激引起的情绪对胃功能的影响。结果发现被试在进行紧张的谈话或在焦虑、痛苦、愤怒、羞辱、罪恶感时，迷走神经的兴奋性增强，胃液分泌量增加，酸度增高和胃部运动变化。

（2）人格特征及行为方式：人格特征及行为方式与消化性溃疡的发生有一定的关系，它既可作为本病的发病基础，又可改变疾病过程，影响疾病的转归。国外用艾森克问卷做严格配对研究表明，消化性溃疡的患者更多具有内向及神经质的特点，表现为孤僻、好静、遇事过分思虑、事无巨细、刻求井井有条、情绪易波动、愤怒并常受压抑。

（3）生活事件刺激：严重的生活事件和重大的社会变革，如失意、亲人丧失、离异、自然灾害、战争、社会动乱等造成的心理应激，可促进消化性溃疡的发生。我国流行病学调查表明，心理应激作为溃疡发病诱因者占全部患者的 5.4% ～ 20.5%。

2. 消化性溃疡患者的心理反应 患者伴抑郁障碍较为常见，但临床上常与其他情绪障碍并存。焦虑自评量表及抑郁自评量表测定表明患者存在明显的焦虑、抑郁情绪障碍。

3. 消化性溃疡的治疗 首先，对胃酸过多者给予抑酸剂和抗胃蛋白酶剂。其次，给予自主神经阻断剂。再次，视情况对情绪不安定的患者给予精神安定剂。最后，有抑郁倾向者给予抗抑郁剂。同时要进行包括饮食疗法在内的避免生活紧张等一系列综合性心理疗法。

（四）糖尿病

糖尿病是由遗传和环境因素相互作用而引起的常见病，临床以高血糖为主要标志。常见的症状有多饮、多尿、多食及消瘦等。糖尿病可引起身体多系统的损害，胰岛素绝对或相对分泌不足，以及靶组织细胞对胰岛素敏感性降低，引起蛋白质、脂肪、水和电解质等一系列代谢紊乱。已有研究和临床病例观察发现，应激状态下血糖明显升高，而临床近 1/3 糖尿病患者在病程中伴有抑郁情绪或患抑郁症。

1. 与糖尿病患病及病情发展有关的心理社会因素

（1）生活事件：社会生活事件提高患者的心理应激水平，如社会环境的改变、亲情丧失等均可造成个体处于应激状态，交感神经 – 肾上腺髓质轴被激活，释放大量儿茶酚胺，促进皮质激素分泌，致使血糖升高或诱发糖尿病。心理应激可使正常人出现糖尿病的症状，如血糖升高、尿中糖和酮体含量增多。与糖尿病患者不同的是，正常人在消除应激后很快恢复正常。回顾性和前瞻性研究发现，在一定时间内累积的生活变化与糖尿病的发作和严重程度有关。通过对糖尿病患者病史的了解，发现糖尿病发作前常常有灾难性生活事件作为先导。

（2）人格特征：大量研究表明，糖尿病患者伴有较明显的心理社会问题，表现为孤独、抑郁、自杀率增加、认知功能受损、性心理异常、生活质量下降等。邓巴认为大多数糖尿病患者性格不成熟，具有被动依赖、做事优柔寡断、缺乏自信、常有不安全感。这些人格特点被称为“糖尿病人格”。

2. 糖尿病患者的心理反应 患病初期，患者常表现为心理上的否认，随着病情的进展，易产生紧张、恐惧、忧郁或焦虑等情绪。由于患者需要长期控制饮食，且需终身治疗，加之血糖控制波动较大，因此容易失去治疗信心，感到沮丧和压抑。而随着病程的发展，长期血糖增高，大血管、微血管受损并危及心、脑、肾、周围神经、眼睛、足等，因而糖尿病并发症逐渐出现，可严重影响患者生活质量甚至生命，同时可产生强烈的心理反应，如焦虑、多疑、悲观厌世、抑郁自杀情绪。有报道指出，心境恶劣的糖尿病患者自控能力较差，血糖控制不理想，糖化血红蛋白上升，睡眠质量差，生活质量下降；伴有抑郁症的糖尿病患者语言表达能力下降，认知缺陷增多，注意力不集中，处理问题速度减慢，口头记忆减退等。

3. 糖尿病的治疗 是一种慢性疾病，治疗任务是长期的，有赖于患者的密切配合，常常要求患者改变多年来养成的生活习惯和行为模式。若血糖长期控制不佳，可能出现多器官损害等并发症，病情易波动，有时甚至可发生酮症酸中毒和昏迷，这就需要患者更加密切地与医师合作，严格遵守医嘱。另外，改变患者的情绪反应对糖尿病恢复也有非常重要的作用。

（1）积极开展心理治疗：①要让患者及其家属了解糖尿病的基本知识，学会注射胰岛素和血糖监测技术，帮助患者科学地安排生活、饮食和体力劳动，避免并发症发生。②及时帮助患者疏解不良情绪，加强社会支持，增强患者抗应激能力，完善患者人格。

（2）抗焦虑和抗抑郁药物的应用：糖尿病患者的心境不良常导致需要增加降糖药物的剂量，临床上可用抗抑郁药物改善患者不良情绪，该药物也在一定程度上减少了降糖药物的剂量。

（五）支气管哮喘

支气管哮喘是一种变态反应性疾病，是由嗜酸性粒细胞、肥大细胞和 T 淋巴细胞等多种炎症细胞参与的气道慢性炎症，心理因素可诱发和加重哮喘发作。早在 1950 年亚历山大就已提出哮喘是呼吸系统经典的心身疾病。

1. 心理社会因素在支气管哮喘发生与发展中的作用

（1）人格特征：支气管哮喘患者常表现出内向、依赖顺从、缺乏自信及易受暗示等人格特征。实验证明，暗示和条件反射性刺激可以改变气管平滑肌的收缩和气喘症状，以及增加气道阻力。

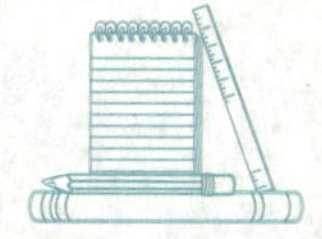

母子关系与儿童哮喘发作有关。精神分析学家发现约1/3哮喘患儿具有强烈的乞求母亲或替代者保护的潜意识愿望，这种愿望使患儿对母子分离特别敏感，患儿的母亲常表现出过分牵挂的、统治的、助人的人格特征，因此认为患儿乞求保护的愿望是由母亲人格特点所引起的，一旦患儿的需求得不到及时满足，就有可能出现哮喘发作。

（2）心理应激与情绪因素：临床实践发现不少哮喘患者的急性发作常有明显的心理社会应激，患者对外界的刺激表现出高度敏感性，心理应激与其他过敏因素一样在诱发哮喘发作中具有重要意义。焦虑在哮喘这一疾病中起着特别重要作用的事实已被美国哮喘研究中心证实。人际关系冲突、社会变动、战争、自然灾害等均可造成焦虑，导致哮喘发作。

（3）其他：空气中含过量的有害气体或粉尘，过敏体质者若从事油漆、餐饮、化工或医疗等工作，居住环境的家具中存在螨虫，都可以造成患者哮喘发作。

2. 支气管哮喘患者的心理反应

（1）紧张和焦虑：初次发作的患者常表现出紧张和焦虑。由于发病突然，症状明显，患者极度呼吸困难，甚至影响睡眠和正常的语言交流，而且患者对本病缺乏足够的了解和心理准备。因此，患者往往会出现紧张和焦虑情绪。

（2）烦躁和恐惧：哮喘持续发作时，患者身心透支、呈衰弱状并有濒死感，支气管舒张剂效果不明显，极易出现烦躁和恐惧情绪。此外，因哮喘多在夜间发作，患者自觉呼吸困难、被迫坐位、张口呼吸、大量出汗，所以，也易出现烦躁和恐惧情绪。

3. 支气管哮喘的治疗 对于哮喘病的治疗，临床已由以支气管扩张药作为第一线辅以糖皮质激素的治疗转向以持续性糖皮质激素抗感染治疗辅以支气管扩张剂按需给予，由持续常规口服支气管扩张药转向吸入给药途径。同时辅予心理健康指导和对患者的心理疏导。

（1）心理治疗：小组晤谈及集体心理治疗对支气管哮喘均有很好的治疗效果。治疗中重视躯体与情绪障碍的双重调节。教会患者在生活中保持积极乐观的心态，减轻焦虑、紧张等不良心理因素，完善自己的人格，改变应对方式，加强自我保护意识，在一定程度上可预防哮喘发作。同时，加强哮喘的科普教育，提高患者对疾病的认知。

（2）抗焦虑和抗抑郁药物的应用：对存在焦虑或抑郁的患者，可在实施内科常规治疗的同时，适当加用抗抑郁剂（例如盐酸多塞平、帕罗西汀等），但剂量要小。

考纲摘要

考试类别	细目	要点及要求
公共卫生执业助理医师	1. 心理应激	（1）心理应激的概念（掌握）
		（2）应激源的概念与种类（了解）
		（3）心理应激的中介机制（熟悉）
		（4）心理应激反应（熟悉）
		（5）心理应激对健康的影响（了解）
		（6）心理应激的应对方法（掌握）
	2. 心身疾病	（1）心身疾病的定义、特征与范围（掌握）
		（2）心身疾病的发病原因与机制（了解）
		（3）几种常见的心身疾病（熟悉）

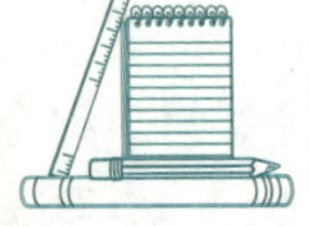

续表

考试类别	细目	要点及要求
临床执业助理医师	1. 心理应激	（1）心理应激的概念（掌握）
		（2）应激源的概念与种类（熟悉）
		（3）心理应激的中介机制（掌握）
		（4）心理应激反应（掌握）
		（5）心理应激对健康的影响（了解）
		（6）心理应激的应对方法（熟悉）
	2. 心身疾病	（1）心身疾病的定义、特征与范围（熟悉）
		（2）心身疾病的发病原因与机制（了解）
		（3）几种常见的心身疾病（熟悉）
乡村全科执业助理医师	1. 心理应激	（1）应激源的概念和分类（熟悉）
		（2）心理应激对健康的影响（掌握）
		（3）影响心理应激的中介因（熟悉）
		（4）心理应激的应对方法（掌握）
	2. 心身疾病	（1）心身疾病的概念（掌握）
		（2）影响心身疾病的心理社会因（掌握）
		（3）心身疾病的诊断要点（熟悉）

复习思考

一、名词解释

1. 心身疾病
2. 应激源
3. 应激反应
4. 心理应激

二、简答题

1. 简述应激发生的中介机制。
2. 心理应激对个体健康有哪些影响？
3. 简述心身疾病的诊断与治疗原则。

三、论述题

1. 试述原发性高血压病患者有哪些心理社会特点。
2. 试述心理社会因素在冠心病发生和发展中的作用。

扫一扫，查阅复习思考题答案

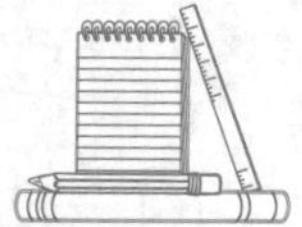

扫一扫，查阅本模块 PPT、视频、知识链接等数字资源

模块九　异常心理

【学习目标】

1. 知识目标：掌握异常心理、神经症及人格障碍的概念，正常心理与异常心理的判断标准，神经症的共同特点；熟悉人格障碍、神经症的常见类型，常见心理异常的症状；了解心境障碍及不良行为的主要症状。

2. 能力目标：能识别人格障碍、神经症的常见类型和分析诊断常见异常心理。

3. 素质目标：树立关爱患者的观念，学会正确对待和关爱异常心理患者。

项目一　异常心理概述

一、异常心理概念

异常心理又称变态心理、病理心理，是指一个人的心理偏离了常态的标准，行为失去了常态的表现，出现了心理活动与行为的异常。异常心理是一个非常广泛的概念，从广义上讲，非正常的心理都是异常心理。但异常心理与正常心理都是一个相对的概念。异常心理的发生与生物、心理、环境等多种因素有关，其表现形式多种多样。

心理异常一词是对许多不同种类的心理和行为失常的统称。其表现可以是严重的，也可以是轻微的，人们在日常生活中常用精神病、变态行为、情绪障碍等词语来对此加以描述和区分。

二、正常心理和异常心理的判断标准

目前要清晰地判别正常心理和异常心理并不容易。首先，异常心理与正常心理的差别常常是相对的，两者之间是一个渐变的连续体，在某些情况下可能有本质的差别，但在更多的情况下又可能只有程度的不同。其次，异常心理的表现受多种因素的影响，诸如社会背景、知识文化水平、家庭教育、经济水平等，所取的角度不一样，标准也就不一致了。最后，单纯的心理问题目前并没有准确的检查方法，全靠专业人员的临床经验进行主观判断。所以，至今仍没有大家公认的判别标准，目前最常用的区分心理正常与异常的标准主要有如下几种。

（一）经验标准

此标准通常从两方面进行：一是通过患者的主观体验，当来访者觉得无法调控自己的情绪或行为时，主动寻求帮助；二是观察者的主观体验，也就是观察者凭借专业知识和临床经验作出判断，也会形成大致相近的评判标准，是临床中最常用的方法。

但这种评判标准会受到观察者经验、知识水平、心理状态等方面的影响，有较大的主观性，在很大程度上受患者和判断者体验和经验的影响，需要丰富的临床经验。此标准不适用于缺乏

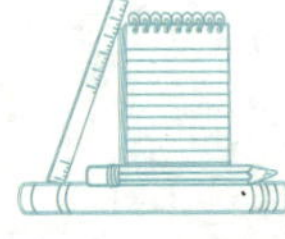

自制力的精神病患者和某些人格障碍患者。

（二）心理测验标准

这一标准来源于对人群的各种心理特性进行的心理测量的数据。一般来说，心理测量的数据呈现正态分布，处于平均数正负两个标准差区间的人数约占总人数的95%，我们将这部分人定义为正常，而把远离平均数的两端视为异常。决定一个人心理正常和异常，就以其心理特征偏离群体的平均值的程度作为依据。心理测验只能显示其当前的心理，不能显示其追踪结果，这是不足之处。如IQ140以上属于非常聪明，可以被看作天才，但若追踪下去，可能很大一部分人变为普通智力群。

此种方法的优点是提供了心理特征的数量化资料，且比较客观，操作较简便，可以在一定程度上避免医生的主观看法。但是心理测验也会存在误差，有些心理特征和行为也不一定正态分布，而且心理测量的内容同样受社会文化的影响。所以，心理测验标准也不是普遍适用的。

（三）社会适应标准

这也是一种极为普遍运用的标准。它是以社会准则为标准衡量人的心理活动是否与社会的生存环境相适应，并从个体对社会、集体、人际关系、人和自我的态度中观察正常与否。适应者为正常，不适应者为异常。使用这一标准要考虑社会环境因素的差异，如不同国家、民族、地域，风俗文化有不同，社会常模也有所不同。但是因为适应与不适应之间本无客观标准，因此这一标准也不能完全绝对地适用。

（四）医学标准

医学标准又称为症状和病因学标准。这一标准源自医学的诊断方法，它是根据病因与症状存在与否，通过各种医学检查，找到引起异常心理症状的生物性原因，以此来判断心理活动的正常或者异常。进行各种检查寻找客观判断标准。这种标准是十分有效的，但大部分心理障碍可能没有明显的器质性变化，还找不到脑病变和其他因素的原因，所以医学标准也有局限。

以上每种标准都有其优势，也有其局限性，所以分析个体的实际情况需综合使用以上标准，才能对其心理进行判断。

项目二　常见异常心理的症状

在变态心理学中，对变态心理现象的描述和解释与精神病学中的症状学雷同。精神病学的症状学主要如下。

一、认知过程障碍

（一）感觉障碍

感觉障碍包括感觉过敏、感觉减退、感觉倒错、内感性不适等。

（二）知觉障碍

1. 错觉　指对具体客观存在的事物的整体属性的错误感知。如将地上的一条绳索看成一条蛇。

2. 幻觉　包括幻听、幻视、幻嗅、幻味、幻触、内脏幻觉。幻听是临床最常见的幻觉，指听到各种不同种类和不同性质的但实际并不存在的声音，以言语性幻听多见。

3. 感知综合障碍　对客观事物整体的感知是正常的，但对其个别属性的感知发生障碍。包括视物变形症、空间感知综合障碍、时间感知综合障碍、自身体形感知综合障碍。

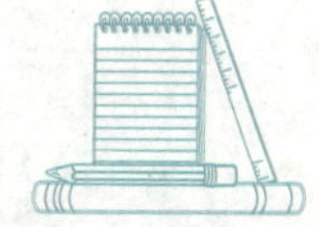

（三）思维障碍

1. 思维联想障碍 包括思维奔逸、思维迟缓、思维贫乏、思维散漫、思维破裂、思维中断、思维插入、强制性思维、病理性赘述。

2. 思维逻辑障碍 包括象征性思维、语词新作、逻辑倒错性思维。其中象征性思维指将一个具体概念与抽象概念混淆，但二者间有某种联系。语词新作指患者自创符号、图形、文字并赋予特殊意义，不经患者解释旁人无法理解。

3. 思维内容障碍 妄想、强迫观念、超价观念。妄想是一种病理性的歪曲信念，包括被害妄想、关系妄想、物理影响妄想、夸大妄想、罪恶妄想、疑病妄想、钟情妄想、嫉妒妄想等。

（四）注意障碍

注意障碍包括注意增强、注意减弱、注意涣散、注意转移、注意狭窄等。

（五）记忆障碍

记忆障碍包括记忆增强、记忆减退、遗忘、错构、虚构等。

（六）智能障碍

智能障碍包括精神发育迟滞、痴呆。

（七）自知力障碍

自知力是指患者对其自身精神病态的认识和批判能力。自知力障碍是精神病特有的表现。

二、情感过程障碍

情感过程障碍包括情感高涨、欣快、情绪低落、焦虑、情感脆弱、情感爆发、易激惹、情感迟钝、情感淡漠、情感倒错、恐怖、病理性激情、强制性哭笑、矛盾情感、病理性心境恶劣等。

三、意志行为障碍

意志行为障碍包括意志增强、意志减退、意志缺乏、精神运动性兴奋、精神运动性抑制（木僵状态、蜡样屈曲、违拗、缄默、被动性服从等）、刻板动作、模仿动作、意向倒错、矛盾意向、作态、强迫动作等。

四、意识障碍

意识障碍包括意识浑浊、朦胧状态、谵妄状态、梦样状态等。

项目三　常见精神障碍

案例导入

孙某，男性，20岁，大学三年级在读。该学生在校期间人际关系紧张，不能与老师、同学融洽相处。情绪波动大，时而兴奋，时而沮丧，难以控制自己的情绪。对他人言行过度敏感，容易误解别人的意图，坚持自己的想法和信念，对反对意见表现出固执的抵制态度。确诊为偏执型人格障碍。

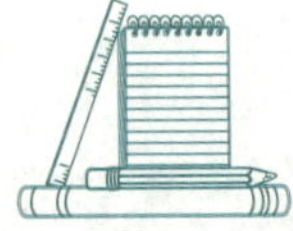

问题：孙同学的人格特质对其个人生活会产生哪些影响？如何帮助偏执型人格障碍的人改善人际关系？

一、人格障碍

（一）人格障碍概述

1. 人格障碍的含义　“人格”一词最初来源于古希腊语 Persona，是指演员在舞台上戴的面具，面具会随着角色的变化而不断变化，心理学借用了这个词，使之成为一个专门的术语，用来说明每个人在人生舞台上各自扮演的角色及其不同于他人的精神面貌。心理学上的人格内涵极其丰富，但基本包含两方面的意义：一是个体在人生舞台上所表现出的种种言行，即遵从社会准则而外显的行为和品质；二是内隐的人格成分，即面具后面的真实自我，是人格的内在特征。所以，人格乃是具有不同素质基础的人，在不尽相同的社会环境中所形成的意识倾向性和比较稳定的个性心理特征的总和。

人格障碍是指个体人格特征显著偏离正常，使个体形成了特有的行为模式，对环境适应不良，常影响其社会功能，甚至与社会发生冲突，给自己或社会造成恶果。

2. 人格障碍的分类　不同诊断标准对人格障碍的分类不尽相同。DSM-V 将 10 种人格障碍划分为 3 大类群：

特异性人格障碍：其中包括偏执型人格障碍、分裂样人格障碍、分裂型人格障碍。

戏剧化情绪人格障碍：其中包括反社会型人格障碍、自恋型人格障碍、表演型人格障碍、边缘型人格障碍。

焦虑 - 恐惧人格障碍：其中包括回避型人格障碍、强迫型人格障碍、依赖型人格障碍。

3. 人格障碍的临床表现

（1）人格障碍开始于童年、青少年或成年早期，并一直持续到成年乃至终生。没有明确的起病时间，不具备疾病发生发展的一般过程。

（2）人格显著地、持久地偏离了所在社会文化环境应有的范围，从而形成与众不同的行为模式。个性上有情绪不稳、自制力差、与人合作能力和自我超越能力差等特征。

（3）人格障碍主要表现为情感和行为的异常，但其意识状态、智力均无明显缺陷。一般没有幻觉和妄想，可与精神病性障碍相鉴别。

（4）人格障碍者对自身人格缺陷常无自知之明，难以从失败中吸取教训，屡犯同样的错误，因而在人际交往、职业和感情生活中常常受挫，以致害人害己。

（5）人格障碍者一般能应付日常工作和生活，能理解自己行为的后果，也能在一定程度上理解社会对其行为的评价，主观上往往感到痛苦。

在临床上，一般而言，人格障碍的形成和发展都会经历很长时间，所以，对其治疗或矫正必须有充分的耐心和恒心。

（二）常见类型

1. 偏执型人格障碍（paranoid personality disorder）　以猜疑和偏执为主要特点。表现为固执地坚持自己的非客观性观念；固执地追求自己的权力；对挫折和境遇过分敏感，不能体谅和宽容别人，对别人的问题长期耿耿于怀；心胸狭隘，易嫉妒，经常毫无理由地不信任和怀疑别人；容易将别人的中性或友好行为误解为敌意或轻视；自我评价过高和过分自我中心，不能接受别人的批评，如受到质疑会出现争论，甚至攻击；缺乏幽默感；经常处于紧张和警惕状态中。

2. 分裂样人格障碍（schizoid personality disorder）　一种普遍脱离社会关系，在人际交往中情感表达范围狭窄的行为模式，孤独、冷漠、社会退缩，但未丧失认识现实的能力。

在社会功能缺陷方面，他们既不渴望也不喜欢亲密关系，他们冷漠、孤僻、对他人的赞扬

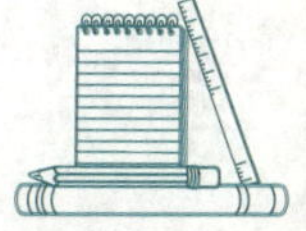

或批评似乎都无动于衷，只把自己看作世界的旁观者，而非参与者。

他们往往表现出精神分裂症的阴性症状，但并未出现精神分裂症的衰退。

3. 分裂型人格障碍（schizotypal personality disorder） 表现出明显的怪异观念与行为，类似于精神分裂症的阳性症状，但只有一小部分最终发展成为精神分裂症患者。也有学者认为分裂型人格障碍就是精神分裂症的表现型之一，只不过严重程度更低。

分裂型人格障碍的治疗类同于精神分裂症，效果多不理想，多数仅仅表现为轻微改善。

4. 反社会型人格障碍（dissocial personality disorder） 以行为不符合主流社会规范为主要特点。无视社会准则，经常违法乱纪；易激惹，常出现攻击行为，自我控制能力差；冷酷，伤害他人后无内疚感；惩罚对其作用不大，并不能从中吸取教训；道德感、责任感极弱；极少有同情心，也少关心他人，对他人感受漠不关心，缺乏长久的人际关系。

反社会型人格障碍者在少年时期即有品行障碍，少年后期、青年初期达到高潮；成年后期反社会行为、违法违纪有所缓解，但仍有心理障碍。

反社会人格障碍者很少主动求医，因而延误矫治，不良行为持续发展。青少年违法犯罪者中有相当部分反社会人格障碍者，其余者虽有人格缺陷，但尚未达到反社会人格障碍的程度。反社会人格障碍者心理活动的各个方面都有损害。

5. 自恋型人格障碍（narcissistic personality disorder） 在幻想或行动上都有自命不凡、自我欣赏的夸大感，强烈需要他人的赞扬与顺从，要求特殊优待以满足自己的期望，但却目中无人，不能与他人产生情感共鸣，甚至损人利己。

6. 边缘型人格障碍（borderline personality disorder） 不能保证稳定的人际关系，起伏于极端理想与极其贬斥之间，自我形象不确定，情绪混乱，行为冲动，反复有自杀或自残、自伤行为。介于人格障碍与精神病之间的“临界”或“边缘”。同时伴有多种心理障碍；与心境障碍有密切相关；与其他人格障碍症状有重合，边缘型人格障碍者约占所有人格障碍的50%。

7. 表演型人格障碍（histrionic personality disorder） 以过分感情化和夸张的言行吸引别人注意为主要特点，又称为癔症型人格障碍。情绪体验肤浅，情感表达带有表演性；希望吸引别人注意和得到赞赏，希望成为中心，为此常避免人际冲突，以取悦他人；易受暗示；言行举止夸张，有诱惑性动作或行为出现，穿着打扮不适当。

8. 回避型人格障碍（avoidant personality disorder） 社交退缩，自惭形秽，对负性评价过分敏感，格外在意他人可能的否定的评价或拒绝。因而回避可能有的风险、拒绝新的人际交往，但内心渴望人际交往。多发病自成年早期。

9. 强迫型人格障碍（anankastic personality disorder） 以要求严格和追求完美为主要特点。过分注意细节，喜欢记录和追问，追求完美，对自己有非常严格的要求；过分强调规则，喜欢按照自己的规则做事，也要求别人按照他的方式去做；过分小心谨慎，事前事后反复检查；做事犹豫不决；绝大部分精力投入工作中，业余生活简单，对自己的人格状况抱怨程度低。

10. 依赖型人格障碍（dependent personality disorder） 源于人类发展的早期。幼年时期儿童离开父母就不能生存，在儿童印象中保护他、养育他、满足他一切需要的父母是万能的，他必须依赖他们，总怕失去了这个保护神。这时如果父母过分溺爱，鼓励子女依赖父母，不让他们有长大和自立的机会，久而久之，在子女的心目中就会逐渐产生对父母或权威的依赖心理，成年以后依然不能自主。缺乏自信心，总是依靠他人来做决定，终身不能承担起选择决定各项任务、工作的责任，形成依赖型人格。

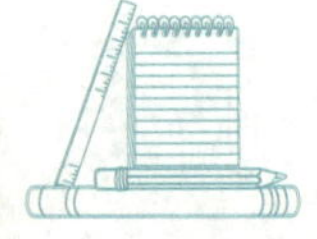

二、心境障碍（情感性精神障碍）

心境障碍也称情感性精神障碍，是指由各种原因引起的以显著而持久的情感或心境改变为主要特征的一组疾病。临床上主要表现为情感高涨或低落，伴有相应的认知和行为改变和有幻觉、妄想等精神病性症状。多数患者有反复发作倾向，每次发作多可缓解，部分患者可有残留症状或转为慢性。

（一）致病因素

心境障碍目前病因未明，现有的研究发现可能的发病机制涉及遗传、神经生化、神经内分泌、神经电生理、神经影像、神经发育及社会心理等各个方面。而目前有效的治疗手段主要是针对心境障碍的神经生化异常进行的，包括了 5- 羟色胺、去甲肾上腺素、多巴胺等神经递质。

（二）心境障碍的临床表现

心境障碍的临床表现可有情感高涨、低落以及与此相关其他精神症状的反复发作、交替发作或混合发作。其临床症状特征可按不同的发作方式分别描述。

1. 抑郁发作　通常以典型的心境低落、思维迟缓、意志活动减退“三低症状”，以及认知功能损害和躯体症状为主要临床表现，多数患者有焦虑症状，个别患者可存在精神病性症状。

2. 躁狂发作　临床上，躁狂发作的典型症状是心境高涨、思维奔逸和活动增多的“三高症状”。常伴有瞳孔扩大、心率加快、体重减轻等躯体症状，以及注意力随境转移、记忆力增强紊乱等认知功能异常，严重者出现意识障碍，有错觉、幻觉和思维不连贯，称为“谵妄型躁狂”。躁狂发作临床表现较轻者称为轻躁狂，对患者社会功能有轻度的影响，部分患者有时达不到影响社会功能的程度，一般人常不易觉察。

3. 混合发作　指躁狂症状和抑郁症状在一次发作中同时出现，临床上较为少见。通常是在躁狂与抑郁快速转相时发生。例如，一个躁狂发作的患者突然转为抑郁，几小时后又再复躁狂，使人得到“混合”的印象。但这种混合状态一般持续时间较短，多数较快转入躁狂相或抑郁相。混合发作时，躁狂症状和抑郁症状均不典型，容易被误诊为分裂心境障碍或精神分裂症。

4. 环性心境障碍　是指心境高涨与低落反复交替出现，但程度均较轻，不符合躁狂发作或抑郁发作的诊断标准。轻度躁狂发作时表现为十分愉悦、活跃和积极，且在社会生活中会做出一些承诺，但转变为抑郁时，不再乐观自信，而成为痛苦的“失败者”。随后，可能回到情绪相对正常的时期，或者又转变为轻度的情绪高涨期。一般心境相对正常的间歇期可长达数月。其主要特征是持续性心境不稳定。这种心境的波动与生活应激无明显关系，与患者的人格特征有密切关系，过去称为“环性人格”。

5. 恶劣心境障碍　是指一种以持久的心境低落为主的轻度抑郁，而从不出现躁狂。患者在大多数时间里，感到心情沉重、沮丧，看事物犹如戴着一副墨镜一样，周围一片暗淡；对工作兴趣下降，无热情，缺乏信心，对未来悲观失望，常有精神不振、疲乏、能力不足、效率降低等体验，严重时也会有轻生的念头；常伴有焦虑、躯体不适感和睡眠障碍，无明显的精神运动性抑制或精神病性症状，工作、学习、生活和社会功能不受严重影响。常有自知力，主动要求治疗。患者抑郁常持续 2 年以上，其间无长时间的完全缓解，即使有缓解，一般不超过 2 个月。此类抑郁发作与生活事件和性格都有较大关系，也有人称为“神经症性抑郁”。

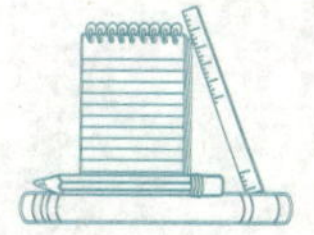

三、神经症

（一）神经症概述

神经症（neurosis），曾被称为神经官能症，是一组精神障碍的总称，包括焦虑症、强迫症、恐惧症、躯体形式障碍、神经衰弱等多种类型。美国精神病学会在1980年将神经症从精神病分类中删除，我国学者则认为神经症是客观存在的临床实体。在《中国精神障碍分类与诊断标准（第三版）》（CCMD-3）中神经症的描述性定义为："神经症是一组主要表现为焦虑、抑郁、恐惧、强迫、疑病症状，或神经衰弱症状的精神障碍。本障碍有一定人格基础，起病常受心理社会（环境）因素影响。症状没有可证实的器质性病变作基础，与患者的现实处境不相称，但患者对存在的症状感到痛苦和无能为力，自知力完整或基本完整，病程多迁延。各种神经症性症状或其组合可见于感染、中毒，以及内脏、内分泌或代谢和脑器质性疾病，称为神经症样综合征。"

神经症是常见心理障碍，WHO根据调查资料推算：人口中的5%～8%有神经症或人格障碍，是重性精神病的5倍。神经症也是心理门诊中最常见障碍之一。

（二）常见的神经症性障碍

1. 恐怖症（phobia） 患者对某种场合或客体产生强烈恐惧感，明知没有必要，仍无法控制；发作时有自主神经症状出现；对恐怖对象有回避行为，以此来消除不安和焦虑，这种无必要的回避对其工作和生活会造成影响。

恐怖症的临床表现有：

（1）场所恐怖症：对某些特定环境恐惧，如广场、高处、人群密集的场所、交通工具等；其因害怕没有离开的出口而对特定环境极力回避。

（2）社交恐怖症：对社交场合和人际接触恐惧，如不敢在公众场合讲话，害怕与人对视等；其害怕他人看出自己的笨拙，会出现回避行为。

（3）单纯恐怖症：对特定的物体或情景恐惧，如动物、鲜血、黑暗等；这种恐惧始于童年或成年初期。

心理治疗是治疗恐怖症的重要方法，可采用认知治疗、行为治疗中的系统脱敏疗法和暴露疗法，均有良好效果。

2. 焦虑症（anxiety disorder） 患者以焦虑、紧张为主要临床表现。伴有自主神经系统症状和运动性不安；焦虑情绪并不是由实际危险或威胁导致，或焦虑的程度与现实不符；自知力存在。

焦虑症的临床表现有：

（1）惊恐发作：在没有明显诱因或危险情景下发作，不可预测；发作时出现强烈恐惧，伴有濒死感和失控感；会出现心悸、胸闷、气喘、头晕、四肢发麻、震颤等症状；发作不超过1小时，可自行缓解；发作时意识清晰，之后担心再次发作常紧张不安。

（2）广泛性焦虑：在无特定对象和内容下表现出焦虑，或过分担心现实中的某些问题；会出现心慌、胸闷、头晕、口干、胃部不适、腹痛、腹泻、尿频等症状；伴有注意力难集中、易惊吓；有搓手顿足、紧张不安、来回走动等表现。

焦虑症治疗效果相对较好，预后较好，常用药物治疗和心理治疗。适合焦虑症患者的心理治疗有生物反馈疗法、放松疗法、认知治疗等。

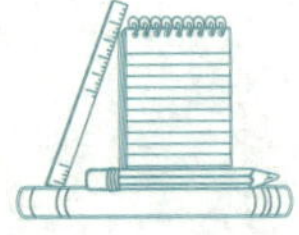

3. 强迫症（obsessive-compulsive disorder） 以强迫症状为特征的神经症。反复出现强迫思

维和强迫动作；意识到不必要但无法控制，自我强迫和自我反强迫共存；患者有自知力，但无法控制和摆脱。

强迫症的临床表现：

（1）强迫思维：包括强迫性穷思竭虑、强迫性怀疑、强迫性联想等。

（2）强迫行为：包括强迫性洗涤、强迫性检查、强迫性询问、强迫性仪式动作等。

对于强迫症，心理治疗和药物治疗都有举足轻重的作用。常用的方法包括：认知行为治疗、支持性心理治疗、精神动力学治疗和森田疗法等。认知行为治疗对于强迫症是非常有效的。

4. 躯体形式障碍（somatoform disorders） 是一种以持久地担心或相信各种躯体症状的优势观念为特征的一组神经症。患者因这些症状反复就医，各种医学检查阴性和医生的解释均不能打消其疑虑。即使有时患者确实存在某种躯体障碍，但其严重程度并不足以解释患者的痛苦与焦虑。即使症状与应激性生活事件或心理冲突密切相关，他们也拒绝探讨心理病因的可能。其主要分为躯体化障碍、疑病症、躯体形式自主神经紊乱和持续性躯体形式疼痛障碍四类。

躯体形式障碍患者的治疗应采取药物治疗、心理治疗（如支持性心理治疗、心理动力学治疗、认知治疗、森田疗法等）和其他治疗（如按摩治疗）相结合的综合治疗。

5. 神经衰弱（neurasthenia） 是指长期处于紧张和压力下，出现精神易兴奋和脑力易疲乏现象，常伴有烦恼、易激惹、紧张、睡眠障碍、肌肉紧张性疼痛等。症状的波动与心理社会因素有关，病程多迁延。

神经衰弱的治疗应采取药物治疗、心理治疗（如支持性心理治疗、心理动力学治疗、行为治疗、认知治疗等）和其他治疗（如按摩治疗、水疗、电磁疗法等）相结合的综合干预。

知识链接

神经症的评定方法

1. 病程　不到3个月为短程，评1分；3个月到1年为中程，评2分；1年以上为长程，评3分。

2. 精神痛苦程度　轻度者自己可以主动设法摆脱，评1分；中度者自己摆脱不了，需靠别人的帮助或处境的改变才能摆脱，评2分；重度者几乎完全无法摆脱，评3分。

3. 社会功能　能照常工作学习或者工作学习以及人际交往只有轻微妨碍者，评1分；中度社会功能受损者，工作学习或人际交往效率显著下降，不得不减轻工作或改变工作或只能部分工作，或某些社交场合不得不尽量避免，评2分；重度社会功能受损者完全不能工作学习，不得不休假或推卸，或某些必要的社会交往完全回避，评3分。

对精神痛苦和社会功能的评定，至少要考虑近3个月的情况才行，评定涉及的时间太短是不可靠的。

总分为3分，可以认为不够诊断为神经症。总分不小于6分，神经症的诊断是可以成立的。4～5分为可疑病例，需进一步观察确诊。

（选自许又新 . 神经症 . 北京：人民卫生出版社，1993.）

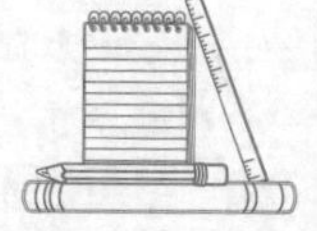

四、进食障碍

进食障碍（eating disorder，ED）是以进食行为异常为显著特征的一组综合征。这组疾病主要包括神经性厌食症（anorexia nervosa，AN）和神经性贪食症（bulimia nervosa，BN），属于精神类障碍。神经性厌食的主要特征是患者用节食等各种方法有意地造成体重过低，拒绝保持最低的标准体重；而神经性贪食的主要特征是反复出现的暴食以及暴食后不恰当的抵消行为，如诱吐、滥用利尿剂或泻药、节食或过度运动等。

1. 神经性厌食 指有意节制饮食，导致体重明显低于正常标准的一种进食障碍。多发于青少年女性。

临床表现：最重要的特点就是对“肥胖”的恐惧和过分关注体形，过度运动、诱吐、导泻，伴有暴食发作、情绪抑郁、闭经，等等。

治疗需要纠正营养不良和水电解质失衡。心理治疗主要采用认知行为治疗，改变不良的认知；行为治疗采用系统脱敏疗法，纠正不良进食行为；家庭治疗主要是调整家庭成员的相互关系，改变不良的家庭动力模式。药物治疗主要针对抑郁、焦虑情绪。

2. 神经性贪食 指具有反复发作的不可抗拒的摄食欲望，以及多食和暴食行为，进食后又担心发胖而采用各种方法以减轻体重，使得体重变化并不一定明显的一种疾病。此病可与神经性厌食交替出现。

临床表现：发作性大量进食，偷偷进行；注重自己的体形、外表以及他人对自己的印象；不恰当的代偿行为；自我诱发呕吐、乱用泻药、间歇进食、服用食欲抑制剂；常伴有情绪低落。

治疗主要纠正营养状况，控制暴食行为，打破恶性循环。心理治疗可以采用认知治疗、行为治疗、生物反馈疗法。药物治疗一般用氟西汀。

3. 神经性呕吐 指进食后出现自发地或者故意诱发反复呕吐，不影响下次进食的食欲，又称为心因性呕吐。常与心理社会因素有关，患者的人格特点常表现为表演型人格。治疗主要采用认知行为疗法。小剂量抗抑郁药和抗精神病药物对部分患者有效。

知识链接

性心理障碍

性心理障碍（psychosexual disoders）又称性变态、性欲倒错、性歪曲。是以异常行为作为满足个人性冲动的主要方式的一种心理障碍，其共同特征是对常人不引起性兴奋的某些物体或情境，对患者都有强烈的性兴奋作用，而在不同程度上干扰了正常的性行为方式。许多性心理障碍患者并没有突出的人格障碍，除了单一的性心理障碍表现出来的与一般人的性行为不相同之外，并没有其他的人格缺陷。

性心理障碍主要分为性身份障碍、性偏好障碍及性取向障碍。性身份障碍：又分为性别改变症、双重角色异装症和童年性身份障碍 3 种；性偏好障碍：主要有恋物癖、异装症、窥阴癖、兽奸癖、施虐癖、受虐癖、摩擦癖、性窒息癖、恋尸癖。

性心理障碍的共同特点是：患者产生性兴奋、性冲动及性行为的对象和一般人不一样。他们对一般常人不引起性兴奋的某些物体或情境，如对女性用过的内衣、手帕等，产生强烈的性兴奋，而对正常的性行为方式有不同程度的干扰或减低。这些性心理障碍的患者并不是道德败坏、流氓成性的人，也并不是性欲亢进的淫乱之徒，他们多数性欲低下，甚至对正常的性行为方式不感兴趣。

项目四　物质相关障碍

案例导入

近年来，电子烟作为一种新兴产品，在市场上广泛流行。然而，随着电子烟的普及，一些不良商家开始在其中添加合成大麻素等违禁成分，制造出了所谓的“上头电子烟”。这些电子烟外表与普通电子烟相似，但具有极强的成瘾性和危害性。吸食“上头电子烟”后，会出现头晕呕吐、精神恍惚等症状，严重者可导致休克、窒息甚至猝死。其危害比传统毒品大麻更大，且吸食者往往难以自拔。值得注意的是，青少年群体因辨识能力不足，已成为主要受害群体。这种具有高度迷惑性的新型毒品正严重威胁青少年身心健康，亟待引起全社会的高度警惕。

问题：青少年吸食“上头电子烟”成瘾，在预防、早期干预和康复治疗阶段分别有何措施降低成瘾率和提升康复效果？

一、酒瘾

酒瘾，又称酒精依赖。包括对酒精的心理依赖、生理依赖和耐受性三个方面。早在20世纪30年代，人们就开始认识到酒精依赖实际是一种疾病，而非饮酒者道德沦丧或意志薄弱所致，酒精依赖是仅次于心血管疾病和肿瘤而居于第三位的公共卫生问题。酒精依赖是饮酒所致的对酒渴求的一种心理状态，可连续或周期性出现，这种渴望常很强烈。

（一）酒瘾的病因

酒瘾的病因尚不十分清楚。普遍认为其发生是遗传因素和环境因素共同作用的结果。目前已经证明，酒精中毒受遗传因素的影响。对酒精的代谢，人群中有酶组成差异。酒精依赖的发生是遗传因素和环境因素共同作用的结果。酒精依赖者存在不可逆的内脏功能障碍和智力损伤。

（二）酒瘾的主要表现

酒瘾主要表现为对饮酒的失控和耐受性，对酒精有神经依赖和躯体依赖，存在戒断综合征，早期会出现焦虑和抑郁情绪。他们对社会和家庭不负责任，生理、心理和行为发生改变，以神经、精神障碍为主，伴有机体其他脏器损害。酒精依赖主要可视为个体压抑功能的释放，使压抑的各种心理冲突得以表现。继而引发多种心理障碍，如幻觉症、痉挛发作、震颤谵妄、嫉妒妄想、痴呆等。

科学家对酒精依赖者进行人格测试，发现他们在社会适应力和人际交往方面有着某些共同特征，因此对酒精依赖患者的心理治疗既有社会意义，也会对异常心理学的研究作出贡献。

二、烟瘾

烟瘾又称烟草依赖，因长期吸烟，对烟中所含的尼古丁成瘾，造成人体对烟的长期依赖。如果突然停用或减少用量，可能出现心境不良、失眠、注意力不集中、坐立不安、心率减慢、食欲旺盛、体重增加等症状。

（一）烟草依赖的原因

1. 生物学因素 尼古丁是卷烟和其他吸食型烟草产品中所含的成瘾性药物成分。它所引起的药物依赖性类似于海洛因、苯丙胺兴奋剂，以及可卡因所引起的依赖性；它主要通过影响大脑中枢结构，刺激大脑产生欣快感。即使在停止使用烟草产品很长一段时间后，大脑的这种改变仍会持续存在。尼古丁的成瘾性导致吸烟者无法停止吸烟，会强化吸烟者的吸烟行为，并使吸烟者不愿放弃他们的习惯。

2. 心理学因素 人们吸烟除了生理因素之外，还有强大的心理因素。这是导致烟草成瘾的第二链。吸烟者的行为取决于某些条件，这意味着吸烟与某些行为相关。比如在开始吸烟的时候，吸烟者会不自觉地有掏烟和点烟的动作，一旦这种习惯形成，吸烟者再吸烟的时候可能就不会意识到他们正在使用烟草产品。这些不断被强化的行为不仅可以导致躯体依赖，而且可以导致精神依赖，也即产生中枢性成瘾。久而久之，掏烟和点烟就成为吸烟者的一种无意识的习惯性行为。

3. 社会文化因素 烟草在当今社会扮演着一个非常重要的角色。它既可能是群体识别的一部分，也可能是日常社会和文化交往的一部分。由于这种社会文化属性，给戒除烟瘾带来了极大困难。不同的社会和文化背景的人，对烟草的传统和态度可能有不同，所以当与不同背景的人进行接触时，一定要尊重他们的宗教信仰、文化准则等。

（二）烟草依赖的评定

参照 ICD–11 中关于物质成瘾的诊断条件，结合吸烟的行为特点，烟草依赖的临床诊断标准为，在过去 1 年内体验过或表现出下列 6 项中的至少 3 项。

1. 强烈渴求吸烟。
2. 难以控制吸烟行为。
3. 当停止吸烟或减少吸烟量后有时会出现戒断症状。
4. 出现烟草耐受表现，即需要增加吸烟量才能获得过去吸较少烟量即可获得的吸烟感受。
5. 为吸烟而放弃或减少其他活动及喜好。
6. 不顾吸烟的危害而坚持吸烟。

如果患者符合诊断标准，就要推荐他进行专业的戒烟治疗，如到戒烟门诊找医生进行诊治。

三、药物依赖

药物依赖又称药物成瘾，是指对药物有一种强烈的渴求，并反复地应用。是药物与机体相互作用造成的一种精神状态，有时也包括具体状态，表现出一种强迫性地要连续或定期用该药的行为和其他反应，目的是要感受它的精神效应，有时也是为了避免停药引起的不适，可以发生或不发生耐受。用药者可以对一种以上药物产生依赖性。

（一）药物依赖性的分类

世界卫生组织将药物依赖性分为精神依赖性和身体依赖性。

1. 精神依赖性 又称心理依赖性，凡能引起令人愉快意识状态的任何药物即可引起精神依赖性，精神依赖者为得到欣快感而不得不定期或连续使用某些药物。

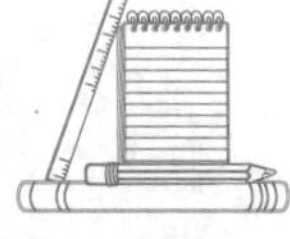

2. 身体依赖性 也称生理依赖性，用药者反复地应用某种药物造成一种适用状态，停药后产生阶段症状，使人非常痛苦，甚至危及生命。

（二）依赖性药物分类

1. 中枢神经系统抑制剂　能抑制中枢神经系统，如巴比妥类、苯二氮䓬类、酒精等。

2. 中枢神经系统兴奋剂　能兴奋中枢神经系统，如咖啡因、苯丙胺类、可卡因等。

3. 大麻　是世界上最古老、最有名的致幻剂，适量吸入或食用可使人欣快，增加剂量可使人进入梦幻，陷入深沉而爽快的睡眠之中。

4. 致幻剂　能改变意识状态或感知觉，如麦角酸二乙酰胺（LSD）、仙人掌毒素、苯环己哌啶（PCP）、氯胺酮（K 粉）等。

5. 阿片类　包括天然、人工合成或半合成的阿片类物质，如海洛因、吗啡、鸦片、美沙酮、二氢埃托啡、杜冷丁、丁丙诺啡等。

6. 挥发性溶剂　如丙酮、汽油、稀料、甲苯、嗅胶等。

（三）药物依赖治疗

根据生物－心理－社会医学模式，药物依赖的治疗包括三个环节。

首先，终止滥用药品并治疗戒毒症状的脱毒治疗阶段。这一环节是指缓慢递减或快速停用成瘾药物或精神活性物质，使患者戒除对成瘾药物或精神活性物质的依赖。

其次，康复及心理治疗，矫正依赖行为，防止复吸。脱毒后，吸毒者仍存在心理依赖和一定的身体依赖，对毒品的渴求和稽延性戒断反应仍要持续很长时间，所以采用心理疏导、正面教育、社会帮助、体育锻炼、改善营养等措施以解除或消除稽延性症状和心瘾，矫正个体的不良心理、行为态度，完成心理上的康复。

最后，训练并扶助其劳动就业，使之完全回归社会。由于患者对药物的强烈渴求，一般认为戒药物应该在住院条件下严格地按照精神病院制度进行，杜绝一切药源是治疗成功的关键所在。

考纲摘要

考试类别	细目	要点及要求
临床执业助理医师考试	1. 物质使用所致障碍	（1）物质概述（掌握）
		（2）酒精所致精神障碍（掌握）
	2. 心境障碍	（1）心境障碍概述（掌握）
		（2）抑郁障碍（掌握）
		（3）双相障碍（掌握）
	3. 焦虑及相关障碍	（1）焦虑及相关障碍概述（掌握）
		（2）广泛性焦虑症（掌握）
		（3）惊恐障碍（掌握）
		（4）恐惧症（掌握）
	4. 强迫及相关障碍	强迫症（掌握）
乡村全科执业助理医师考试	抑郁症	（1）抑郁症概述（了解）
		（2）临床表现（掌握）
		（3）治疗原则与转诊（掌握）

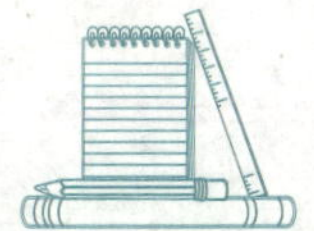

续表

考试类别	细目	要点及要求	
执业药师职业资格考试	1. 焦虑障碍	（1）临床基础	病因与发病机制
			临床表现与诊断
			一般治疗原则
		（2）药物治疗	药物治疗方案和合理使用
			用药注意事项与患者教育
	2. 抑郁症	（1）临床基础	病因与发病机制
			临床表现与诊断
			一般治疗原则
		（2）药物治疗	药物治疗方案和合理使用
			用药注意事项与患者教育

复习思考

一、名词解释

1. 异常心理
2. 人格障碍
3. 神经症
4. 药物依赖

扫一扫，查阅复习思考题答案

二、简答题

1. 人格障碍有哪些常见类型？
2. 神经症的常见类型有哪些？

三、论述题

试述判断心理正常与否的标准。

模块十 心理评估

扫一扫，查阅本模块PPT、视频、知识链接等数字资源

【学习目标】

1. 知识目标：掌握心理评估、心理测验的概念，以及心理测验的特点；熟悉常用的智力测验、人格测验、神经心理测验、评定量表；了解心理测验在临床工作中的应用。

2. 能力目标：具备在临床工作中使用心理评估工具对患者进行心理评估的能力；具备与被试顺利进行访谈的技巧与经验，能够与被评估者进行有效的沟通，获取准确的评估信息。

3. 素质目标：培养对待心理评估工作严谨、客观、科学的工作态度，尊重评估结果和保护被评估者的隐私；树立职业道德意识，遵循心理评估的伦理规范，不滥用评估结果。

项目一 心理评估概述

人的心理现象复杂多变，是否也可以测量呢？中国古代思想家孟子曾经说：“权然后知轻重，度然后知长短，物皆然，心为甚。”肯定地回答了“人的心理是可以测量”的问题。

一、心理评估和临床心理评估

心理评估（psychological assessment）就是应用多种方法获得的信息，对个体某一心理现象进行全面、系统和深入的客观描述的过程。

心理评估有很强的实用性，被广泛运用于医学、教育、人力资源、军事和司法等领域的部门。其中，为临床医学所用时，便称为临床心理评估（clinical psychological assessment）。临床心理评估是通过心理测量结果，对心理或医学诊断、心理障碍等防治和疗效进行分析和评价的过程。

二、心理测验与标准化

心理评估的方法主要有观察法、晤谈法、调查法和心理测验等。

（一）心理测验的概念

心理测验（psychological test），是指在标准的情境下，用规范的方法，对个人行为样本进行客观分析和描述的一类方法。简单地说，心理测验就是用心理测量工具使心理现象数量化。心理测验中使用的各种工具称为心理量表。

（二）标准化心理测验

并非所有的心理测验都是标准化测验（standardized test），只有那些通过系统化的标准程序确定测题内容、制定评分标准，有固定的实施方法，而且具备心理测量学（psychometrics）的关键技术指标，并达到了国际上公认的水平，才能被称为标准化测验。一个标准化测验，通常应具备以下几个关键技术指标。

1. 常模（norm） 是指一种心理测验在某一人群中测查结果的标准量数，即可以用作比较的标准。某个人在某一项心理测验的结果只有与这一常模群体的标准比较，才能确定该测验结果的实际意义。而这一结果是否有效可信，则取决于样本常模是否有代表性。

（1）样本（sample）：即标准化常模样本。为了保证标准化常模样本有良好的代表性，取样时通常需要考虑影响该测验结果的主要因素，如样本的年龄、性别、种族、受教育程度、职业、区域范围等，要根据人口统计学资料中各因素的构成比，采用随机抽样方法获取常模样本。根据样本的代表面，可代表全国的便可以制定出全国常模，只能代表某一区域的样本则只能建立区域性常模，还有年龄常模和年级常模等。如果是临床评定量表，常模样本取样还应考虑病种、病程以及治疗干预等因素。

（2）常模形式：由于不同测验资料的性质和所采用的统计处理方法不同，常模所展现的形式和标准也各不相同。常见的常模形式有：①均数：是一种最常见的常模形式，即标准化样本的平均值。②标准分：是将原始分数与平均数的距离以标准差为单位表示出来的量数，常见的标准分数有Z分数、T分数、离差智商（IQ）等。采用标准分作为常模形式的基本条件就是测验的分数在常模样本中要呈正态分布。③百分位：将常模样本群体的分数由低到高（或由差到好的顺序）排列，计算出常模样本群体分数的各百分位范围（标记为Px）。④划界分：在筛选测验和临床评定量表中常用此种常模，如学习成绩通常采用100分制时，以60分为及格，即划界分。⑤比率（或商数）。此外，还有年龄常模（按年龄组建立的），性别、区域和各种疾病诊断等各种性质的常模。从可比性看，常模越特异越有效；从适用性讲，通用常模使用更加方便。

2. 信度（reliability） 是指同一被试在不同时间用同一测验重复测量所得结果的一致性程度，即指测验分数的可靠性和稳定性。信度用系数来表示，其数值在 -1 ～ +1 之间。绝对值越接近1.0，表明误差越小，测验结果越可靠；绝对值越接近0，表明误差越大，测验结果越不可靠。一般来说，能力测验的信度要求在0.80以上，人格测验的信度要求在0.70以上。信度的高低与测验性质有关。

3. 效度（validity） 是指测验结果的有效性和正确性，即说明某种测验能测出所要测量的特征或功能的真实程度。如一个智力测验，若测验结果表明测得了被试的智力，而且测准了被试智力水平，那么这个测验的效度就高，反之则低。效度检验的方法有：①效标关联效度：即将测验结果与某一标准行为进行相关分析。用检验所编制的测验是否能预测被试在特定情境中的行为表现，其关键之处是合理选择效标。②内容关联效度：即测验的行为取样能否代表所测量的心理功能及代表的程度，通常通过专家评审的方法进行。③结构关联效度：反映了编制此测验所依据理论的程度；因素分析是结构关联效度检验最常用的方法。

三、心理测验的分类

（一）按照测验的目的和功能分类

1. 能力测验 如斯坦福－比奈智力量表、韦克斯勒儿童和成人智力量表、心理发展量表如适应行为量表等。

2. 人格测验 此类测验数量众多，如艾森克人格问卷、明尼苏达多项人格调查表等。

3. 神经心理测验 如霍尔斯特德－里坦的神经心理测验等。

4. 评定量表 如症状自评量表、抑郁自评量表和焦虑自评量表等。

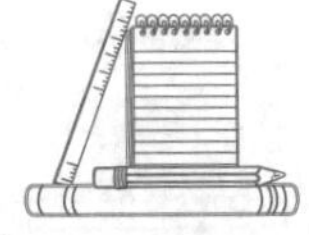

（二）按照测验材料性质分类

1. 文字测验　又称为言语测验或纸笔测验，其测验项目以文字或语言作为测验材料，被试必须用文字或语言作为反应。如明尼苏达多项人格调查表、艾森克人格问卷及韦克斯勒智力量表中的言语量表部分都属于文字测验。此类测验实施方便，团体测验较多采用。

2. 非文字测验　又称操作测验。其测验内容以图画、仪器、模型、工具、实物为材料，被试用操作或手势回答。如罗夏墨迹测验、瑞文推理测验和韦克斯勒智力量表中的操作量表部分均属于非文字测验。适用于言语功能障碍或对测验的语言材料不熟悉的被试。

（三）按照测验材料的意义是否肯定和回答有无限制分类

1. 常规测验　此类测验多采用结构式问题，主要呈现意义明确的刺激语句，只需被试直接理解回答。绝大多数心理测验都属于此类测验。

2. 投射测验　在此类测验中，刺激没有明确意义，问题材料模糊，回答无明确的规定和限制，无严格的评分标准。其种类较少，最具代表性的有罗夏墨迹测验、主题统觉测验、自由联想测验和句子完成测验。

（四）按照施测方式分类

1. 个别测验　一个主试对一个被试进行施测，即一次一个被试。这种方式是临床上最常用的心理测验形式，如比奈－西蒙智力量表和韦克斯勒智力量表等。

2. 团体测验　一个主试或几个主试对较多的被试同时实施测验。团体测验材料也可以用于个别方式实施，如明尼苏达多项人格调查表、艾森克人格问卷等。

四、心理测验的使用注意

1. 科学对待测验技术　在进行标准化心理测验时，要注意选用信度和效度较高的工具，并且需要有可靠的常模，应防止滥用心理测验。

2. 正确使用心理测验　测验人员要对心理学测量学、病理心理学及其与健康和疾病的相关知识有系统的了解，很好地掌握心理测验和评估的理论和操作技术，并接受过专业培训，有较丰富的临床经验，能够综合分析被试的信息资料，并做出符合实际情况的判断。

3. 注意选择实施测验的时机　心理测验工作者在测验中起主导作用，要稳定情绪，创造良好氛围，保持主试与被试的协调关系。

4. 遵守职业道德　心理测验工作者应特别注意保密性，包括对测验内容、测验材料和测验结果的保密，不能随意向他人泄露测验结果，除非对个人或社会可能造成危害时才告知有关方面，以保护被试人员的权益不受侵害。

项目二　智力测验

一、智力测验的相关概念

智力测验是对人们智力水平进行客观评估的一种手段。

智商是智力测验结果的量化单位，是衡量个体智力发展水平的一种指标。智商一般分比率智商和离差智商。

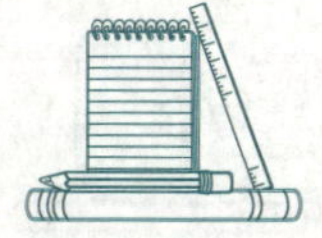

比率智商（ratio IQ）最初由刘易斯·特曼（Lewis Terman）提出，计算方法为：IQ=MA/CA×100。公式中MA为智龄（mental Age），CA（chronological Age）为周岁年龄，智商是指智力所达到的年龄水平，即在智力测验上取得的成绩。比率智商有一定局限性，它是建立在智力水平与年龄成正比的假设基础上。事实上，智力随着年龄的增长有一个上升、停滞、衰退的过程。因此，比率智商适用最高实际年龄限制在15岁或16岁。

离差智商（deviation IQ）由大卫·韦克斯勒（David Wechsler）提出，它是用统计学的标准分概念来计算智商，表示被试测得的分数偏离同年龄组平均分数的距离（以标准差为单位），设定每个年龄组IQ均值为100，标准差为15。计算公式为 $IQ=100+\frac{15(X-\bar{X})}{SD}$。公式中$\bar{X}$为样本分数的均数，X为被试的分数，SD为样本分数的标准差，$(X-\bar{X})/SD$ 是标准分（z）计算公式。离差智商克服了比率智商计算受年龄限制的缺点，已成为通用的智商计算方法。

智力可以按一定的标准来划分种类和等级。现代心理测量学用统计的方法分出智力的各种因素，如言语智力和操作智力等；从智力理论上又分为流体智力和晶体智力，也有把智力分为抽象智力、具体智力和社会智力等。目前智力主要采用IQ分级方法，也是国际常用的分级方法。人类智商的总体分布遵循正态分布的规律，智商与智力等级的关系见表10-1。

表10-1 智力水平的等级名称与划分（按智商值划分）

智力等级名称	斯坦福－比奈智商（S=16）	理论百分比%	实际百分比%
天才（genius）	140以上	1.6	1.3
超高智（very superior）	120–139	11.3	11.7
高智（superior）	110–119	18.1	18
中等（average）	90–109	46.5	46
愚钝（dull）	80–89	14.5	15.1
临界（borderline）	70–79	5.6	5
低能（feebleminded）	69以下	2.9	2

二、常用的智力量表

评估智力水平多采用智力测验和发展量表（development scale）等心理测验手段，0～3岁多采用发展量表测查智力水平，4岁以后多采用智力测验和适应行为量表（adaptive behavior scale）来测查智力功能。智力测验的形式多样，数目和种类繁多，国际通用的个体智力测验有斯坦福－比奈智力量表（Stanford–Binet scale，S–B）、韦氏智力量表（Wechsler intelligence scale，W–S）和考夫曼儿童能力成套测验（Kaufman assessment battery for children，K–ABC）等。

（一）斯坦福－比奈智力量表（S–B）

比奈（Binet）－西蒙（Simon）智力量表（B–S）自1905年问世以来相继发展了许多版本，其中1916年美国的刘易斯·特曼根据B–S提出比率智商概念后修订的量表称为斯坦福－比奈智力量表（S–B），最负盛名。该量表项目沿用B–S方法，难度按年龄组排列，每一年龄组包括6个项目，每通过一项计月龄2个月，6项全部通过，说明被试的智力达到了这个年龄水平。

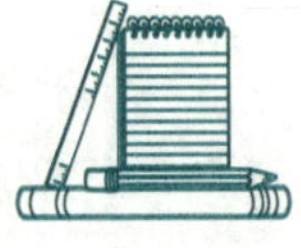

（二）韦氏智力量表

韦氏智力量表是由美国大卫·韦克斯勒（David Wechsler）编制的，目前已成为世界上最通用的智力测验，包括：韦氏学龄前儿童智力量表（Wechsler preschool and primary scale of intelligence，WPPSI），适用于4～6岁儿童；韦氏儿童智力量表（Wechsler intelligence scale for children，WISC），适用于6～16岁；韦氏成人智力量表（Wechsler adult intelligence scale，WAIS），适用于16岁以上者。三个智力量表各自独立又相互衔接，可以测量个体从幼年到老年不同时期的智力水平，有利于前后比较。以上3种量表，我国都有修订本，适合中国的文化背景，并分别制定了城市和农村两套常模。韦氏智力量表采用离差智商的计算方法。

韦氏成人智力测验（WAIS-RC）包含11个分测验，其中6个分测验构成言语量表（verbal scale，VS），5个分测验构成操作量表（performance scale，PS）。

1. 常识（I） 主要由历史、天文、地理、文学、自然等常识内容组成，可以测量被试的知识、兴趣范围和长时记忆能力。

2. 理解（C） 由一些有关社会价值观念、社会习俗、法规等问题组成，可以测量对社会的适应程度，尤其是对伦理道德的判断能力。

3. 算术（A） 由一些心算题组成，测量对数的概念、数的运算能力，同时测量注意力和解决问题的能力。

4. 类同（S） 找出两个物体名称的共同性，测量抽象概括能力。

5. 数字广度（D） 分成顺序背数字和倒序背数字两种形式，测量短时记忆能力和注意力。

6. 词汇（V） 给一些词下定义，测量词语的理解和表达能力。

7. 译码（SD） 1～9个数字下面有相应的规定符号，要求按照规则在一些数字下面填写所缺的符号。测量手眼协调能力、注意集中能力、表达能力。

8. 填图（PC） 一系列图片，每张缺少一个重要的部分，要求指出所缺部分的名称和部位。测量视觉辨别能力、视觉组织、注意力和记忆力等。

9. 积木图案（BD） 用红白两色的立方体来拼组平面图案，测量空间知觉、手眼配合、分析综合能力。

10. 图片排列（PA） 将散乱的图片按照顺序排列成有意义的故事。测量逻辑思维能力、语言表达能力。

11. 拼图（OA） 将某个物体的碎片复原，测量想象力、手眼协调能力、处理整体和部分关系的能力。

完成全部测验以后，分别可以得到各分量表的得分和三个智商分。全量表的智商（FIQ）代表总体智力水平，言语智商（VIQ）代表言语智力水平，操作智商（PIQ）代表操作智力水平。

（三）考夫曼儿童成套评估测验（K-ABC）

美国心理学家考夫曼夫妇1983年编制了一种个别儿童智力测验和学业成就测验。这是以认知心理学为基础的智力测验中心理学家最推崇的一个优秀测验。这个测验定义智力是“个体解决问题及信息加工处理方式的过程”。

考夫曼儿童成套评估测验主要评定2岁半到12岁半正常儿童和特殊儿童的智力和学业成就水平。

为了有利于一些特殊儿童在测验时能得到公正的评价，考夫曼把智力量表中可以用手势、动作来进行的分测验挑出来，组合成一个非语言量表，便于对聋童和有语言障碍或不会说外语的儿童进行测验。除此之外，测验还尽量减少语言文字对被试的影响。

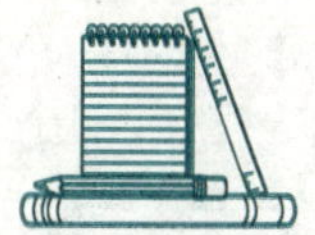

考夫曼儿童成套评估测验一共包含16项分测验，组成3个分量表。

1. 继时性加工分量表 包括3个分测验：

（1）动作模仿：先由主试示范手部动作，被试按照同样的顺序来模仿。

（2）数字背诵：主试读一组数字，要求被试复述。

（3）系列记忆：主试说一系列普通物体名称，然后被试逐一按照顺序指出放在他面前的图画。

2. 同时性加工分量表 包括7个分测验：

（1）图形辨认：让被试从一个很小的裂缝中看一幅连续转动的图案，然后说出该图案的名称。大脑中各技能部位同时对视觉信息进行加工，用于评定大脑两个半球的整合能力。

（2）人物辨认：先看一张人脸像，再给一张有一群人的图片，要被试指出先前看到的那个人，这是测量人脸辨认和短时记忆能力。

（3）完形测验：看一个部分完成的墨迹图，要求说出其名称。

（4）图形组合：用三角形拼板拼出指定的图案。

（5）图形类推：给被试三幅图画，要他们根据推理找出第四幅图来，完成一个推理概念。

（6）位置记忆：先给被试看一幅图案，然后拿走图案，再呈现一张空白的格子纸，要他指出刚才看到的那个图案在什么位置上。

（7）照片系列：给一组照片，要求按照发生时间的顺序加以排列。

3. 成就分量表 包括6个分测验：

（1）词汇表达：说出照片中物体的名称。

（2）人地辨认：逐一辨认照片中的人物和地点。

（3）数字运用：辨认数字和计算数字的能力。

（4）物体猜谜：主试说一段话，被试从中推断这个概念的名称。

（5）阅读发音：读出主试呈现的字词。

（6）阅读理解：被试自己阅读指导语，然后按照指导语中的要求表演动作或表情。

考夫曼认为智力是解决问题的能力，成就是个体所掌握的知识，这样将学业成就和智力区分开来。

做完测验后评出每一题得分，把各个分测验的原始得分计算出来，按照年龄转化成量表分，可以分别计算出继时性加工、同时性加工、成就量表三个量表的标准分。同时性加工和继时性加工的标准分相加构成了智力量表的标准分。

项目三　人格测验

一、人格测验的概念

人格测验（personality test）是指任何评估和评价人格的方法和手段。

评估人格的方法和技术很多，常用的人格测验主要分成两类：人格调查表和投射测验。人格调查表（personality inventory）是采用问卷调查的方式来评估人格，如明尼苏达多项人格调查表、艾森克人格问卷等；而投射测验则是要求被试对非结构性的、模棱两可的材料做出反应，来评估人格，如罗夏墨迹测验、主题统觉测验、画人测验等。

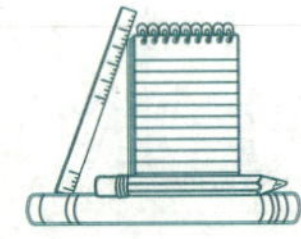

二、人格测验常用的测量量表

（一）明尼苏达多项人格调查表

明尼苏达多项人格调查表（Minnesota multiphasic personality inventory，MMPI）是由美国明苏达大学的斯塔克·哈撒韦（Starke Hathaway）和约翰麦金利（John Mckinley）于1943年共同编制而成的，广泛用于人格鉴定、精神心理疾病的诊断和治疗、心理咨询，以及人类学、心理学和医学研究的各个领域。中国科学院心理研究所的宋维真教授等于20世纪80年代完成了MMPI修订工作，并已制定了全国常模，MMPI-2现已引入我国。

MMPI适用于16岁以上、至少有6年教育程度者，既可个别施测，也可团体测查。MMPI共有566个自我陈述形式的题目，其中1～399题与临床有关，其他属于一些研究量表，题目内容范围很广，包括身体各方面的情况、精神状态、家庭、婚姻、宗教、政治、法律、社会等方面的态度和看法。被试根据自己的实际情况对每个题目作出“是”与“否”的回答，若确定不能判定则可不作答。根据患者的回答情况进行量化分析。在临床工作中，MMPI常用4个效度量表和10个临床量表。

1. 效度量表及其功能

（1）疑问量表（question scale，？或Q）：无确定的项目，是指被试“无法回答”的测题项目数，如超过30个题目，测验结果不可靠，即答卷无效。

（2）掩饰量表（lie scale，L）：共15题，由与受社会赞许行为或情绪有关的问题构成，测题所涉及的弱点是几乎所有人都难以避免的。回答不真实、掩饰或夸大自己的情况都会减低评定的有效性。L量表也表示人格特征，如高分反映天真和单纯。但原始分高于10分则测验无效。

（3）诈病量表（vality scale，F）：共64个题目，测量任意回答倾向。高分者可能是对测题的错误理解或不明白、对测查不合作、精神分裂症、故意装坏（诈病）。F量表与K量表有关联。

（4）校正量表（correction scale，K）：共30个测题，是测量被试是否有过分防御或不现实倾向，并且根据此量表修正临床量表，高分表示被试对测验持防御态度。

正常人群中回答“是”或“否”的机率大致为50/50，只有在故意装好或装坏时才会出现偏向。因此对某些量表加一定的K分，以校正这种倾向。

2. 临床量表

（1）疑病量表（hypochondriasis，Hs）：共33题，反映被试是否有对自己身体功能异常关心的神经质的疑病倾向。高分表示被试有许多身体上的不适、不愉快、敌意、寻求注意等。

（2）抑郁量表（depression，D）：共60题，测量被试是否有过分悲伤、无望、焦虑问题。高分表示情绪低落、缺乏自信、有自杀观念、轻度焦虑和激动。

（3）癔病量表（hysteria，Hy）：共60题，测量被试是否有经常无意识地运用身体或心理症状来回避困难和责任且有歇斯底里反应的倾向。高分反映被试自我中心、自大、自私、期待别人给予更多的注意和爱抚，对人的关系是肤浅、幼稚的。

（4）精神病态性偏倚量表（psychopathic deviation，Pd）：共50题，测量被试是否有非社会性和非道德类型的精神病态人格的行为偏离特点。高分反映被试脱离一般社会道德规范，漠视社会价值观和社会规范，情绪反应简单，社会适应差，冲动、敌意，具有攻击性倾向。

（5）男子气－女子气量表（masculinity-femininity，Mf）：共60题，测量被试是否有男子女性化、女子男性化等同性恋倾向。男性和女性需要分别记分。男性高分反映敏感、爱美、被动等女性化倾向，女性高分反映粗鲁、好攻击、自信、缺乏情感、不敏感等男性化倾向。

（6）妄想狂量表（paranoia，Pa）：共40题，用于测量被试是否具有敌意观念、被害妄想、夸大、猜疑等病理性思维的偏执狂症候。高分提示被试常表现多疑、过分敏感，甚至有妄想存在，平时的表现方式为易指责别人而很少内疚，有时可表现为强词夺理、敌意、愤怒甚至侵犯他人。

（7）精神衰弱量表（psychosthenia，Pt）：共48题，测量被试是否有焦虑、强迫、无原因恐怖，以及怀疑、优柔寡断的神经症特点。高分提示有强迫观念、严重焦虑、高度紧张、恐怖等反应。

（8）精神分裂量表（schizophrenia，Sc）：共78题，测量被试是否有思维、情感和行为异常混乱，出现稀奇古怪思想、行为退缩及有幻想等精神分裂症的一些临床特点。高分提示被试行为退缩，思维古怪，可能存在幻觉、妄想和情感不稳。

（9）轻躁狂量表（mania, Ma）：共46题，测量被试是否有气质昂扬、情绪紧张、过度兴奋、思维奔逸、爱怒等轻躁狂症的特点。高分反映被试联想过多、过快，夸大而情绪高昂，易激惹，活动过多，精力过分充沛、乐观、无拘束等特点。

（10）社会内向量表（social introversion，Si）：共70题，测量被试是否有对社会接触和社会责任有退缩回避倾向。高分表示出被试性格内向，胆怯不安、顺从、退缩，不善社交活动，过分自我控制等；低分反映外向。

MMPI的测验无时间限制，正常成人一般在45分钟左右完成，很少有超过90分钟的。MMPI各量表结果采用T分形式，可在MMPI剖析图上标出。一般某量表T分高于70则认为该量表存在所反映的精神病理症状，如D ≥ 70则认为被试存在抑郁症状。但在具体分析时应综合各量表T分高低情况来解释。如精神病患者往往呈现D、Pd、Pa和Sc高分剖析图，神经症患者往往是Hs、D、Hy和Pt分高的剖析图。

（二）艾森克人格问卷

艾森克人格问卷（Eysenck personality questionnaire，EPQ）是英国伦敦大学精神心理学教授汉斯·艾森克（Hans Eysenck）根据其人格三维度理论编制的自陈量表，于1975年在其前两个版本基础上增加而成，在国际上被广泛应用。EPQ问卷有儿童和成人两个版本，成人问卷适用于测查16岁以上的成人，儿童问卷适用于8～15岁儿童。国外EPQ儿童版本有97项测题，成人有101项测题。我国龚耀先教授的修订本成人和儿童版均为88项；陈仲庚修订本成人版为85项。

EPQ问卷包括E、N、P、L4个分量表，E、N、P分量表测量三个人格维度，L是效度量表，测量说谎和掩饰。

1. 内外向（E）维度 共21题，测查内向和外向人格特征。高分表示人格外向，特点是好交际、渴望刺激和冒险、热情、情感易于冲动；低分则表示人格内向，特点是好静、富于内省、不善言谈、不喜欢刺激、喜欢有秩序的生活方式、情绪比较稳定。

2. 神经质（N）维度 共24题，测查情绪稳定性，反映的是正常行为而并非病症。高分反映易焦虑、担忧、抑郁和较强烈的情绪反应倾向等特征。分数低则可能情绪反应缓慢且轻微、易恢复平静、稳重、性情温和、善于自我控制。

3. 精神质（P）维度 共23题，测查一些与精神病理有关的人格特征，并非有精神病，它在所有的人身上都存在，只是程度不同而已。高分可能具有孤独、缺乏同情心、不关心他人、难以适应外部环境、好攻击、不顾危险、与别人不友好和喜欢寻衅搅扰等特征，也可能具有不合群的人格特征。

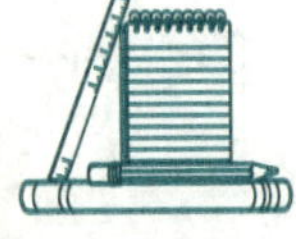

4. 掩饰（L）量表 共 20 题，测查朴实、遵从社会习俗及道德规范等特征。高分表明有掩饰、假托或自身隐蔽的倾向。

EPQ 结果采用标准 T 分表示，根据各维度 T 分高低判断人格倾向和特征。还将 E 维度和 N 维度组合，进一步分出外向稳定（多血质）、外向不稳定（胆汁质）、内向稳定（黏液质）、内向不稳定（抑郁质）四种人格特征，各型之间还有混合型，见图 10–1。

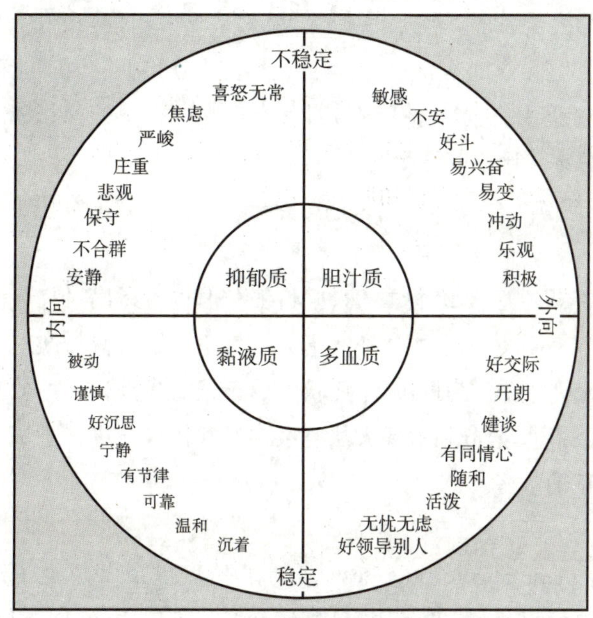

图 10–1 艾森克人格问卷结果分析

（三）罗夏墨迹测验

罗夏墨迹测验（Rorschach inkblot test，RIT）是现代心理测验中最主要的投射测验，也是研究人格的一种重要方法。

所谓投射测验就是指观察个体对一些模糊的或者无结构材料所做出的主观反应，通过被试的想象将其心理活动从内心深处暴露或投射出来的一种测验，从而了解被试的人格特征和心理冲突。这种投射测验被认为更能揭示被试的内心世界和人格特征，有助于了解人格的结构和动力。罗夏于 1921 年设计和出版该测验，目的是临床诊断，对精神分裂症与其他精神病做出鉴别，也用于研究感知觉和想象能力。

罗夏墨迹测验由 10 张结构模棱两可的墨迹图组成，其中 5 张（第 1、4、5、6、7）为黑白图片，墨迹深浅不一;2 张（2、3）主要为黑灰色图片，外加红色斑点；另 3 张（8、9、10）为彩色图片。这 10 张图片皆为对称图形（图 10–2）。

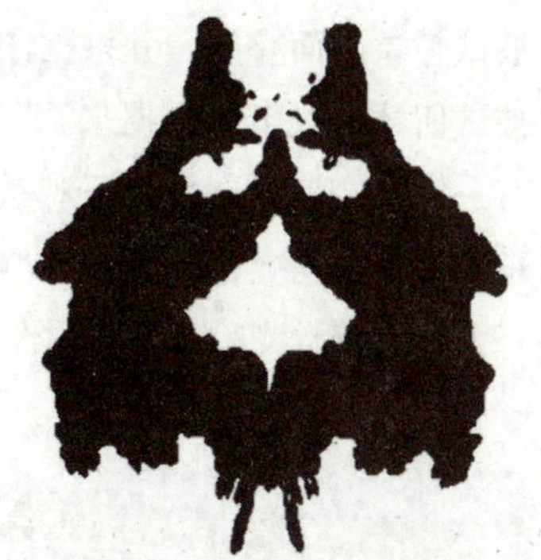

图 10–2 罗夏墨迹图

测验的实施分为 4 个阶段：自由反应阶段、提问阶段、类比阶段和极限试探阶段。

（1）自由反应阶段：自由联想阶段。在这一阶段，主试向被试提供墨迹图，一般的指导语是“你看到或想到什么，就说什么”。应避免一切诱导性的提问，只是记录被试的自发反应。主试不仅要如实地记录被试的所有言语反应，也要仔细留意并记录其动作和表情。此外，还要测定和记录呈现图片之后到被试做出第一个反应的时间，以及对这一张图片反应结束的时间。

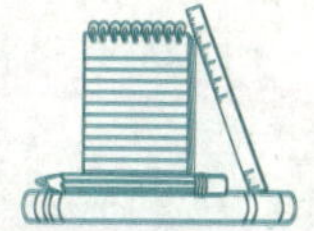

（2）提问阶段：旨在挖掘被试在自由反应阶段潜藏的想法。主试依据自由反应阶段所记录的材料展开提问，借此清晰了解被试对墨迹图的反应利用了图中的哪些部分，以及促使其得出回答的决定因子是什么。

（3）类比阶段：是针对提问阶段中尚未彻底明晰的问题所采取的补充措施。主要是询问被试对某个墨迹图反应所使用的决定因子，是否同样适用于对其他墨迹图的反应，进而判断被试的反应中是否存在特定的决定因子。

（4）极限测验阶段：当主试对被试是否使用了某些部分和决定因子还存在疑虑时，通过此阶段加以确认。在测验过程中，主试运用记号对各类反应进行分类，并统计各种反应出现的次数，以便从绝对数、百分率、比率等维度展开比较分析。

美国学者于 1974 年建立了罗夏测验结果的综合分析系统，目前常用于正常和病理人格的理论和临床研究。

虽然罗夏墨迹测验结果主要反映个体的人格特征，但也可得出对临床诊断和治疗有意义的精神病理指标，主要有抑郁指数、精神分裂症指数、自杀指数、应付缺陷指数及强迫方式指数等，这些病理指数都是经验性的，但对临床症状学诊断很有参考价值。罗夏墨迹测验在临床上是一个很有价值的测验，但其记分和解释方法复杂，经验性成分多，主试需要接受长期的训练和具有丰富的经验才能正确掌握。

（四）主题统觉测验

主题统觉测验（thematic apperception test，TAT）是克里斯蒂娜·摩根（Christna Morgan）和亨利·穆莱（Henry Murray）在 1935 年设计和编制的，主要用于研究幻想。1938 年，穆莱等在一个心理诊所用它来研究人格问题，逐步推广到精神病临床诊断和儿童心理发展的研究。

主题统觉测验由 29 张图片和 1 张空白卡片组成。图片都是含义隐晦的情景（图 10-3），依照年龄和性别把图片组合成四套测验，有的适用于成年男性（M）和男孩（B），有的适用于成年女性（W）和女孩（G），有些是通用的。每套测验 20 张，分两次测验，每次 10 张。每次先取一张图片，要被测验者根据图片主题讲一个故事，故事的内容包括以下内容：①图中的主人翁以前发生过什么？②现在正在发生什么？③他感到如何？④结局如何？一般用 5 分钟讲述一个故事，大约 300 字内容。对于空白卡片让被试想象上面有图，并根据图来讲故事。测验后，通过会谈了解被试所述的故事的根据来源，作为分析时参考。这些故事一般具有一定的主题的想象，反映被测验者内心存在的某种观念、想法，表达出心绪、情感、某种心理冲突。主题统觉测验用于评估人的人格倾向，与人的生活经验有很大关系。

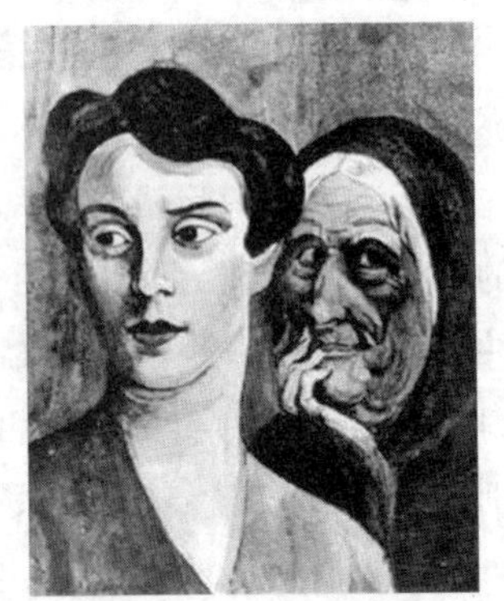

图 10-3 主题统觉测验

主题统觉测验，还常用作心理治疗时的刺激联想材料，方便作为媒介与患者建立沟通。

项目四 神经心理测验

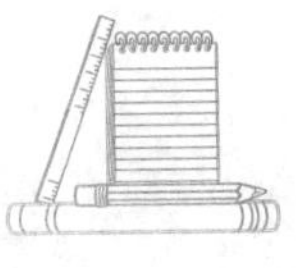

脑部的器质性损害会导致各种功能障碍，为了确定损伤的性质、程度、损伤部位，常常采用传统的神经病学的检查方法，如神经系统常规检查、腰部穿刺、脑电图、脑血管造影、脑室造影、小脑延髓池穿刺、脑扫描等，不能完全达到应有的目的。神经心理测验，不仅可以正确

地预测脑器质性障碍和了解脑器质性功能障碍的性质和程度，而且准确性很高。神经心理测验可以分成单项测验和成套测验。单项测验是测量一种神经心理功能，如本德格式塔测验只测量个体的空间能力；成套测验则比较全面地测量神经心理功能，如霍尔斯特德－里坦神经心理成套测验。

1. 本德格式塔测验（Bender-gestalt test） 由劳雷塔·本德格（Lura Bender）于1938年编制，主要测量空间能力。要求被试临摹一张纸上的9个几何图形，根据临摹的错误的多少和错误的特征评估测验结果。目前此测验常作为便捷的空间能力测查和脑损伤的初步筛查工具。

2. 威斯康星卡片分类测验（Wisconsion card sorting test） 所测查的是根据以往的经验进行分类、概括、工作记忆、认知转移的能力，用于检测抽象思维能力。由4张模板（分别是1个红色三角形、2个绿色五角星、3个黄色十字形、4个蓝色圆形）和128张根据不同的形状（三角形、五角星、十字形、圆形）、不同的颜色（红、绿、黄、蓝）和不同数量（1、2、3、4）的卡片构成。要求被试根据4张模板对总共128张卡片进行分类，测试时不告诉被试分类的原则，只说出每一次测试结果是正确还是错误。

3. 本顿视觉保持测验（Benton vision retention test） 由本顿于1955年所创，适用于5岁到成人。本测验有3种不同形式的测验图（C、D、E式）。主要用于脑损害后视知觉、视觉记忆、视空间结构能力的评估。

4. 霍尔斯特德－里坦神经心理成套测验 （Halsted-Reitan neuropsychological battery，HRB）霍尔斯特德在研究人脑与行为关系的基础上编制出来的，后来由他的学生里坦进行修订。该测验共有3套：成人式（15岁以上）、儿童式（9～14岁）、幼儿式（5～8岁）。成人式包含6个测验和4个检查。6个测验主要用于评估大脑损伤的性质和程度，4个检查主要评估损伤的部位。

（1）范畴测验：共有208张图片，分成7组，用一个投射装置来呈现。要求被试对图片潜在的规则做出反应，这些规则可以是数目特点、位置、比例等。这个测验评估分析、概括、推理等抽象思维的能力，反映额叶功能。

（2）触觉操作测验：工具是一块形板，由若干木块制成的几何图形和刻有相应形状的木板槽组成。测验时要求被试蒙住双眼，分别用利手、非利手、双手将小木块嵌入相应的木槽内，然后回忆小木块的形状，画出在槽板上相应的位置。根据作业的时间和回忆成绩计分，测验触觉辨别、运动觉、上肢协调能力、形状记忆和方位记忆能力。这个测验有助于评估脑左右半球功能差异。

（3）音乐节律测验：采用30对音乐节律，要求辨别每对节律是否相同。测查注意力、瞬时记忆力、听觉辨别能力等，有助于评估脑右半球功能。

（4）语声知觉测验：放一些无意义字音的声音，在4个备选的字音中选择对应的答案，共有30个项目。测查听觉辨别能力、持久注意力、听觉和视觉的转换能力等。

（5）手指叩击测验：要求被试分别用左右手的食指快速敲击计算器的按键，测查精细运动能力。比较左右手的速率、精确性、持久力等有助于评估脑左右半球粗细运动控制的功能差异。

（6）连线测验：分成A和B两种形式，A式要求将一张16开白纸上散布的1～25个数字按照顺序连接；B式除了1～13的数字，还有A～L的字母，按照1-A-2-B的方式交替连接。测查视觉空间协调、眼手协调、概念交替的思维灵活性等。

（7）侧性优势检查：通过测定利手、利眼、利足、利肩等，评估大脑半球优势侧。

（8）失语检查：包括32项任务，命名、阅读、听辩、书写、计算、临摹、指点身体部位等，来检查失语、失认、计算不能、构图不能等，评估言语接受和表达功能。

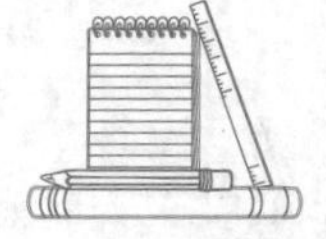

（9）握力检查：用握力计测量利手和非利手的力量，评估脑左右半球的功能和运动功能差异。

（10）感知觉障碍检查：包括听、视、触觉，手指触觉辨认、指尖认字、触觉形状辨认等，评估脑一侧化障碍。

霍尔斯特德－里坦神经心理成套测验的6个测验用来定性，根据其中的5个基本测验（范畴、触觉操作、手指叩击、音乐节律、语声知觉）的7个分数指标，采用损伤指数（impairment index）公式表示大脑损伤程度，脑损伤指数＝测验结果异常的项目数/7，用来评估大脑的损伤性质和程度。4个检查用来定位，推测大脑的损伤部位，属于左侧半球、右侧半球，还是弥漫性损伤，具体属于额叶、颞叶、顶叶、枕叶还是岛叶。

项目五　评定量表

临床常用量表多为症状量表，大都是由具有丰富临床经验的心理学家和精神病学家根据大量的临床资料整理、设计编制而成的，是心理诊断的重要工具。症状量表与其他心理量表一样，包括量表的名称、项目、定义、分级、评定标准及量表的效度和信度等内容，使用者应掌握常用症状量表的内容和使用方法，根据需要和对象有选择地使用量表。下面介绍几种常用的症状量表。

1. 症状自评量表（SCL-90） 以伦纳德·德若伽提斯（Leonard Derogatis）1975年编制的Hopkin's症状清单为基础，由90个反映常见心理症状的项目组成，包含较广泛的精神症状学内容，如思维、情感、行为、人际关系、生活习惯等，运用10个症状因子反映各种心理症状的有无及其严重程度。被评定者根据自己一周以来的情况和体会，对每个项目按“没有”“很轻”“中等”“偏重”“严重”5个等级以0～4（或1～5）选择恰当的评分值。该量表适用于精神科或非精神科的成年患者，亦可应用于个体心理健康状况自我评定，是目前心理咨询和心理治疗中应用最多的一种自评量表。

2. 焦虑自评量表（SAS） 由20个与焦虑症状有关的条目组成，用于反映有无焦虑症状及严重程度，适用于有焦虑症状的成人，也可用于流行病学调查。其划界标准：1～49分无焦虑，50～59分轻度焦虑，60～69分中度焦虑，70～100分重度焦虑。

3. 抑郁自评量表（SDS） 包含20个项目，分四级评分，特点是使用简便，能相当直观地反映患者抑郁的主观感受及严重程度。使用者也不需经特殊训练。目前多用于门诊患者的粗筛、情绪状态评定，以及调查、科研等。其划界标准：1～52分为无抑郁，53～62分为轻度抑郁，63～72分为中度抑郁，73～100分为重度抑郁。

4. A型行为量表（TABP） 1959年美国心脏病学家弗雷德曼和罗森曼在预防心血管疾病和临床实践中发现了“冠心病易患行为模式”，即A型行为模式，并设计出了A型行为评定量表。该量表主要用来评估成年人的行为模式，从而了解被评定者冠状动脉粥样硬化性心脏病的易罹患性。

5. 医学应对问卷（MCMQ） 赫曼·菲费尔（Herman Feifel）等编制的专门用于评估患者应对方式的量表，国内试用于癌症、手术、慢性肝炎和妇科患者，初步显示其临床意义。问卷原文含19个条目，中文本含20个条目，包含的3类应对策略——面对、回避和屈服符合人面临危险时的基本反应方式。

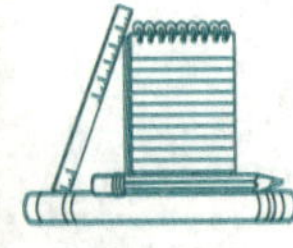

问卷由患者按指导语自行填写，按照自己的情况在各条目后面所附的4项答案中选取一项。

分 1～4 级计分，其中有 8 个条目为反向评分（4～1），“面对”由 1、2、5、10、12、15、16、19 各条目分累计，“回避”由 3、7、8、9、11、14、17 各条目分累计，“屈服”由 4、6、13、18、20 各条目分累计。患者采用的不同应对策略会在一定程度上影响疾病的进程。

考纲摘要

考试类别	细目	要点
临床执业助理医师	1. 心理评估概述	（1）心理评估的概念（掌握）
		（2）心理评估的基本程序和常用方法（掌握）
		（3）对心理评估者的要求（了解）
	2. 心理测验的分类及其应用	（1）按测验的目的分类（掌握）
		（2）按测验材料的性质分类（了解）
		（3）按测验方法分类（熟悉）
		（4）按测验的组织方式分类（了解）
	3. 应用心理测验的一般原则	（1）标准化原则（熟悉）
		（2）保密原则（熟悉）
		（3）客观性原则（了解）
	4. 信度、效度和常模	（1）信度（熟悉）
		（2）效度（熟悉）
		（3）常模（了解）
	5. 常用的心理测验	（1）智力测验及其应用（熟悉）
		（2）人格测验及其应用（熟悉）
	6. 临床评定量表	（1）评定量表概述（了解）
		（2）常用的自评量表（掌握）
公共卫生执业助理医师	1. 心理评估概述	（1）心理评估的概念（熟悉）
		（2）心理评估的基本程序和常用方法（熟悉）
		（3）对心理评估者的要求（了解）
	2. 心理测验的分类及其应用	（1）按测验的目的分类（熟悉）
		（2）按测验材料的性质分类（了解）
		（3）按测验方法分类（了解）
		（4）按测验的组织方式分类（了解）
	3. 应用心理测验的一般原则	（1）标准化原则（掌握）
		（2）保密原则（掌握）
		（3）客观性原则（掌握）
	4. 信度、效度和常模	（1）信度（了解）
		（2）效度（了解）
		（3）常模（了解）
	5. 常用的心理测验	（1）智力测验及其应用（了解）
		（2）人格测验及其应用（熟悉）
	6. 临床评定量表	（1）评定量表概述（了解）
		（2）常用的自评量表（掌握）

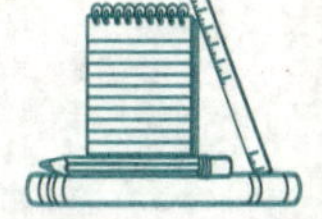

扫一扫，查阅
复习思考题答案

复习思考

一、名词解释

1. 心理测验
2. 常模
3. 信度
4. 效度

二、简答题

1. 心理测验有何意义？
2. 标准化心理测验的特点有哪些？
3. 临床上常用的人格测验有哪些？
4. 患者吴某的抑郁自评量表和焦虑自评量表测验结果如下：

测量量表	原始分数	标准分数
焦虑自评量表	46	57.5
抑郁自评量表	53	66.25

根据上面的资料对吴某测验结果进行分析。

三、论述题

1. 心理测验的类型有哪些？
2. 患者黄某的艾森克人格问卷（EPQ）测试结果如下：

维度	原始分数	量表分数（T分）
P	2	40
F	3	30
N	18	70
L	8	40

请对黄某的艾森克人格问卷结果进行分析。

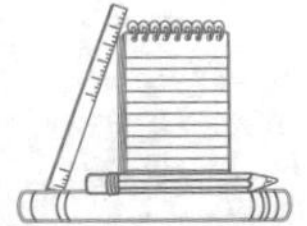

扫一扫，查阅本模块 PPT、视频、知识链接等数字资源

模块十一　心理咨询

【学习目标】

1. 知识目标：掌握心理咨询的概念、基本要素、原则和步骤，熟悉心理咨询步骤和技术，了解心理咨询的发展史。

2. 能力目标：能够在实践中运用心理咨询常用技术开展心理健康服务。

3. 素质目标：能够充分理解并逐步培养心理咨询师应具备的良好素养和高尚的职业道德。

项目一　心理咨询概述

“咨询”（counseling）一词来源于拉丁语的 cinsuitatio，有商量、讨论、征求意见等意。在汉语的解释中，咨是商讨，询是询问，咨询就是向他人询问，征求意见。心理咨询起源于美国，它是在 20 世纪初社会对于职业指导安置及人员心理筛查选拔的强烈需求基础上，逐步发展而来的。

一、心理咨询的概念及要素

（一）心理咨询的概念

心理咨询（psychological counseling）是指咨询师运用心理学的理论、方法和技术，通过与来访者交流，营造特殊的人际关系，帮助来访者解决心理问题，提高其适应能力的助人活动过程。

心理咨询是咨询师帮助来访者发挥自身潜能自我救助的过程，即“助人自助”。心理咨询学是心理学的重要分支，它是帮助人们解决心理上的困扰和问题，改善人际关系，提高对环境的适应能力，促进心理健康的一门应用学科。

（二）心理咨询需要明确的基本要素

1. 心理咨询是帮助来访者解决自己的心理问题　例如，因夫妻关系困扰来求助的妻子，希望咨询师能找她的丈夫谈一谈；一个学生与老师发生冲突不知道应该怎么处理，要求咨询师与老师交涉……这些问题都不是咨询师工作的职责，咨询师需要做的是关注来访者困扰无助的情绪状态，并引导来访者把解决问题的着眼点集中在自己的身上，帮助其认识到自己在这种人际关系中所处的状态，自己对这种人际关系的冲突起着什么样的作用，通过调整，使自己能独立地处理自己的夫妻关系问题或师生关系问题，并深入探讨引发这些问题的深层原因，而不仅停留在“头痛医头，脚痛医脚”。

2. 心理咨询不是一般的助人行为　运用心理学的知识、理论与方法从心理上为来访者提供帮助的活动，咨询师必须是经过专业训练的职业人员，心理咨询是一种有目的有意识的职业行

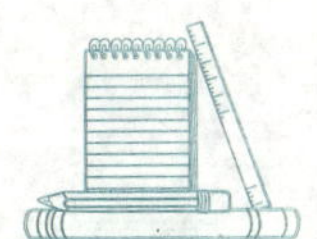

为，而不是人与人之间的一般交往关系。

3. 心理咨询强调良好的人际关系氛围 美国心理学家罗杰斯指出，心理咨询是一个过程，在这个过程中咨询师与来访者的关系能够给予后者一种安全感，使其可以从容地开放自己，甚至可以正视自己过去曾经否定的经验，并把那些经验融合于已经转变的自己，做出统合。能否建立一种相互信任的人际关系，取决于咨询师的基本态度和技术。咨询师首先要以真诚、尊重以及中立的态度对待来访者，并能够恰当表达自己的这种态度，同时运用心理学的知识和技术，帮助其解决正在困扰他们的心理问题。

4. 心理咨询是一种学习和成长的过程 心理咨询通常是一个讨论、分析、反馈、实践、修正、再实践的过程。咨询师仿佛是一面镜子，可以帮助来访者更清楚地认识自己，并通过咨询、探讨学习成熟的应对方式。心理咨询中的学习和成长主要表现为来访者人格方面的成长和完善。也就是说，通过咨询帮助他们全面了解自己，引导他们以更积极的视角看问题，挖掘和利用自己已有的心理资源去面对和解决心理问题，让他们有机会在人生过程中学习对自己负责，能够逐渐自助、自立、自强，从而有力量应对现实中的困难。

5. 寻求心理咨询是基于来访者心理需要的自愿行为 只有来访者自己感到心理困扰，并且具有主动寻求心理咨询帮助的意愿，咨询才有意义。如果强迫其进行心理咨询，则会给咨询带来很大的困难，也不符合心理咨询的基本原则，即所谓的“不求不帮”。

二、心理咨询的范围

心理咨询的来访者都是在生活中遇到了各自的问题，并对咨询抱有不同的期望。有的是恋爱或婚姻的苦恼，有的是学习焦虑及人际关系问题，也有性心理及各种神经症等身心障碍，或是身体疾病、职业选择等，凡是在工作、学习、社会生活、家庭、疾病和康复及人生发展、生存等各方面出现的心理问题与困惑，都属于咨询的范围。其服务内容、范围与咨询机构（学校或医院等）、服务对象及咨询工作者的专业特点密切相关。

心理咨询的范围主要包括以下几个方面。

1. 发展心理咨询 包括优生胎教、孕产妇的心理状态、行为活动和生活环境对胎儿的影响、儿童早期智力开发、儿童发展中的心理问题、青春期身心发展、学业和择业发展、人际关系、社会适应问题、性心理和性知识咨询、中年以及更年期和老年期的心理咨询，学习、记忆和思维方面的咨询等。随着人们对美好生活的向往和生活水平的不断提升，这方面的需求呈明显上升趋势。

2. 社会心理咨询 包括家庭婚姻、求学与就业、不良生活方式与不良行为习惯、人际关系、犯罪心理、异常人格及其心理，以及重大社会生活和突发公共卫生事件的危机干预的咨询等。

3. 管理心理咨询 包括管理决策咨询、领导行为及风格咨询、组织行为，以及人才选拔和应用，广告、消费心理咨询、工业心理及环境心理咨询等。

4. 医学心理咨询 指帮助来访者弄清疾病的性质、诊断和预后等医学领域内的心理因素，帮助来访者理解和解决其适应困难，促进来访者身心健康，摆脱心理困扰，适应和恢复正常的社会生活。

5. 危机干预 帮助个体或特殊群体度过急性情绪危机时期，包括自杀、自伤等心理危机处理和应急事件的管理、干预咨询。

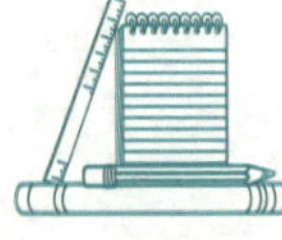

6. 其他 除以上方面外，还有民族、宗教、军事、体育运动等方面的心理问题，特殊行为

人群心理问题也在不断分化、扩大和完善。

可以说，只要有人群的地方，涉及人的活动，就都存在着心理咨询的内容。

三、心理咨询发展简史

心理咨询的历史可追溯到人类社会早期，各个时代的“心理咨询师”会以不同的身份出现。在远古时代可能是部落酋长或长者；到了早期文明社会，则由宗教代言人、巫医神汉代替。古希腊由于注重发展人的潜能，启动了与咨询有关的探索，如柏拉图的咨询教育发展中的人际关系作用，亚里士多德的人与环境间的相互作用论等。哲学家苏格拉底以人道主义的精神，帮助人们获得生活与自我完善的方法，是一位杰出的“心理咨询专家”。

在中国古代，常常用占卜打卦向神灵祈祷，以期解除人们精神上的苦恼和个人生活中的心理问题。民风民俗中的各种婚丧嫁娶等仪式，具有独特的心理治疗意义。中国的儒家、道家思想等古典哲学也是当今心理咨询的重要文化基础。

西方文艺复兴以后，工业的发展、职业选择的需要及心理科学的发展，为心理咨询的出现和发展创造了社会条件。到了 20 世纪，心理学理论已经有了新的发展，实验心理学、精神病新疗法、心理卫生运动、心理测验、人本主义影响，以及职业指导运动等成为心理咨询发展的重要基础。特别是随着工业化和经济的飞速发展，竞争日益激烈，人们生活普遍处在更为紧张和急剧的变化之中，职业选择中的心理问题日益受到重视。弗兰克·帕森（Frank Parsons）1909 年出版的《选择一种职业》标志着现代职业心理咨询工作的开始。

心理测量手段的丰富和发展，也促进了职业指导浪潮的兴起。将个人潜能与国家安危联系在一起，如航天、军事、教育等人才需求，对全球发展产生了巨大的推动力。1939 年明尼苏达大学埃德蒙·威廉逊（Edmund Williamson）的《如何咨询学生：临床咨询者技术手册》一书发行，形成了以心理测验为核心的心理咨询运动。伴随心理卫生运动和社区精神卫生工作的发展，咨询与社区教育、危机干预等活动，都促进了心理咨询的发展。到了 20 世纪 40 年代，受人本主义思想的影响，心理咨询跨过职业指导阶段，而转向整个人格与个人适应的领域。美国心理学家卡尔·罗杰斯 1942 年出版的《咨询与心理治疗》及 1951 年出版的《来访者中心疗法》等书，提出非指导性咨询的方法，强调每一位来访者都是独特、完整、自尊的个体，自身具有成长向上的内在机能，这标志着来访者中心疗法（也称“以人为中心疗法”）的创立。在罗杰斯之前，来寻求帮助的人都被称为患者，罗杰斯把他们称为当事人，后来改为来访者。

在发达国家心理咨询工作已经遍及国计民生的各个领域。如美国大部分州都制定了心理咨询执照制度和相应的法规。欧洲和日本等国家的心理咨询工作的发展也都突飞猛进。许多国家相继成立了精神卫生中心、家庭心理咨询中心、电话咨询网等，相关的学术研究发展迅速。

中国心理咨询工作起步较晚，20 世纪 80 年代后期始有发展，1988 年成立了中国高等学校心理咨询研究会，2002 年国家劳动和社会保障部颁布国家职业心理咨询师标准，心理咨询师要持证上岗，规范从业。随着我国社会经济和科学技术水平的飞速发展，心理咨询工作发展迅速，咨询模式从医学模式向健康模式转变。随着对全民精神心理健康的关注，国家制定各种政策鼓励医院、学校、监狱等提供心理服务，有力地促进了心理咨询的快速发展和日趋规范成熟。

项目二　心理咨询的原则、形式与步骤

一、心理咨询的原则

心理咨询的原则是对从事咨询工作者的基本职业要求。它对心理咨询工作的成效意义重大，在咨询过程中必须遵循以下几项基本原则。

1. 理解支持原则　凡是来进行心理咨询的人，都是意识到自己在心理上有痛苦和困扰的，想要通过心理咨询得到帮助的个体。他们常常是处在极度痛苦和矛盾的状态下，也是最需要精神支持的时候。咨询师要热情诚恳地接待来访者，抛开自己的念头和想法，对他们的心理痛苦给予充分理解和真诚关怀，使他们得到精神上的支持和力量，以战胜心理困扰和痛苦。

2. 保密性原则　心理咨询中最重要的原则。保密性原则是指未经来访者本人同意，不得将在咨询场合下来访者的言行、信息随意泄露给任何人和机构。它是鼓励来访者畅所欲言的心理基础，是对来访者人格及隐私权的最大尊重，也是顺利开展咨询工作，解决来访者问题的必要条件。当建立相互信任的咨访关系以后，来访者可能谈出自己未向任何人泄露过的内心隐秘，这表明他对心理咨询工作者的信任，同时也是真正治愈心理创伤的开始。心理咨询的保密范围包括对来访者的谈话内容保密，不公开来访者的姓名、工作、家庭真实信息，拒绝关于来访者情况的调查，尊重来访者的合理要求等内容。

心理咨询的保密性原则，不是绝对无条件和无限度的，在以下三种特殊情况下应予例外：一是有明显自杀意图者，应与有关方面联系，尽最大可能加以挽救；二是存在伤害他人的想法和倾向时，为保护他人安全，也应及时采取措施；三是在与国家法律相违背的情况下，以国家法规为准绳。

3. 耐心倾听和细致询问的原则　倾听是心理咨询中的基本要求和重要步骤，只有认真倾听才能找到对方心理问题的核心冲突，听懂来访者表达的潜在需求，才能达到最大程度的理解；同时，还可以起到帮助来访者解除心理重负、放松紧张情绪的作用。在来访者的诉说告一段落的时候，咨询师细致地询问也是非常必要的。目的是澄清问题的实质，进行有的放矢的支持和帮助，做到对症下“药”。

4. 疏导抚慰和启发教育的原则　心理咨询过程中要对来访者在情绪上进行疏导和适当的抚慰与鼓励。因为来访者有心理负担、情绪低沉或激动等，需要理解、共情、支持与安慰。咨询者应尽力给予热情的关怀，使来访者感到温暖和获得力量。在疏导和抚慰的同时应重视正面的启发和教育，善于发现他们人格中积极的因素，并给予肯定，使他们以积极的心态调整情绪、面对现实。

5. 非指导性原则　心理咨询中的非指导性原则是由美国人本主义心理学家罗杰斯提出的。他认为，心理咨询应以建立良好关系为基础，这种关系不是一种外部指导或灌输的关系，而是一种启发或促进内部成长的关系。他认为，人有理解自己、不断趋向成熟、产生积极的建设性变化的巨大潜能，因而心理咨询和心理治疗的任务在于启发和鼓励这种潜能的发挥并促进其自我成熟或成长，而不是教育指导、包办代替。咨询师可以与来访者一起讨论出多种解决问题的方案，但究竟采取哪一种，是由来访者自己来决定的。在心理咨询中坚持非指导性原则，比起早期的指导性咨询更具科学性，来访者也更愿意接受。

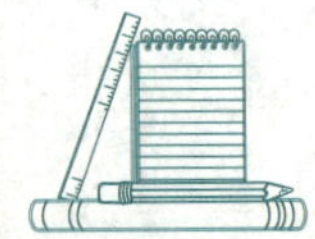

6. 综合性原则　咨询师在咨询过程中对来访者要有整体性、综合性的观念，分析来访者的心理问题时需要系统全面考虑，既要重视心理学活动的内在联系性，也要重视社会和生物因素对心理问题的影响，采取行之有效的措施、手段帮助来访者摆脱心理困扰，达成助人自助的目标。

二、心理咨询的形式

心理咨询的形式多种多样，通常以咨询的途径分为门诊咨询、电话及网络咨询、现场咨询、书信及专栏宣传等形式。

1. 门诊咨询　一般分为四类。第一类是专科医院的心理咨询门诊、心理康复医院的心理门诊，主要对象是康复或出院的来访者和来访者家属，以及有各种情绪症状的神经症患者，多为药物治疗与心理咨询相结合，以预防精神疾病复发为主。第二类是综合医院的心理咨询门诊，由具备全科医学和心理学知识的专业心理咨询师或治疗医生主持，主要对象是各种神经症、心身疾病、性心理障碍和精神心理轻度失调及精神病恢复期的患者。第三类就是大专院校、中小学校和社会组织所开设的心理门诊，主要针对正常人存在的一些心理困扰和发展问题，影响正常学习、工作和生活功能，而自己又无法摆脱的来访者。第四类是具有心理咨询师资格的从业者开设的心理咨询机构或心理健康教育机构。门诊心理咨询的优点是一对一的面谈，信息交流更充分，使咨询不断深入发展，效果较好。门诊心理咨询弊端是受地域限制比较严重。

2. 电话和网络咨询　利用网络和电话等现代信息通信工具，及时给予来访者劝告和心理援助的咨询形式。对处理心理危机、防止自杀等有很好的效果。国内外有很多“心理热线”“网上心理援助”服务项目，不仅为求助者解除心理危机，防止了恶性事件，还帮助人们摆脱了各种情绪困扰。电话和网络咨询的优点是方便、快捷、不受地域限制，更能满足来访者对保护个人隐私的要求，缺点是咨询会受到网络、电话设备的局限。但随着现代网络技术的发展与创新，目前网络视频咨询效果也得到越来越多的来访者和咨询师的认可和欢迎。

3. 现场咨询　即心理咨询师到心理问题较多的单位或地方开展咨询工作。一是咨询师给咨询对象团体解答心理上的问题；二是到学校、企业、社区中开展咨询，以消除咨询者的心理困境。现场咨询对那些有心理问题，但又不愿来门诊咨询的人们较为合适，只是咨询效果可能没有在心理门诊好。

4. 信件咨询　也叫书信咨询（含电子信件），即以通信的方式进行咨询。咨询者对自己的心理问题要求解答或提出解决办法。此方式较为适合那些外地或不愿来门诊的咨询者。咨询者只要写封信，寄交一定的咨询费，即可得到有关问题的答复。

5. 专栏宣传　通过新闻媒体如报纸、广播、电视、期刊及专栏等方式，讲解和回答有关心理问题，指导某些疾病的防治，普及心理卫生知识。这种方式的特点是辐射面广，信息量大，能起一般性的指导作用，但针对性不强，效果往往不够理想。

三、心理咨询的步骤

（一）初次见面，建立关系

在心理咨询的过程中，咨询最重要的任务是与来访者建立良好的咨访关系，并帮助他们找到问题的症结。自然、热情接待，并向来访者说明咨询的性质和原则，建立初步的信任关系。在我国某些区域或群体，有的来访者并不了解心理咨询的性质、特点和咨询所遵循的原则，因此心中不免有疑虑。咨询师应通过自己的工作，为他们解除疑团。当来访者进入咨询室的时候，咨询师应热情而自然地对他们表示欢迎，请他们入座，并简要介绍心理咨询的性质和原则，特

别要讲明尊重隐私的保密性原则，消除双方的陌生感，建立初步的信任关系。

（二）搜集资料，探索问题

咨询师应充分利用沟通技术，收集相关信息。初次访谈应该搜集以下资料。

1. 来访者的一般情况 如姓名、性别、年龄、职业、文化程度、民族、宗教信仰、婚姻状况、经济状况等。

2. 来访者求助的意图和当前面临的主要心理问题 包括心理、躯体方面的主要症状表现、迫切想解决的问题、症状出现时发生的生活事件、想要达到的咨询目的。通过倾听、共情、问题具体化等基本技巧，了解来访者的基本情况和性格特点，以及他们当前被什么问题所困扰，问题的严重程度、持续时间，问题产生的原因，他本人怎么看待这个问题等。

3. 求助者心理问题的背景 围绕求助者的心理问题，了解有关背景信息，如工作环境、家庭关系、成长史、人际关系状况、生活转折点、兴趣爱好及身体发育的情况等。

（三）问题评估，分析诊断

辨明来访者问题的类型、性质和严重程度，以便选择咨询方法。分析诊断和了解问题是结合在一起进行的。首先弄清来访者的问题属于何种类型，是学习工作问题，还是人际关系问题，是青春发育问题，还是婚恋问题。从程度上看，是正常人的情绪不安、心理失衡，还是人格障碍，是神经症，还是精神疾病等，这些都是分析诊断中必须搞清楚的问题。这种分析诊断，一方面需借助来访者提供的有关信息和资料，另外，根据咨询师的心理学知识和社会生活阅历进行判断，同时，还可以采取心理测验的方法了解来访者的人格特点、智力水平、心理健康程度，必要时还可以进行躯体系统检查等排除器质性疾病，如颅内肿瘤、阿尔茨海默病等。

（四）帮助协商，拟订方案

与来访者共商应对问题的方案，引导来访者自主参与到咨询中来，最终解决心理问题。在对来访者做出最初分析诊断后，进入帮助协商阶段。这种帮助和协商要避免咨询师为来访者包办代替，不是把咨询师自己对问题的看法和解决问题的方法直接教导或强加给来访者，而是靠咨询师丰富的专业知识和人生阅历，以及自己对人生的感悟，在对来访者情绪和处境充分理解共情的基础上，帮助他们分析问题的实质，寻找产生问题的根源，挖掘出战胜困难的积极因素，商讨解决问题的对策。通过充分的分析讨论，来访者一般都会从多方面得到启发，形成新的思路。最后如何行动，则由他们自己来决定。

（五）总结巩固，结束咨询

对整个咨询的过程做一个总结性评价，帮助来访者重新回顾咨询要点，检查咨询目标的达成情况，使来访者对自己有一个相对清楚完整的认识，加深咨询中获得的启发和领悟。咨询师做好来访者结束咨询的分离处理，结束咨询后对来访者进行追踪回访。

总之，心理咨询过程就是设立一种情景，在积极、坦诚、和谐的氛围中，通过双方有效的相互作用，从认知、情绪、行为及环境方面协助来访者探明其问题与解决方法，使其获得的新知识、技能或生存模式等，并逐步迁移到当下的生活、工作的其他方面，从而使新理念、新行为得以实现，并得以发展。心理咨询既是一门科学，又是一门艺术。

四、心理咨询工作注意事项

1. 坚持现代医学模式的整体理念 对于来访者的求诊应注意从生物属性、心理特点和社会属性等方面全面、客观地分析，不能仅对其生物属性方面做体检和检查，也不能单纯了解其心理问题，应将来访者作为一个整体，统一分析、评估、设计程序，这样才可能使来访者的问题

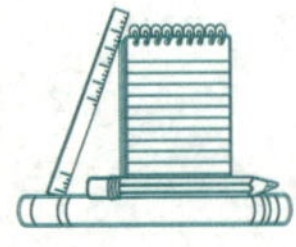

得到妥善处理。

2. 注意器质性疾病的检查　部分来访者原来患有器质性疾病，或同时伴有心理问题，只因治疗效果不满意，而转为心理咨询。因此，做心理咨询前，一定要对可疑情况进行全面检查，避免因单纯进行心理咨询而耽误病情。

3. 注意与心理治疗方法的结合　对于比较严重的心理障碍患者，单纯心理咨询方法疗效不明显，可结合心理治疗的方法同时进行。

4. 合理使用精神药物　医学心理门诊重点是处理心理障碍，但为了整体效果，并不排斥使用药物治疗，并且药物对部分心理障碍确有肯定的疗效。临床上，医学心理门诊配备的常用药物有抗焦虑药、抗抑郁药及部分抗精神病药。

5. 遵守保密制度　心理咨询是为来访者解除心理的困扰和伤痛。一般而言，经过咨询，来访者的情感得以疏泄，认知得以调整，症状往往会得以缓解或减轻。但如咨询师不为来访者保密，不但不能为其减轻心理压力，还会增加新的精神压力甚至可能对其造成严重精神创伤。

项目三　心理咨询常用技术

案例导入

心理咨询来访者小莎，女性，汉族，一名大二学生，现任某大学社团部长。

初始印象：皮肤白皙，长发，穿着时尚得体，说话声音温柔，言语表达流畅，有礼貌。

家庭背景：居住在省会城市。10岁时，父母离婚，法院判定她随父亲生活。目前，她与父亲、祖母和弟弟一同居住。父亲现已再婚，但处于失业状态；母亲离异后，和朋友一起经营生意。

关键生活经历：小莎有着几段对其影响深远的生活经历。在童年时期，父亲酒后会对母亲和她实施暴力行为。父母离异后，她转学到新学校，却遭遇了同学的欺凌及教师的忽视。爷爷是在她成长过程中唯一给予她特别关爱的人，然而在她初中时，爷爷不幸去世，这给她带来了沉重的打击。

小莎在学校的学业表现出色，成绩优秀，多次在专业竞赛中获奖。不过，她表示在独处的时候，常常会被悲伤和孤独的情绪笼罩。由于缺乏能够分享喜悦、倾诉悲伤的对象，她还时常陷入自我怀疑之中。

咨询目标：希望通过心理咨询，能够更深入地了解自己，让情绪变得更加稳定，同时对周围的人和事形成更为全面的理解。

问题：为助力来访者更好地认识自我、稳定情绪及更全面地理解周遭人和事，咨询师应选用何种心理咨询方法？

一、建立良好咨询关系的技术

1. 接纳与尊重　建立良好的咨询关系，接纳和尊重来访者是关键因素。接纳是尊重的前提，也是一种基本的咨询态度；尊重是在接纳的基础上表达的温暖关怀，不仅接纳来访者的性格、

持有的观点、面临的问题、行为习惯等，而且视其为有价值的人，理解其作为独特个体存在的意义，不存在批判、教导、贬低等态度，从而让来访者感到处在安全、可信赖的咨询关系中，敢于打开自己的内心世界。

2. 真诚与信任 咨询师对来访者真挚诚恳，不特意取悦对方，不因为自我防御而掩饰、伪装自己的想法或态度。不回避自己的失误和局限性，坦率、直接地表达自己的想法，能够赢得来访者的信任和喜爱，给来访者提供一个安全的、可以真实、自由表达的环境。

3. 理解与共情 咨询师不仅能够正确理解来访者表达的感受和含义，同时也能将自己的感受与理解反馈给来访者，促进来访者更深层次的表达。共情不仅能认识和了解来访者的内心世界，还能从来访者的角度设身处地地感受他的感受，比理解的层次更深一些。

准确的共情有三个步骤：

（1）咨询师从来访者的角度，设身处地地体验来访者的内心世界（他的感受、需要、痛苦等）。

（2）用言语准确表达对来访者内心体验的理解。

（3）引导来访者对其感受做进一步的思考。共情不单是理解来访者表达的表面含义，还要理解来访者言语背后的深层含义，并将其表达出来，使来访者有更深的自我觉察或自我表达。

4. 积极关注 积极关注是一种共情的态度，是咨询师不以评价的态度对待来访者，而是无条件地接纳和尊重来访者。咨询师以积极的态度看待来访者，注重强调他们的长处，积极挖掘来访者言语和行为中积极的方面，帮助来访者认识并借助自身积极因素修复心理问题。

二、心理咨询的参与技术

1. 倾听 心理咨询的重要步骤，用“心”听才能听到来访者的心声。其在咨询关系中表达了尊重的意思，是所有咨询工作的基础。倾听时要注意目光接触、身体姿态等非语言的信息传递，并能体察来访者描述过程中咨询师自身的身体反应，还有咨询师自己的非语言表达对来访者的影响。

2. 提问 根据会谈目的和咨询师想收集的资料来确定提问方式。常见的有两种提问方式：一是开放式提问，常用“什么？”“怎么？”“为什么？”等语句发问，让来访者更为自由、具体详细地表达。二是封闭式提问，需要用“是不是”“对不对”“有没有”等简短回复，用于咨询中澄清事实、获取重要信息，准确省时。但提问时首先要注意语音语调，尤其问“为什么”时；其次封闭式提问尽量少用，以避免来访者误解为被指责或被埋怨。

3. 鼓励和重复 指咨询师借助语气词或表情动作来表达对来访者问题的兴趣、理解或接受等，比如，点头说“嗯”“是啊”“后来呢”。或者直接重复来访者的描述，既能促进来访者自我觉察，又能鼓励对方继续说下去。

4. 内容反应 指咨询师把来访者描述的信息、观点加以综合概括和整理，简明扼要、客观准确地反馈给来访者，使其以旁观者的身份审视自己的困惑。通过咨询师对事件或关系的重新组合，深化会谈内容。

5. 情感反应 与内容反应接近，但内容反应的重点在于来访者语言表达的含义，情感反应重点在于来访者表达的情绪、情感。比如，咨询师说“我看到你在笑着叙述这些痛苦的经历”，这就促使来访者内省自己真实的情绪表达为什么被隔离了，对来访者的情绪状态给以映照一样的反馈。

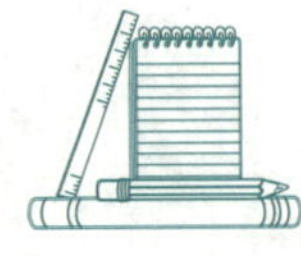

6. 具体化 指咨询师协助来访者将问题聚焦在某一点，将经历的事件、情感、时间顺序等

详尽、细节化表述，以便能够更清楚、准确地把握真实情况，也使来访者更能澄清自己的想法、感受及所处的关系状态。

三、心理咨询的影响性技术

1. 内容表达　用于咨询师向来访者传递信息、提出建议、表达看法、进行解释和反馈，以促进来访者的自我反思。指导、解释、影响性概述、自我开放等都是一种内容表达的方式。内容表达与内容反应不同，后者是咨询师反应来访者的叙述，而前者则是咨询师表达自己的意见，直接对来访者施加影响。虽然内容反应中也含有咨询师所施加的影响，但相对内容表达要含蓄、微弱很多。人本主义学派、非指导型心理咨询师多用内容反应，而希望直接施加影响、表达自己观点的咨询师，则多喜欢采用内容表达技术。

暗示、建议和保证也是内容表达的一种形式，但应注意措辞要得体、客观和准确。比如“我希望你……”“如果你能……或许就会更好”，而切不可使用“你必须……”“你一定要……”等词语，使来访者感到不舒服，有被强迫感。同时，咨询师不应认为自己的忠告、建议是唯一正确的、必须实行的，否则会影响咨访关系和咨询效果。

2. 情感表达　咨询师将自己的情绪、情感活动状况告诉给来访者，即为情感表达。情感表达与情感反应有所不同，前者是咨询师表达自己的喜怒哀乐和对来访者的理解与支持，而后者则是咨询师反应来访者叙述中的情感内容。咨询师的情感表达既可以针对来访者，也可以针对自己，还可以针对其他的事或物。

正确使用情感表达技术，既能体现对来访者设身处地的反应，又能传达自己的感受，使来访者感受到一个真实鲜活的咨询师形象，与咨询师的人生价值观相碰撞，同时，咨询师这种开放的情绪、分担方式为来访者做出了示范，易于促进来访者的自我探索和情感释放。咨询师所做的情感表达，应注意表达的真诚性和适度性，避免过度表达或表达不当对求助者造成负面影响。

3. 指导技术　即咨询师直接指示来访者做某事、说某话或以某种方式行动，无任何中间变量来影响来访者的技术，是影响力最强的技巧之一。

指导既有针对原因展开的，如精神分析中咨询师指导来访者做自由联想，以寻找深层的乃至潜意识的因素，挖掘问题的深层根源；也有针对思维方式和内容进行的，如合理情绪疗法针对来访者不合理、非理性的想法进行质疑、对抗、驳斥，指导其改变不合理的观念，调整认知结构，用合理的观念代替不合理的观念；格式塔疗法（完形学派）咨询师习惯于做角色扮演指导，使来访者体验不同角色下的思想、情感、行为；更多的指导是针对行为的，特别是行为主义疗法基本上都是行为指导的方法，指导来访者做各种训练，如系统脱敏法、满灌疗法、放松训练、自信训练等。

使用指导技术时，咨询师应明确自己对来访者指导些什么、效果怎样，叙述应清楚，应让来访者真正理解指导的内容；但指导时不能以权威的身份出现，强迫来访者执行，不然会引起来访者的反感，影响效果。

4. 自我暴露　也称自我开放，指咨询师将自己的情感、思想和经验暴露给来访者，与其分享经验，是咨询师自己内心世界的反映。咨询师的自我开放可以建立并促进良好的咨访关系，让来访者感到有人分担了他的困扰，感受到与咨询师同样的感受，实现来访者更多的自我开放。需要注意的是，自我暴露应围绕来访者的咨询需要进行，而不是满足咨询师的个人需要。

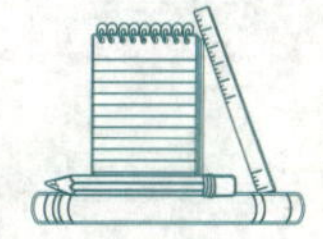

5. 解释技术　所谓解释即运用心理学或相关学科的相关理论来描述或解释来访者的思想、

情感和行为的原因、过程、实质等，以促进来访者对自身的了解，从而产生领悟，调整认识，促进变化。

咨询师在掌握来访者的情绪状态、行为模式及生活背景等基本信息后，运用心理学理论对来访者当前的困境、过往经历、性格特征等方面的问题，对来访者作出深刻的剖析和系统性解释。通过解释，使来访者理解自己的问题背后的心理机制，使其更深入地认识自己，增强自我探索能力，获得对问题的全新认识与理解，并最终找到解决问题的途径。

6. 领悟和影响性总结 来访者对自己问题的领悟是解决问题的重要转机。领悟包括对心理问题根源的领悟。比如，来访者对自己为何恐惧某物百思不得其解而症状难以自控，咨询师运用精神分析方法，帮助追溯幼年的经历，使其领悟某物本身并不具备威胁，而是以往的创伤经验及其思维方式对其产生的影响。咨询师需要进行影响性总结，帮助来访者改变错误认知，重建新的思维模式，从而达到领悟。

项目四 心理咨询师应具备的条件

作为一名合格的心理咨询师，必须具备以下条件。

一、精湛的业务能力

心理咨询是一门科学，它有自己的理论、方法和技术。从事心理咨询工作的人，必须经过专门的培养与训练，具备一定的资质后方能上岗。咨询师必须潜心钻研心理咨询的理论，掌握心理咨询的方法和技术，同时要积极参加心理咨询的专业督导，不断提高自己的胜任力，才能成为一名合格的咨询师。

1. 掌握心理咨询的专业理论 心理咨询主要就是要帮助来访者发现心理问题的症结所在，然后有针对性地加以解决，所以咨询师首先要有扎实的心理学基础知识，同时要具备心理诊断、心理疏导及各种心理治疗等医学心理学方面的知识；其次要具备一定的临床医学知识，以便更加准确地做出诊断和评估。

2. 具备多学科的知识 在心理咨询过程中会遇到多方面的问题，如青年的人生观、价值观问题，人际关系问题，人格发展与社会适应问题；青春期生理、心理问题，恋爱问题；儿童、老年人的躯体化症状问题等。这就需要咨询师有全面的知识结构和丰富的阅历，同时要以辩证唯物主义和历史唯物主义的世界观和方法论作为思想指导；还应具有教育学、社会学等方面的知识。只有从多方面丰富自己的知识结构，才有可能给来访者以正确的启发和指导。

3. 积极参加心理咨询的实践活动 作为一名心理咨询师除了向书本学习之外，更重要的是向实践学习，定期参加专业督导，不断丰富和积累自己的心理咨询经验，提高自己分析问题和解决问题的能力，在心理咨询的实践工作中形成自己独特的咨询风格。

二、高尚的职业道德

1. 热爱咨询事业，有助人为乐的高尚品格 心理咨询是一项助人的工作，从事这项工作需要付出大量的时间和精力，需要有对来访者的尊重、理解、同情和关怀，需要耐心倾听来访者的诉说，分担他们的忧愁和烦恼，与他们共同面对和解决其心理问题和现实困惑。所以，咨询师需要有一颗乐于助人的爱心和强烈的社会责任感，为来访者的健康或成长付出自己的努力。

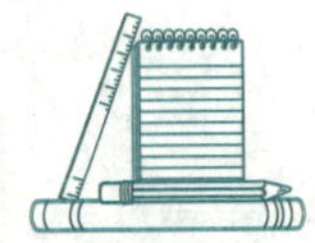

2. 保护来访者的切身利益，尊重来访者的人格和意愿　咨询师要以自己的态度和行为，使来访者确信他们的隐私不会使你感到震惊或不能接受，也不会把他们的自我暴露向其他任何人泄露。尊重隐私、保守秘密是保护来访者利益的重要内容，绝不拿来访者所谈的隐私与咨询关系以外的人随意议论取乐，这是咨询师起码的职业道德。另外，咨询师对待来访者要一视同仁，不管他们的性格气质如何，是否有生理缺陷或某种怪癖，都不得歧视和嫌弃，要以诚相见，平等待人，尊重来访者的人格，决不能把自己的意愿、观念和看法强加给来访者。

3. 咨询师不在咨询关系中寻求个人需要的满足　心理咨询是一种利他行为，是在利他的意义上给人以帮助，在来访者的感情纠葛中，自己是局外人。咨询师不能把个人的感情带进咨询过程，不能向来访者宣泄自己的烦恼和不幸，也不能对来访者在情感上寄托爱憎或依恋。在正规的咨询机构中，要严格遵守收费规定，不得在规定之外另收金钱或物质馈赠。

4. 以良好的伦理道德观念约束自己和指导来访者　心理咨询的重要任务之一是帮助来访者解除心理困惑，恢复心理平衡，但这种心理平衡的恢复不能以损害他人利益为代价，也不能在咨询过程中对他人进行贬低诽谤来达到发泄自己怨气的目的。在帮助来访者克服心理障碍的时候，应以良好的道德观念加以引导，这对帮助来访者在品德和人格健全发展方面具有重要意义。在帮助来访者解除心理困惑的同时，要引导他们以积极的态度面对人生，发掘人格中、生活中、人际关系中的积极因素，并利用这些积极因素去克服自己的心理障碍。

三、健康的心理素质

心理咨询师本人，应当是心理健康的人。因为咨询师的健康对来访者的理解和心理支持方面起着重要作用。咨询师的心理健康水平越高，在咨询关系中所能提供的帮助就越大。相反，如果咨询师本身的心理不健康，他们自己具有扭曲的价值观和消极的心态就会造成咨询中的混乱与冲突，甚至可能诱发出来访者的某些病症。咨询师良好的心理素质主要表现为：

1. 积极向上的心态　拥有健康、积极的心态是咨询师专业工作的基石。具有胜任力的咨询师在咨询工作以外的生活应该是积极向上的。一位合格的心理咨询师，对来访者具有示范和榜样作用，能够以自己健康积极的人格力量感染和影响来访者，促进他们人格的健全。

2. 稳定的情绪与同理心　咨询师在面对来访者的情绪波动、冲突时，能够保持冷静、理智、客观、不受外界因素干扰。咨询师应从客观实际去理解并感受来访者的情感和处境，能体谅来访者的处境和困难并给予恰当的同情、支持和帮助。咨询师应善于管理自己的情绪，善于觉察消极情绪对自己的影响。

3. 敏锐的观察力　心理咨询师应具有敏锐的观察力，能够细致入微地通过观察来访者的言语、表情、肢体语言或非言语信息，洞察他们的内心世界，能从他们细微的表现中发现易被忽略的信息。

4. 和谐的人际关系　咨询师应具有良好的人际关系处理能力，能够建立并维持与来访者之间的信任关系，为其营造安全、舒适的专业咨询环境。同时，心理咨询师也需与同行保持和谐的人际关系，共同促进心理健康领域的进步与发展。

咨询师良好的心理素质还表现在他们高度集中的注意力、良好的记忆力、流畅的言语表达能力和处理各种意外事件的应变能力。

2001 年，我国劳动和社会保障部在颁布《心理咨询师国家职业标准》中规定了心理咨询师共设两个等级，分别是心理咨询师（三级、二级），并规定了应具备的条件和所需要的训练。正因为对心理咨询师的高标准、严要求，所以很多考取心理咨询师证书的人依然未能从事这种职

业。也基于此，在2017年人力资源和社会保障部发〔2017〕68号公布的《国家职业资格目录》上未再见到“心理咨询师”这个名称。随着大众对咨询师的需求越来越多，中国心理学会于2018年2月在《心理学报》发表了《中国心理学会临床与咨询心理学专业机构和专业人员注册标准》，对心理咨询从业人员的申请条件、执业范围、伦理要求等进行了详细的设置。

知识链接

与身体沟通小技巧

1. 放松

2. 与身体对话

引导词:（大家）把自己的右手手心贴在自己心脏的位置，对我们的身体，用心去说几句话。下面我说一句，大家说一句:“谢谢你，我的身体，谢谢你这么多年对我的陪伴与支持，我知道你辛苦了。假如以往我没有保护好你，让你受委屈了，我现在向你说声：对不起，请原谅，谢谢你，我爱你；对不起，请原谅，谢谢你，我爱你；对不起，请原谅，谢谢你，我爱你。我知道，你是我最忠诚的朋友，没有任何人比你对我更忠诚。我亲爱的身体，在接下来的日子里，我还需要你继续支持和陪伴我。你支持和陪伴了我，我才能更好地去支持和陪伴我的父母，也才能更好地去支持和陪伴来到我身边、需要我支持和陪伴的每一个人。我亲爱的身体，你愿意继续支持和陪伴我吗？”看到（大部分人都）在点头时，继续引导（大家）说:“谢谢你，我的身体，我爱你。”然后请大家慢慢睁开眼睛，让每个人谈谈自己此时此地的感受。

复习思考

一、名词解释

扫一扫，查阅复习思考题答案

1. 心理咨询
2. 内容反应
3. 情感表达
4. 自我暴露

二、简答题

1. 心理咨询需要明确的基本要素有哪些？
2. 心理咨询的基本原则是什么？
3. 心理咨询师应具备的条件有哪些？
4. 心理咨询的步骤有哪些？

三、论述题

论述心理咨询常用的咨询技术有哪些？

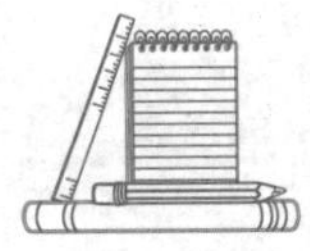

扫一扫，查阅本模块PPT、视频、知识链接等数字资源

模块十二　心理治疗

【学习目标】

1. 知识目标：掌握心理治疗的概念、适应证和治疗原则，熟悉常用心理治疗技术，了解心理治疗学派的理论观点。

2. 能力目标：能够在实践中运用常用心理治疗技术。

3. 素质目标：具备敏锐的自我认知与情绪管理能力、良好的人际关系能力、扎实的专业知识与技能运用能力及较强的伦理道德和法律意识。

项目一　心理治疗概述

一、心理治疗的概念

（一）心理治疗概念

心理治疗（psychotherapy）也称精神治疗，是指在建立良好关系的基础上，由经过专业训练的治疗者运用心理学的相关理论与技术，对在心理或行为方面有障碍或疾患的人进行治疗的过程。心理治疗的目的是改善来访者的不良心态与适应方式，解除其症状与痛苦，促进其人格改善，增进其身心健康。该定义明确说明治疗者应由受过专业训练的人员担任。

心理治疗也是一种专业的帮助关系，治疗者对来访者的帮助及来访者的改变是一个过程，这一帮助过程不仅需要依靠治疗者的努力，还需要来访者的努力，才能达到心理治疗的最终目标——人格的成熟和发展。因此，激发来访者的求助动机，调动和发掘来访者自身的潜能和积极性，是治疗的重要环节。而要达到此目的，治疗者与来访者建立良好的治疗关系是基础，是取得令人满意的治疗效果的前提条件。

（二）心理治疗与心理咨询的联系与区别

心理咨询与心理治疗在内涵与形式上很接近。因此，一些学者认为，咨询中有治疗，治疗中有咨询，它们有很多相似之处。二者的联系是：

1. 心理咨询与心理治疗所遵循的理论和方法是一致的　在心理治疗中所有理论体系如精神分析、认知行为、人本主义、存在主义等，与心理咨询运用的理论体系是一致的、相通的。

2. 心理咨询与心理治疗都强调良好的人际关系氛围　运用心理学方法和理论解决心理或精神方面的问题，以促进来访者人格的成熟。

3. 心理咨询和心理治疗所遵循的原则是一致的　在心理治疗和心理咨询中都必须遵循理解、尊重、共情、中立的态度，以及保密制度，促进来访者人格成熟等基本原则。

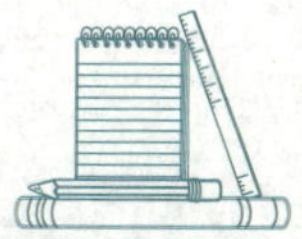

但是，心理咨询与心理治疗在工作对象、所解决的问题、治疗的层次上也有区别。二者的

区别是：

1. 工作的对象不同 心理咨询工作的对象是精神正常人群，处理的是他们在完全意识状态下遭受心理冲击和伴随而来的日常焦虑；而心理治疗工作的对象是心理问题严重的患者，处理的是他们异于常态的行为、强烈的内在冲突、神经质的焦虑。

2. 工作的侧重面不同 心理咨询主要解决的是个体在日常生活中遇到的心理困扰，心理治疗则更多的是针对疾病问题。心理咨询的侧重面是预防心理疾病的发生，心理治疗的侧重面是对已经发生的心理疾病进行治疗，恢复正常。

在临床工作中，心理咨询与心理治疗相互重叠，相互渗透，很难截然分开。

二、心理治疗的适应证

心理治疗的对象不是有心理问题的正常人，而是偏向于各类神经症、社会适应不良、行为障碍或精神病康复期的患者。心理治疗的范围一般包括：

1. 社会适应不良 许多正常人在生活中有时会遇到难以应对的心理社会压力，从而导致适应困难甚至适应障碍，出现自卑、自责、自伤、攻击、退缩和失眠等心理或行为问题，以及各种躯体症状。

2. 各类神经症及有情绪症状的患者 包括癔病、焦虑症、强迫症、恐怖症和疑病症等，恢复期的精神分裂症和抑郁症患者。

3. 各类不良行为问题 包括性心理和性行为障碍、人格障碍、贪食症、烟瘾、酒瘾、儿童行为障碍等。

4. 躯体疾病、慢性病和心身疾病的患者 对躯体疾病急性期的患者所产生的严重的心理应激反应，在接受生物医学紧急处置的同时，及时地给予心理危机干预，可以大大降低其心理应激水平，增强治疗信心。对慢性病患者因对康复的绝望及长期求助者角色所产生的各种心理问题，进行心理支持和行为治疗，可以避免使病情更加复杂化，对其康复和生活质量会产生良好的效果。而对心身疾病患者采用心理治疗，可改善人们不利于身体健康的行为，祛除疾病发生的危险因素，使其临床效果及生活质量明显提高。

知识链接

心理健康状况的分类

如图 12–1 所示，人的心理健康状况分为心理正常和心理异常。

心理正常				心理异常						
	一般心理问题	严重心理问题	神经症性心理问题	神经症	心境障碍	应激相关障碍	精神分裂症及其他精神病性障碍	心理生理障碍	人格障碍及性心理障碍	癔症等
心理健康	←心理不健康→									

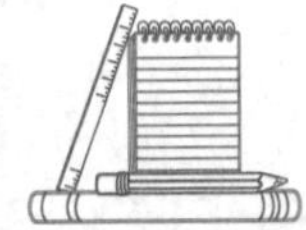

图 12–1 心理健康状况的分类

三、心理治疗发展简史

心理治疗历史悠久，可以说自有人类社会以来就有了心理治疗。众所周知，人生病就会受到关心和照顾，语言安慰、祈祷、驱魔等，从广义上说这都具有心理治疗的作用。我国在两千多年前的《黄帝内经》中就有医生对求助者进行言语开导治疗的描述，“告之以其败，语之以其善，导之以其所便，开之以其所苦”。此后的《景岳全书》中创立了以情胜情的“情志相胜疗法”，拓宽了治疗范围，提高了治疗效果，积累了丰富的经验，至今仍对我们有重要启发。

西方的心理治疗也有古老的历史。公元前 4 世纪，医生希波克拉底就明确提出语言可以治疗疾病，而且当时就有不少人用暗示疗法和类似今天“催眠术”的方法为人治病。公元前 1 世纪，就有人提出了音乐疗法和户外活动治疗抑郁症。到了中世纪，由于宗教神学的统治，心理学处于停滞状态，并把心理治疗变成了“神”的暗示，用来摧残精神求助者，使心理学走向了它的反面。直到 1792 年，在法国医生菲利普·皮奈尔（Philippe Pinel）的积极倡导下，医生开始用人道的方法治疗和对待精神求助者，此后心理治疗得到了新的发展。

近两百年来，是西方心理治疗发展较快的时期。19 世纪弗兰兹·麦斯麦（Franz Mesmer）的催眠疗法开始流行，之后奥地利医生弗洛伊德首创了精神分析疗法，标志着专业心理治疗的真正开始。稍后，行为学说理论开始在美国初露端倪，1913 年华生发表了《行为学家眼中的心理学》，提出了行为是由环境决定的观点。之后巴甫洛夫、斯金纳等提出经典条件反射、操作性条件反射等神经反射理论，为心理治疗开辟了科学唯物主义的前景。

1958 年，南非心理学家约瑟夫·沃尔普（Joseph Wolpe）发展了“交互抑制心理疗法”，这成为行为疗法发展史上的一个重要标志。行为疗法开始被系统地应用于临床，并日益受到重视。在随后的 20 世纪后期，心理治疗得到了较快的发展，各种心理治疗体系纷至沓来，交互更替。每一个疗法和理论尽管都有其片面性和局限性，但每一种心理疗法都有成功的案例，在当时都起到一定的作用。现代心理治疗的方法在我国的应用开始于 20 世纪 50 年代，我国的心理治疗工作者李心天等对神经衰弱的心理治疗进行了研究，形成了具有我国特色的“悟践心理疗法”。我国学者钟友彬结合中国实际创造了中国式的心理分析法，称为“认知领悟疗法”。此外，湖南医科大学张亚林等在 20 世纪 90 年代提出的“道家心理治疗”，以及北京大学医学部胡佩诚提出的“漂浮治疗”在国内外都具有一定的影响。目前，各国学者和专家都趋于将各种心理治疗方法进行整合应用，这显示了心理治疗的可观前景，同时也预示心理治疗体系将有新的突破。

项目二　心理治疗的类型、原则及评估

一、心理治疗的类型

（一）按对心理治疗的理解可分为广义和狭义两类

1. 广义的心理治疗　对求助者来说，医院环境幽雅、安静、舒适，病房与诊室清洁、卫生，布置协调，色调宜人，医疗器械和药品摆放整齐、规范，工作人员态度亲切和蔼，就医制度方便，医护人员团结合作以及娴熟准确的技术操作等，都对求助者起着心理治疗的作用。所以，广义的心理治疗是指医疗全过程对求助者心理的积极影响。从这个意义上讲，良好的医院院风、院容，医生亲切、诚恳、热情的态度和美好的语言，都属心理治疗的范畴。

2. 狭义的心理治疗 是指运用心理学理论和技术，通过心理治疗师的言语、表情、举止行为并结合特殊的手段来改变求助者异常心理和行为的一种心理治疗方法。

（二）按治疗对象可分为个体治疗和集体治疗

1. 个体治疗 指医生与单个治疗对象接触而进行的心理治疗。目的是要了解求助者特殊的心理矛盾，触及其心理问题，通过分析、解释、诱导、劝说或支持，以解除其内心痛苦；或是利用某种技术，矫正和重建某种行为等。

2. 集体治疗 指将病种、病情大体相同的求助者组织在一起而进行的心理治疗。集体治疗的目的并不只是节约医生时间，着眼点在于有相同感受的求助者一起互相支持、陪伴、共鸣，形成一个支持性团体，其对大家具有更好的疗效。集体治疗的人数以 8 ～ 12 人为宜。

（三）按治疗范围可分为家庭治疗和社会治疗

1. 家庭治疗 这种治疗是对整个家庭进行心理治疗，不仅注意每一个家庭成员的心理反应，而且关注家庭成员间的相互关系、行为模式。

2. 社会治疗 又称教育治疗。做法是指导求助者作为社会积极成员与人交往，支持、劝说、鼓励和指导他重新适应社会生活。

（四）按治疗的内容和方式分类

按治疗的内容和方式可分为精神分析治疗、行为矫正或重建治疗、认知治疗、暗示与催眠治疗、生物反馈治疗、工娱治疗、运动治疗和艺术治疗等。

二、心理治疗的原则

1. 保密的原则 心理治疗涉及个人的各种隐私，为保证材料真实，维护心理治疗本身的声誉和权威性，必须在心理治疗中坚持保密性原则。保密的原则是心理治疗中最为重要的原则，它既是治访双方确立相互信任的治疗关系的前提，也是心理治疗活动顺利开展的基础。治疗师不得公布治疗对象有关资料，在学术交流中要注意除去姓名、单位等私人信息。保密例外与心理咨询保密例外原则相同。

2. 时间、地点限定的原则 心理治疗必须遵守一定的时间限制。治疗时间一般规定为每次 50 分钟左右（初次受理时可以适当延长治疗时间），原则上不能随意延长治疗时间或间隔时间。心理治疗需要在专门的心理治疗室进行，不能在家中、咖啡馆、公园等地进行。

3. 来访者自愿的原则 原则上心理治疗的来访者必须完全出于自愿，这是确立治访关系的先决条件。来访者对心理治疗师要有信任感和安全感，树立治疗动机，坦诚和无保留地倾诉心理问题的细节和私密，为准确诊断、制订和调整治疗方案提供可靠的依据。

4. 坚守职业关系的原则 治访关系的确立，以及治疗工作的顺利开展与成败的关键是治疗师与来访者的沟通，这是心理治疗的重要前提条件。良好的治访关系既是治疗的目的，又是有效治疗的手段，其主要责任在于治疗师，也是检验一个心理治疗师的重要标准之一。但这种关系和亲近是有限度的，任何来自来访者的感情亲密的劝诱和要求即便是好意，如一起吃饭、喝茶或到一个更好的环境晤谈等要求，在终止治疗关系前都应该予以拒绝。治访关系应该遵循感情限定的原则，因为它是一种职业性人际关系，一种合同式的契约关系，而且这种关系受职业道德和相关法律的制约与保护。

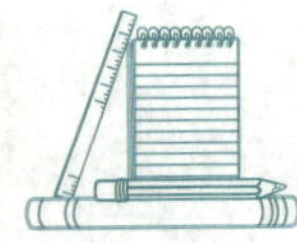

5. 伦理的原则 心理治疗必须遵循一定的伦理规范，并以此为约束力。主要表现为对心理治疗师个体和行业的伦理道德要求。目前我国心理学会授权中国心理学会临床与咨询心理学专业机构与专业人员注册标准制定工作组，在广泛征集有关专业人士的意见后制定了《中国心理学会临床与咨询心理学工作伦理守则》（第二版），供广大从业者遵照执行。

6. 整合的原则 人类的疾病是生物、心理和社会多方面因素综合作用的结果。因此，在对某一相关疾病进行心理治疗时，应综合分析是否需要结合其他相关的方法和手段，或几种心理治疗方法的有机组合，以取得更佳的疗效。

三、心理治疗效果的评估

心理治疗效果的科学评估，是一项非常重要而又比较困难的工作。目前主要从以下三方面评估。

1. 求助者自评 即通过求助者自身的感受和体验来评定心理治疗的效果。求助者一般从两方面评价：一是症状减轻程度，如情绪改善状况、精神功能恢复水平；二是社会功能的改善状况，如学习能力、交往能力，以及生活适应能力的恢复和进步等。

2. 治疗者的观察评估 治疗师往往用多种指标来观察求助者的变化，如心境、社会适应、人际交往、家庭关系、认知、应对能力、防御风格、生活质量、学习效率和工作情况等，多通过外显行为的变化观察进行独立判断，治疗结束后也可以进行追踪调查。

3. 心理测验指标的评估 用于评价心理治疗效果的心理量表可以根据具体治疗指标自行设计，也可以采用标准化量表。一般比较治疗前和治疗后的测量结果更能反映治疗效果。

另外，来访者的亲属、朋友的评估，也是心理治疗效果评估的重要内容。

项目三 心理治疗常用的方法

案例导入

小 A 是一所知名大学的二年级学生，一直以来成绩优异，但最近一次考试的不及格让他遭受了沉重的打击，感到极度的挫败。他难以接受这次失败，因为他向来自视学习能力出众，坚信自己每次考试都应取得好成绩，无法容忍不及格这种令人羞愧的结果。自那以后，他变得意志消沉，经常感到紧张和焦虑，情绪烦躁，导致学业成绩开始下滑。每次面对考试，他都担心自己会再次失利，这种恐惧感让他对考试产生了强烈的抵触情绪，甚至考虑过退学。

问题：哪些心理治疗方法适合帮助小 A 克服当前的困境？

心理治疗必须遵循心理学的理论、原则和方法。其理论与方法有许多，主要的有精神分析疗法、行为疗法、人本主义疗法和认知疗法，近年比较热门的有积极心理治疗和整合治疗等（表 12–1）。

表 12–1 心理治疗常用方法一览

类别	常用方法技术
精神分析疗法	自由联想、宣泄、阐释、领悟、内省、暗示、释梦
认知疗法	合理情绪疗法、认知行为疗法、自我指导训练、应对技巧训练
人本主义疗法	来访者中心疗法、交友小组疗法、支持心理治疗、人本存在疗法

续表

类别	常用方法技术
行为疗法	系统脱敏疗法、厌恶疗法、暴露疗法、强化法、代币疗法、行为塑造法、角色扮演、放松训练、生物反馈疗法、运动疗法
团体治疗	家庭治疗、游戏疗法、心理剧
其他疗法	森田疗法、催眠疗法、音乐疗法、内观疗法、全身聚焦治疗、短期焦点治疗、叙事疗法、后现代疗法

一、精神分析疗法

精神分析疗法的发展已历经100余年的历史，从经典的精神分析疗法到自我心理学、客体关系、自体心理学直至主体间性，其间还包含了个体心理学、分析心理学、社会文化学派、依恋理论等，从理论到治疗方法都有了极大的变化。

（一）经典精神分析技术

经典的精神分析技术由奥地利精神科医生弗洛伊德创立。他强调潜意识中早年的心理创伤或心理冲突在一定的条件下（如精神刺激、素质因素等）可转化为各种心身症状（精神疾病如癔症、神经症，躯体疾病如溃疡病等）。因此，主张通过长期内省的方式，以自由联想、移情、精神疏泄、释梦和分析解释的方法，把压抑在“无意识”中的某些早年的精神创伤或痛苦的体验挖掘或暴露出来，从中发现心理问题根源，并带到意识中，启发并帮助求助者彻底领悟而重新认识症状和自我，从而改变原有的病理行为模式，重建人格，达到治疗目的。

1. 自由联想 在了解求助者基本情况的基础上，让求助者躺在舒服的沙发椅上，治疗师坐在求助者后边，不干扰求助者，不加暗示，求助者无拘无束尽情倾诉自己的想象、想法、感受等。如遇停顿，治疗师可启发引导、鼓励，目的是让求助者逐渐泄露压抑在内心深处的冲突和情绪。协助求助者排除心理上的障碍，疏导压抑的情绪，从而达到治疗的目的。

2. 释梦 精神分析学派认为，梦是通往潜意识的通道。梦并非无目的、无意义的行为，而是代表个人愿望的满足。通过对梦的分析，可以捕捉到压抑的情绪症结。梦分隐梦和显梦两种。显梦的内容是做梦的人醒来后能体验和回忆的部分，显梦的背后是隐梦，隐梦是求助者意识上不清楚，通过分析才能领悟到的内在释义，通过对显梦的分析可以找到被压抑的情绪或欲望，对隐梦则要透过现象了解症结。

3. 移情 指求助者把早年对某个人物的情感和反应模式转移到治疗师身上的过程。求助者对治疗师产生的一种潜意识爱或恨的情绪体验，实际是求助者将早年重要关系中的情感投射到治疗师身上，而并非对治疗师本人的情感。移情分为正移情和负移情两种。正移情是将友爱、亲热、依恋、温存等转移到治疗师身上；负移情则是把仇恨、愤怒、敌视等转移到治疗师身上。治疗师要冷静对待求助者的情感迁移，既要甘愿作替身，通过情感诱导治疗疾病，又不能感情用事，超出正常的医患关系。例如，弗洛伊德治疗的一个求助者，在结束时提出要拥抱一下他，他真诚而幽默地回应了求助者的要求并说：“我想你真正想拥抱的一定不是我。”求助者真正想拥抱的是他生活中重要的人，治疗师此时只是替代者。

在移情发生的同时，治疗师在与求助者交流时也会产生情感反应，即所谓的反移情。经典的精神分析认为，反移情是治疗师对求助者的无意识的反应倾向。反移情有广义和狭义之分。广义的反移情指治疗师对求助者的无意识的认知、情感、意志的反应趋向，它在很大程度上受

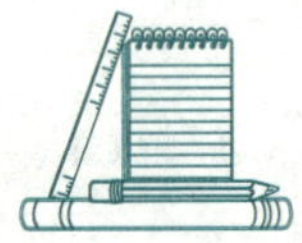

到治疗师本人的生活经历和当下认知的影响；狭义的反移情仅仅指治疗师对来访者移情表现的反应。

现代精神分析的观点认为，反移情是治疗师对求助者在特定活动和治疗环境中情绪的、生理的和认知的综合反应。在许多时候，反移情普遍存在、很难避免。在治疗过程中保持绝对情感中立的观点，其实是将治疗师凌驾于求助者之上的做法，治疗师很难做到。

反移情对治疗产生的是积极的还是消极的影响，主要取决于治疗师能否对自己的反移情进行妥当的处理。适当的、正常的情绪反应是精神分析中重要的治疗工具，治疗师投入感情，对来访者保持必要的兴趣，更容易进入求助者被压抑的内心世界，也同时使求助者产生共情的感受，对治疗来说是有益和必需的。当然，不当的反移情是被禁止的。

4. 阐释　心理分析的目的是使求助者获得对自己的深刻了解，所以治疗师的阐释具有重要的意义。根据来访者在治疗过程中表现出的情绪、行为表现等细节，阐释其背后隐含的症状学原因、起源学原因，来访者因领悟到诠释的意义而发生改变。

5. 消除阻抗　在心理分析的过程中，往往会遇到各种阻力。求助者对某种情绪加以回避，对某种痛苦经历加以否认，无法面对自我的变化。阻抗的表现主要有沉默、不愿谈、谈论琐事、回避型的语言、迟到、失约、忘记付费、僵硬刻板的动作、抵触情绪、见诸行动等。阻抗可以是意识的、前意识的或潜意识的。阻抗本质上是患者对分析的进展、治疗师和分析性方法及过程起反作用的力量。消除阻抗是心理治疗的重要突破环节，主要通过探讨和诠释阻抗背后的原因来加以消除。

（二）后续发展的精神分析疗法

1. 客体关系理论（object relations theory）　是心理动力取向的人格发展理论，主张人类行为的动力源自寻求客体，主要代表人物是梅兰妮·克莱茵（Melanie Klein）。她认为个体的发展经历了偏执位和抑郁位。偏执位的个体将事物看作分裂的两极，不能统合好坏、黑白、爱恨、是非等概念，对事物的情绪在全好（理想化）和全坏（贬抑）之间摆荡。抑郁位的个体能够整合部分客体，比较客观地认识事物，是心智发展更成熟的表现。客体关系理论还认为，真正影响一个人精神发展过程的是婴儿期与父母的关系，将人格发展的重心放在从出生到3岁的冲突之上。治疗师表现出包容性和共情的态度可缓解患者的不安，同时可通过人际的投射认同修正患者投射出来的自体部分，经内射使其自体得到重建。

2. 自体心理学理论（self psychology theory）　由19世纪美国心理学家海因兹·科胡特（Heinz Kohut）提出。自体的含义是指一个人自身内部真实的、固有的自己。科胡特认为，健康者具有成熟的内聚自体，有稳定、连续的自我认同感，享受自身成就。心理疾病的原因则是个体自体发展不足。由于父母缺乏共情能力，儿童从没有被看作为有价值的、值得珍爱的个体，没有从照顾者那里得到作为一个客体应有的重视、肯定和关怀，甚至遭到虐待，这使儿童的自体经验很少，自体受损，没有自我价值感，因而逐渐发展出了“自体障碍”。

自体受损的儿童主要通过三种移情方式来弥补不足。

（1）镜映移情：个体希望从他人那里得到对自身的肯定，早期主要来源于母亲。

（2）理想化移情：个体通过与他人的互动或在他人理想化的、强有力的存在中维护自尊，早期主要来源于父亲。

（3）另我移情（孪生移情）：个体跟一个好的自体客体拥有共同的技巧、才能和经历，它可能发生在镜映移情和理想化移情无法满足之后，这种移情关系对于个体的内聚性、自体的发展和健康是很有帮助的。治疗过程通过三种移情方式和给予恰当的挫折，借助转换内化作用，让

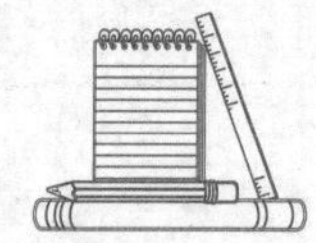

来访者自体重建。共情和诠释是非常重要的技术。

二、行为疗法

行为疗法（behavior therapy）认为人类所有行为都是学习而来的，异常行为也是学习获得的。要改变异常行为必须根据社会学习理论，通过观察、模仿、强化等学习方式获得新的适应良好的行为。行为疗法的理论基础是社会学习理论，治疗对象是外显行为，目的是修改原有的不良行为模式，主要方法是控制外部行为模式，进而重建或恢复良好的行为模式。这一方法源于班杜拉的社会学习理论和巴甫洛夫、斯金纳的条件反射原理。提出这种治疗方法的是心理学家沃尔普。

行为疗法有系统脱敏法、满灌疗法、厌恶疗法、强化法、生物反馈疗法、行为训练等。

（一）系统脱敏法

系统脱敏（systematic desensitization）是行为疗法的一项基本技术，是指通过循序渐进的过程逐渐消除焦虑、恐怖状态及不适反应的一种行为疗法。1958 年，沃尔普运用巴甫洛夫经典条件反射原理创造了系统脱敏法、厌恶疗法等，用于恐怖症、焦虑症的治疗。通过对引起恐惧或焦虑的现象由少到多地暴露给求助者，使其逐渐适应，增加耐受力，直到消除恐惧或焦虑的反应。治疗一般分为三个步骤：①帮助求助者学会放松训练。②建立焦虑等级层次，等级不宜过多，一般为 6 ～ 10 个等级。③按照焦虑等级由低到高逐级实施脱敏。

例如，对一个有社交恐惧症的男大学生进行系统脱敏治疗。首先，进行放松训练，使其能够自我放松。其次，与来访者一起找出一系列社交恐惧的事件，并制定出恐惧感受的等级层次表（表 12–2）。最后，让来访者对表 12–2 所列事件按由低到高的顺序，逐一进行想象脱敏训练。

表 12–2　社交恐惧症大学生在社交中的恐惧等级层次

事　件	恐惧等级
1. 有同宿舍的同学陪伴在宿舍学习	10
2. 有宿舍同学陪伴与陌生人一起在教室上课	20
3. 独自与相互认识但不很熟悉的人一起在教室上课	30
4. 独自在周围都是陌生人的图书馆阅览室上自习	40
5. 在图书馆或教室学习时，被一位陌生男性注视	50
6. 在图书馆或教室学习时，被一位陌生女性注视	60
7. 在图书馆或教室学习时，被一位很漂亮的女性注视	70
8. 在校园图书馆、教室之外的其他环境，被陌生的女性关注	80
9. 在校园外，被熟悉的女性关注	90
10. 在校园外，被陌生的女性关注	100

（二）厌恶疗法

厌恶疗法（aversion therapy）又称“对抗性条件反射治疗”，是以经典条件反射理论为依据，将某种负性刺激及厌恶反应与来访者要矫正的行为结合起来，从而使来访者因感到厌恶而最终放弃不良行为。例如，对酗酒者，让酗酒者每次饮酒后立即服催吐药物，使其出现酒后恶心、呕吐等不适应反应，如此反复几次，直至酗酒者形成一种条件反射，即产生见到酒就想吐的厌

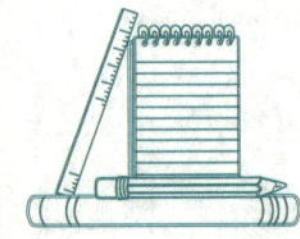

恶情绪。

厌恶治疗在应用上的技术手段一般采用电击厌恶刺激、药物厌恶刺激、器械厌恶刺激、想象厌恶刺激，如橡圈、电击、催吐剂、巨声、恶臭、烟熏或呼吸窒息药物等。近年来，一般采用由求助者随身携带的袖珍电刺激盒，或在手腕上套上橡皮圈，可由求助者随时进行负性强化。

厌恶疗法可治疗咬指甲、拔毛癖、吸烟、酗酒，也可用来治疗强迫观念和强迫行为等行为异常者。厌恶疗法与其他行为疗法及催眠疗法配合使用，能够达到更好的治疗效果。

（三）强化法

强化法（reinforcement therapy）是根据操作性条件反射理论发展起来的。人及动物的行为是后天习得的，是行为后果被强化的结果。强化法是指如果想建立或保持某种行为，可以对其行为进行刺激，或奖励，或惩罚，从而促进该行为产生或出现的频率的增加或减少。某一行为得到奖赏后，这个行为重复出现的频率就会增加；反之，某一行为受到惩罚，这一行为出现的次数就会减少。

强化分为正强化和负强化。正强化即给予阳性刺激，如适应性行为出现时，用奖励的方法强化；负强化即减少或撤销阴性刺激，如良好行为出现时，减少或撤销惩罚或批评等。强化的具体方法有很多种，如代币管制法、消退法等。如可以对心理障碍的求助者或低智能儿童使用代币管制法治疗，即行为塑造法，其具体做法是采取逐步晋级作业，在完成作业时给予奖励即阳性强化，促其增强出现良好行为的欲望，让求助者将自己改变不良行为的成绩详加记录，医生制成图表，直观地显示出行为进展状况。达到某个成绩就给多少分，累计一定分数，发给印制的纸币，累计纸币金额，可与流通货币一样用来换取喜爱的食物或娱乐用品。运用这种办法可以训练患孤独症的孩子说话，改善恐怖症、神经性厌食症、肥胖症、性功能障碍等。

三、认知疗法

认知疗法（cognitive therapy）是以心理学的情绪障碍认知理论为基础发展形成的心理治疗方法。1976 年，贝克出版了专著《认知疗法与情绪障碍》，首次提出认知疗法这一专业术语和心理治疗方法。

（一）贝克的认知疗法

20 世纪 60 年代初，贝克创立了认知疗法，这种方法直接解决目前的问题并修正功能障碍的想法和行为。他提出歪曲的认知影响来访者的情绪和行为，由此导致心理紊乱。这些歪曲的认知主要有主观推断、过度概括、夸大和缩小、个性化、贴标签和错贴标签、极端思维等。

通过修正来访者的错误认知和信念可达到治疗，并获得持久性的情绪和行为改善，贝克提出了五种具体的认知治疗技术。

1. 识别自动性思维 自动思维是求助者思维习惯的一部分，多数求助者意识不到。治疗师要帮助求助者学会发掘和识别这些自动化的思维过程。更为具体的技术包括提问、指导求助者自我演示或模仿等。

2. 识别认知性错误 所谓认知性错误即指求助者在概念和抽象性上常犯的错误。治疗师要听取并记录求助者诉说的自动性思想，以及不同的情境和问题，然后要求求助者归纳出一般规律，找出其共性。

3. 真实性验证 在严格设计的行为模式或情境中对求助者的自动思维和歪曲认知这个假设进行验证，让求助者认识到他原有的观念是不符合实际的，并能自觉加以改变。这是认知疗法的核心。

4. 去中心化 通过行为的变化去体验，让求助者发现自己并不是别人注意的中心而达到去中心化的目的。

5. 抑郁或焦虑水平的监控 鼓励求助者对自己的抑郁或焦虑情绪加以自我监控，可以使他们认识到这些情绪的波动特点，从而增强治疗信心。这也是认知治疗常用的方法。

认知疗法对重性抑郁症、广泛焦虑障碍、惊恐障碍、社交恐怖、物质滥用、进食障碍等具有可验证的疗效。

（二）艾利斯的合理情绪疗法

艾利斯所倡导的合理情绪疗法（rational-emotional therapy，RET），其理论基础是情绪 ABC 理论。其中 A（activating events）指诱发事件；B（beliefs）指人对这一事件的看法、解释和评价；C（consequences）指人在事件发生后的情绪和行为反应。ABC 理论认为 A 并不是直接导致 C 产生的直接原因，是经过 B 的评价解释后，才产生的 C。所以，改变不合理信念，以合理观念替代是这一疗法的核心。ABC 理论后来进一步发展增加了 D 和 E 两个部分。由于环境及教育等因素影响，人们会形成一些不实际的、非理性的信念，非理性的信念导致不适应的行为。通过对非理性信念的辩论 D（disputing）矫正不良认知 B，形成新的有效的理性信念或适当的情感行为 E（effective）。D 和 E 是影响 ABC 理论的重要因素，对异常行为的转归起着重要的作用，可以改变求助者不适应的情绪和行为。艾利斯的合理情绪疗法就是促使求助者认识到自己不合理的信念及这些信念导致的不良情绪后果，通过修正这些潜在的非理性信念，最终作出理性的选择。

（三）梅肯鲍姆的认知行为矫正技术

唐纳德·梅肯鲍姆（Donald Meichenbaum）的认知行为矫正技术是应对技能的学习程序，其基本原理是通过学习如何矫正认知“定势”来获得更有效的应对压力情境的策略。具体程序是：

1. 通过角色扮演和想象使求助者面临一种可以引发焦虑的情境。
2. 要求求助者评价他们的焦虑水平。
3. 教给求助者察觉那些他们在压力情境下产生的引发焦虑的认知。
4. 帮助求助者通过重新评价自我陈述来检查这些想法。
5. 让求助者注意重新评价后的焦虑水平。

四、人本主义疗法

人本主义疗法（humanistic therapy）主要是以罗杰斯的自我理论为基础发展形成的心理治疗方法。自我理论认为，人具有一种朝着积极、健康、自我实现的方向成长和发展的天性，只是在与现实互动过程中个人自我观念中的冲突和矛盾导致了心理扭曲或异常。自我观念的形成来自个人的直接经验与他人的间接评价，当两种经验不一致时会产生心理冲突。为了避免冲突的痛苦，取悦于他人，得到他人的肯定，而掩饰真实的自我，就形成了歪曲的自我。心理治疗应以来访者为中心，通过创设和谐、自然、温暖的人际关系，协助来访者认识自我，重建真实的自我观念，向着自我实现的目标发展。临床上，人本主义疗法主要有以下三种。

1. 来访者中心疗法（client-centered therapy） 也称非指导性疗法，由罗杰斯在 1942 年所著的《心理咨询与心理治疗》一书中第一次提出。罗杰斯认为，心理失常是因个人的感受和认识与环境不一致、不协调，难以适应环境，以歪曲、自欺或逃避的方式应对环境，故形成病态。他相信人有自我指导和修复的能力，治疗过程完全以来访者为中心，不加任何劝说和指导，治疗师协助来访者挖掘自身的潜力来治愈其障碍。来访者中心疗法着重建立良好的治疗关系，以此时此刻的现实经验为基础，与来访者真诚、尊重和共情，创造温暖和安全的治疗环境，让来

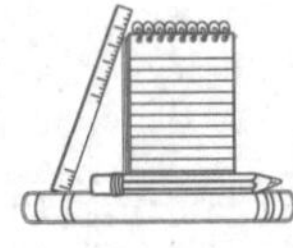

访者在被接纳、被尊重的环境中获得积极成长的力量，最终促进人格改变。

2. 交朋友小组（encounter groups） 是罗杰斯创立的一种集体心理治疗方法。由背景或问题相似的人组成小组，通过集体活动来帮助参加者改变适应不良的行为或人际交往障碍等心理问题，也可以用于希望提高交往能力和适应能力的正常人。交朋友小组的活动一般经过四个阶段：相互认识与了解、自我探索、经验分享、活动结束。小组活动可以集中进行，也可以分散进行，每周 1 ～ 2 次，持续 4 ～ 6 周。活动形式多样，有讨论、角色扮演、自我分析、行为训练等。交朋友小组具有效率高、效果好等特点。

3. 支持疗法（supportive therapy） 是以为患者提供支持、保证为主要内容的心理治疗方法。治疗者尽可能激发求助者的自尊和自信，使求助者看到自己的优点和长处，鼓起战胜困难的勇气，提高适应能力和社交技能，最终消除心理障碍，渡过危机。支持疗法的主要方式有倾诉、支持、鼓励、分析、提示、调整行为。心理治疗师通过支持和鼓励，使面临困境而无所适从的人看到光明，恢复自信；通过倾听，使来访者积压在内心的痛苦、怨恨得以宣泄，使心理负担得以减轻；通过解释，使因缺乏知识或受不合理观念影响而产生烦恼、忧虑者，调整原有的认知结构与观念，培养合理的适应方式。

五、积极心理治疗

积极心理治疗是诺斯拉特•佩塞斯基安（Nossrat Peseschkian）于 1968 年在德国创立的，是目前德国乃至整个欧洲运用范围最广的心理治疗方法之一。

积极心理学认为，人的生命系统是一个开放的、自我决定的系统，既有潜在的自我冲突，又有自我完善的内在能力，个体一般都能自我决定其最终发展状态。积极心理学提出了积极预防的思想，认为通过发掘并专注于处于困境中的人自身的力量，就可以做到有效地预防。该理论认为，治疗并不是以消除患者身上现有的紊乱为目的，而在于努力发掘患者身上存在的各种能力和自助潜力，发挥人类正向或积极的潜能，比如幸福感、自助、乐观、智慧、创造力、快乐、生命意义等，倡导培育与强化积极的力量来取代个案的缺陷修补。

积极心理学在治疗中运用直觉与想象，用故事作为治疗者与患者之间的媒介，强调激发患者的主观能动性，使患者最终成为环境的积极治疗者。

六、森田疗法

森田疗法（Morita therapy）是由日本学者森田正马于 1920 年创立的专门针对神经症的疗法。其基本理论有疑病素质学说、神经质性格特征学说、强烈的完美欲，以及精神交互作用学说。森田认为，神经症是在疑病素质的基础上发展起来的。具有疑病素质的人，内省力强，求生欲望强烈，经常为自己的身体担忧。他们经常把人们司空见惯的正常生理反应视为病态，疑神疑鬼，忧心忡忡，久而久之，导致疾病；身心相互影响，造成恶性循环，最终使病症愈演愈烈。

知识链接

森田正马生平

森田正马出生在日本高知县，父亲是小学教师，对长子正马要求严格，母亲却溺爱正马，这种家庭教养方式造就了森田正马聪明、善于思考、执着、敏感的性格，从小正马就有尿床、失眠、逃学等类似神经症症状。

在他 10 岁的时候，在寺庙里看到两幅地狱图，由此引发毛骨悚然的恐怖感，从此

对死亡异常恐惧，并开始思考生死问题。在成长过程中，森田正马不断被疾病困扰，他患有头痛症、疲劳性心悸、坐骨神经痛、急性惊恐发作、神经衰弱等。上大学时，家中因变故两个月没寄生活费，导致他怨恨父母，自暴自弃，甚至想自杀。后来，他放弃了服药、打针等治疗措施，不顾自己身体，拼命学习，结果出人意料，考试成绩很好，多年缠身的各种症状也不治自愈。这一经历，导致森田正马致力于神经症的研究，从而创立了森田疗法。

森田认为，每一个正常人都有担心患病的精神倾向，这种倾向程度过强就会形成疑病素质，并逐渐形成顽固、复杂的神经质症状。如具有某类性格的人会把正常的反应看作是不正常的、病态的，拼命去克服，结果反而使症状固着下来，形成了神经症，从而影响正常生活。

神经症患者有显著的性格特征：①内向、内省、理智、追求完美。②抑制感情、不感情用事。③敏感、爱操心、好担忧。④好强、上进、不安于现状、容易产生内心冲突。⑤执着、固执、具有坚持性。⑥具有一定的智能水平。

森田疗法的基本治疗原则有四条。

1. 接受现实，即接受自己的个性特点，不要拒绝和排斥自我。

2. 顺其自然，按照人和事物活动的规律，接受已有的症状和痛苦的情绪，带着症状去生活。

3. 不逃避、不反抗，忍受着痛苦坚持那些积极的、有建设性的活动。

4. 为所当为，目的本位，行动本位，无论体验到多大的痛苦，都不要去反抗和逃避，最重要的是确定自己生活和学习、工作的切实可行的目标，为实现目标而行动，在行动中体验自信和成功，重获轻松自然的建设性生活与完美人生。

森田疗法的治疗形式有住院式、门诊式和集体学习。森田认为可以通过“顺其自然”的办法切断身心之间的恶性循环，直至病愈。经典的住院式森田疗法具体实施分为四期。

第一期：绝对卧床期，一般为 4 ～ 7 天。使之感到寂寞、无聊，借此可把思虑烦恼想够，直到忍耐不住，患者要求下地活动才结束第一期治疗。

第二期：轻工作期，该期为 4 ～ 7 天。禁止读书，半卧床，白天可以到户外做点轻微工作；后期晚间可写日记，由医生检查并写评语。

第三期：重工作期，一般为 4 ～ 7 天。禁止娱乐、会客，只许参加重体力劳动。在与病友愉快的劳动中可以不多想病，而是关注外界，心情愉快。

第四期：生活锻炼期，又称回归社会准备期，一般为 7 ～ 14 天，可外出工作，晚上回医院住宿，作为出院的准备阶段。住院式的治疗周期长短不一，可以是 3 ～ 8 周，平均为 6 ～ 7 周。

森田疗法是一种心理治疗，也是一种人生哲学或一种生活态度。建立在东方哲学观念之上的森田疗法不仅流行于日本，也受到美国、欧洲等地的重视，在中国也正逐渐被了解和应用。

七、生物反馈疗法

生物反馈疗法（biofeedback therapy）又称生物回授疗法，或称自主神经学习法，是通过内脏学习达到随意调节自身身体功能的技术。实施这种治疗，是利用现代化的技术手段即生物反馈仪，使求助者一般感觉不到的体内的生理变化信息（如血压、心率、胃肠蠕动、脑电波形等）通过仪器显示出来，加以放大，让求助者直观地看到或听到它。通过训练，求助者能通过自我意识主动地调节生物信息的变化，达到治病的目的。

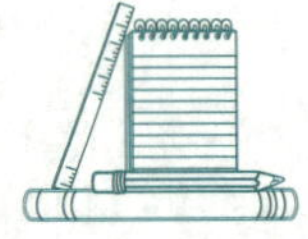

（一）生物反馈疗法的种类

生物反馈治疗技术主要有三大类。

1. 肌电反馈　是利用肌电反馈仪将骨骼肌兴奋或收缩时产生的肌电活动及时地加以检出，并转换成大脑所熟悉的感觉刺激方式加以显示，患者根据反馈的信息对骨骼肌进行加强或减弱运动的训练。肌电反馈训练可用于治疗各种肌紧张或痉挛、失眠、焦虑状态，以及某些心理生理疾病，如紧张性头痛、高血压，也可用于某些瘫痪患者的康复治疗。

2. 自主神经反馈　是利用反馈仪揭示体内自主神经控制的内脏生理功能的变化，并把这些变化转换成反馈信号传递给个体，使之了解这些潜在的微小变化，并学会调节体内某些内脏的功能。目前，常用的自主反馈有皮电、胃酸、心率、皮温、血压和括约肌张力等。

3. 皮肤电反馈　皮肤电往往反映个体情绪活动的水平。通过反馈训练，对皮肤电活动进行随意控制，进而达到调节情绪的目的，主要用于克服焦虑状态和降低血压。

临床治疗中，可以同时使用多种反馈信息，如为了降低血压，可同时进行皮电、皮温和血压反馈。

（二）生物反馈疗法的程序

生物反馈训练在指导语的引导下进行，在训练的同时可采用其他一些放松训练，并选择求助者所喜欢的信息显示方式。具体程序分为三个步骤。

1. 训练准备　包括求助者和训练者的心理准备，以及训练环境与仪器设备的准备三个方面。求助者的心理准备特别重要而又易被忽视，为了取得疗效必须使求助者明白应激与疾病、认知、情绪及个性间的关系；而生物反馈治疗效果的好坏，关键在于是否坚持训练。训练者要掌握生物反馈体验，在治疗中要学会影响求助者。训练者要有医学心理学知识，受过专门训练，操作规范。训练室要求环境安静、舒适、整洁、温度适中、光线适度；仪器种类齐全，状态良好。

2. 测定基线值与应激时生理反应值　测定基线值是为了全面了解求助者的心理特征，以便准确地确定训练目标和治疗方案。心理方面的基线值测量可用各种心理测量表、问卷等，生理方面的测查同临床常用项目。

3. 训练技巧　主要包括：①肌感训练：即采用渐进松弛法培养肌感。求助者边听反馈仪的声调变化，边注意训练部位的肌肉感觉。②被动集中训练：反馈训练中不要做意志努力，采取被动注意的态度，是一种微弱的非意识的支配过程，是在心情松弛的状态下产生的。被动训练是放松训练的核心。③塑造技术：应用操作性条件反射的原理，扩大放松成果的训练技术。④双向练习与技能转换技术：双向练习就是放松能力达到较高水平时，让受训者想象恐惧、恼怒等情景，使反馈信号显示紧张，肌电值升高，皮温降低，此时受训者要用已掌握的放松方法，尽快放松。如此反复地做“紧张－放松”的双向练习，以实现抗应激的目的。

4. 布置家庭作业　使求助者在诊室中学到的放松训练在其他地方也能应用。使求助者成为主体，以适应日后的巩固和应用。

5. 结合传统放松训练　生物反馈与传统的放松训练相结合，可获得较好的效果。为此，在对求助者进行生物反馈训练时，要向其传授各种放松功法、静默、自主训练、渐进松弛等，为今后家庭练习创造条件。

生物反馈放松训练一个疗程一般需要 4 ～ 8 周，每天 1 ～ 2 次，每次 20 ～ 30 分钟。

八、暗示与催眠疗法

1. 暗示疗法（suggestion therapy） 是以某种信息影响别人心理活动的特殊方式。之所以说它“特殊”，是因为从实施暗示一方来说，不是说理论证，而是动机的直接“移植”；从受暗示的一方来说，不是通过分析、判断，严密思考，而是盲从、附会地接受暗示信息。日本的池田西次郎教授说，受暗示“就是一个人不加批判地接受他人语言或其他刺激，由此而产生特定的知觉、观念、信念、感情、行动的现象”。受暗示是客观存在的一种心理现象，而且是一种正常的心理活动。但每个人接受暗示的感受性大不相同，这种差别与一个人的气质、性格、思维类型、年龄、性别、智力、文化水平、社会经历等都有关系。

暗示有多种分类方法。按目的性可分为自然暗示和有意暗示；按效果可分为积极暗示和消极暗示；按方式可分为自我暗示和他人暗示。有人还分为情境暗示、权威暗示、催眠暗示、互动暗示等。暗示的方式多种多样，语言、文字、表情、手势等都可作为暗示手段。

接受暗示后可以改变随意肌的活动状态，也可以影响不随意肌的功能，还可以影响各种心理活动。正因为它有此威力，所以，消极的暗示可以使人患病，积极的暗示可以治疗疾病。

很多信息都可以起到暗示作用，因此，具体的暗示治疗方法很多，临床上常用的是语言暗示、药物暗示、手术暗示、情境暗示、榜样暗示等。例如，医生给求助者服用安慰剂就是药物暗示。

暗示治疗的效果取决于两个方面，一是求助者的感受性，二是对暗示的顺从性，而二者的基础是对医生的信任。所以，要想取得暗示治疗的最佳效果，医生一定要在求助者心目中树立起权威性。

暗示是催眠的基础，人在催眠中又极易接受暗示，所以催眠术就成了暗示疗法中较好的治疗技术。

2. 催眠疗法（hypnosis therapy） 即实施者通过暗示把被催眠者诱导到似睡非睡、精神恍惚的特殊意识状态。进入催眠状态的人，意识域缩小，暗示感受性升高，与外界失去联系，唯与催眠者可以交往。也就是说，催眠者成了他反映客观事物的信息传送人。这时，催眠者的语言信息可以在被催眠者的心理上、生理上产生奇妙的作用。例如，可以感觉过敏，可以记忆增强，可以形成“人工记忆”或“僵直成桥”等。

催眠术的运用由来已久，早在两千多年前就有人用来占卜吉凶或治疗疾病。不过，那时人们无法理解这种奇妙的现象，只好视为“神”的奇功。奥地利医生麦斯麦开始使用磁铁进行催眠疗病，19 世纪英国的詹姆斯·布雷德（James Braid）将其命名为催眠术，后经不断发展和完善，逐渐成了一种广泛应用的心理治疗方法。

九、音乐疗法

音乐的治疗作用很早以前就已经被发现，早在公元前 3 世纪就有人借助悦耳的音乐旋律治疗过许多疾病。现代科学研究也证实，乐声能够借助电磁波使人体内的细胞发生振动，改变血压、心脏收缩的频率和呼吸的深浅度及其节律。有的音乐可以引起恶心，有的音乐可以使人处于昏迷状态，还有的音乐会引起紧张和惊慌失措。古希腊的亚里士多德是提出音乐治疗疾病的第一人。近代把音乐治疗看成一种活动疗法，有人认为音乐可使求助者易于宣泄自己意识不到的心理内容，可以解除各种心理社会因素引起的心理反应，降低兴奋水平，使人体恢复正常的功能。很多实验证明，欣赏音乐可降低心理社会刺激所引起的高唤醒水平。有文献报道，音乐疗法对一些精神疾病、心身疾病有显著疗效。

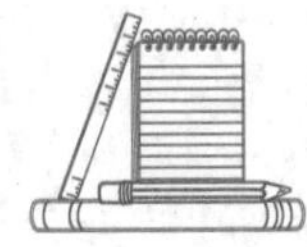

有试验证明，音乐对降低血压的作用非常显著。一首巴赫的小提琴协奏曲可以使血压下降10～20mmHg；手术前让患者听音乐，可减轻其烦躁不安的情绪，使肌肉松弛，有利于手术的进行。音乐还可提高麻醉效果，减少麻醉药及镇静药的用量。德国自1977年以来，用音乐配合麻醉进行了上万例手术。英国剑桥大学医院口腔科用音乐代替麻醉剂，成功地为200例求助者拔了牙。有关音乐疗法的试验国外报道繁多，如用音乐可以帮助克服紧张，帮助减肥等。

在日常生活中，我们也能体会到，雄壮的富有节奏的军乐，可鼓舞士气；欢快的乐曲，可以使孤僻沉静的儿童开朗活泼；快餐店利用播放较快节奏的音乐，使顾客加快进食速度，从而提高座位周转率。文献报告，听京剧可以减少高速公路的车祸发生率。但并不是所有的音乐对人都有益，据报道，从事摇滚乐、爵士乐演奏的人员，心律不齐、脑电波异常者比例较高。

现代实验已经证明，曲调能使人产生不同的情绪感受。音乐疗法要根据治疗对象的不同而选择不同的音乐。节奏感强的对忧郁、活动少的个体较合适，而旋律优美的对兴奋、多动、焦虑不安的个体较为有利。不同的个体对音乐的曲调亦有不同的选择。适合的音乐治疗，常可取得很好的疗效；个体的个性特点似乎对音乐疗法的影响不大。但人的文化背景、是否喜爱音乐、对乐曲的理解程度等，对音乐疗法的效果有一定的影响。不同的乐曲对情绪有不同的调节功能（表12-3），临床工作中，可参考应用。

表12-3　不同乐曲对情绪的调节效用

效　用	作曲者	曲　名
增强自信	贝多芬 奥涅格 瓦格纳	《第五钢琴协奏曲（皇帝）》降E大调 管弦乐《太平洋231》 歌剧《汤豪金》
希望、明朗、轻快	巴赫 比才 小约翰·施特劳斯	《意大利协奏曲》（F大调） 歌曲《卡门》 圆舞曲《蓝色的多瑙河》
希望、畅快	巴赫 门德尔松	《勃兰登堡协奏曲第三首》（G大调） 第三交响曲《苏格兰C小调》
缓解疲乏	德彪西 韩德尔	管弦乐组曲《大海》 组曲《水上音乐》
消除不安	巴赫 圣桑	《幻想风和赋曲》（g小调） 交响诗《死亡舞蹈》
减轻厌世	贝多芬 柴可夫斯基 韩德尔	《第五"命运"交响曲（C小调）》 《第六"悲怅"交响曲（D小调）》第一乐章 清唱剧《弥赛亚》
缓解忧郁	莫扎特 西贝柳斯 格什文	《第40交响曲（G小调）》 《忧郁圆舞曲》 《蓝色狂想曲》
消除急躁、渴望	巴赫 比才 小约翰·施特劳斯	《意大利协奏曲》（F大调） 歌曲《卡门》 圆舞曲《蓝色的多瑙河》
催眠	莫扎特 德彪西 门德尔松	《摇篮曲》 钢琴奏鸣曲《梦》 《仲夏夜之梦》
增进食欲	莫扎特 泰勒曼	《嬉游曲》（G小调） 餐桌管乐

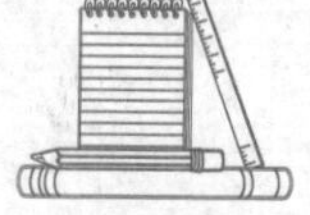

考纲摘要

考试类别	细目	要点及要求
公共卫生执业助理医师	1. 心理治疗的理论基础	（1）精神分析学派（了解） （2）行为主义学派（了解） （3）人本主义学派（了解） （4）认知学派（了解）
	2. 心理治疗的主要方法及其应用	（1）精神分析治疗（了解） （2）行为主义治疗（熟悉） （3）人本主义疗法（熟悉） （4）认知疗法（熟悉） （5）其他疗法（了解）
临床执业助理医师	1. 心理治疗的理论基础	（1）精神分析学派（掌握） （2）行为主义学派（熟悉） （3）人本主义学派（熟悉） （4）认知学派（掌握）
	2. 心理治疗的主要方法及其应用	（1）精神分析治疗（熟悉） （2）行为主义治疗（掌握） （3）人本主义疗法（熟悉） （4）认知疗法（掌握） （5）其他疗法（了解）
乡村全科执业助理医师	心理干预的基本方法	心理治疗的主要方法（熟悉）

复习思考

一、名词解释

1. 心理治疗
2. 移情
3. 反移情
4. 系统脱敏法
5. 厌恶疗法
6. 来访者中心疗法

扫一扫，查阅复习思考题答案

二、简答题

1. 心理治疗的原则有哪些？
2. 精神分析疗法有哪些治疗技术？
3. 系统脱敏法的步骤有哪些？
4. 心理治疗的适应证包括哪些？

三、简述题

简述艾利斯的合理情绪疗法。

模块十三　患者心理与医患沟通

扫一扫，查阅本模块 PPT、视频、知识链接等数字资源

【学习目标】

1. 知识目标：掌握患者的基本心理特征和特殊患者的心理特征，熟悉医患关系的模式、影响因素和医患沟通方式及沟通技巧，了解患者的权利、义务、影响求医和遵医行为的因素。

2. 能力目标：能运用患者心理特征的有关知识，分析临床各类患者的心理活动和干预患者的心理活动。能根据患者心理特点选择合适的沟通方式，进行有效的医患沟通。

3. 素质目标：树立以患者为中心的理念，尊重与关注患者心理；在临床工作中保持冷静、理智和同理心，避免因个人情绪或偏见影响医患沟通的效果；培养团队合作意识，理解医患沟通是整个医疗团队的责任，共同提供优质的医疗服务和心理支持。

项目一　患者心理

案例导入

患者，男性，56岁，已婚，工人。因头晕、头痛及左侧肢体乏力症状持续3天，遂来医院就诊。医生经初步诊断，怀疑患者患有脑卒中，遂建议其进行颅脑CT或颅脑磁共振检查，并建议其住院接受进一步治疗。患者得知自己可能患有脑卒中后，不禁回想起6年前父亲因脑梗死而偏瘫卧床的艰难处境，内心顿时涌起极度的无力感，同时心跳加速，注意力难以集中。随后，患者在医生的安排下办理了入院手续。经颅脑磁共振检查，确诊为急性脑梗死。尽管医生向患者详细解释，通过积极治疗，其肢体功能有望逐步恢复，但患者内心依然充满了紧张与恐惧，对治疗效果忧心忡忡。在此期间，每当患者头部出现不适症状时，便会不由自主地感到心慌、紧张、恐惧，还会不受控制地出汗。在医生查房及亲人前来探望时，患者常常忍不住落泪。

问题：根据患者的心理状态，医护人员应运用哪些沟通技巧和心理干预措施来缓解患者的紧张与恐惧情绪？

当代医学发展有两大特点：一是尖端医疗技术和生物医学科学知识空前发展，提高了医生对某些疾病的诊断与治疗能力，但也使医生将注意力过多地放在技术方面，医务人员过度依赖各种仪器设备的现象在不同医疗单位和科室确实存在。二是临床分科越来越细，医生表现出过度专业化倾向。这种专业化的倾向使医生能够在一个狭窄的领域内受到更专业的训练，从而能够在所擅长的领域为患者提供更好的、更专业的服务。然而，专业化倾向也造成了部分医生面对患者时失去了“整体观”和“联系观”。对患者进行诊治的过程中，医生所考虑的往往不是有

着丰富躯体和心理活动的完整的人，只是生病的器官。在专家的眼中，患者有时就只是一颗心脏、一片肝脏或者一条腿而已。当代医学高度发展的后果之一是患者在技术上的需求虽然得到了较好的满足，但非技术的需要，即患者的心理社会需要被忽略了。

与此同时，随着生活水平的提高，人们对于医疗的关注、对于医生的要求也明显提高。今天的患者不仅希望医护人员具有高超的医疗技术，及时为他们解除躯体上的痛苦，也希望医护人员对他们给予足够的重视及人格尊重，而不仅仅是被当作一个患者来对待。比如，患者希望有上级医师、特别是科室主任亲自查房、诊治及人文关怀。当医护人员未能做出相应的调整和改变时，人们对于医护人员的不满便会产生，各种医患纠纷也会增加。

患者作为社会生活中的一个特定群体，它有别于一般正常人的心理状态。当个体患病后，其生理功能和心理状态都会发生相应的变化。患者的心理状态受疾病的影响，同时，又反过来影响疾病的发展和预后。这就要求医务人员在临床工作中，既要关心患者所患的疾病，还要关注患者的心理活动，正如古希腊的名医希波克拉底说过，“了解什么样的人得了病，比了解一个人得了什么样的病更为重要”。

为满足人民群众日益增长的精神卫生服务需要，国家卫生健康委、各省市卫生健康委及各医疗机构都在加强精神、心理卫生等医护人员的转岗培训，以建立健全的精神、心理卫生服务体系。

一、患者角色的权利及义务

患者角色（patient role）又称为患者身份，是一种特殊的社会角色，是指处于病患状态中并有求医行为和医疗行为的社会角色。

具有了患者身份，在心理和行为上也就发生了变化，原有的社会角色就会部分或全部地被患者角色所代替。患者具有了特定的社会角色，将享受到特殊的待遇，并需遵从社会所规定的行为规范、权利和义务。具体内容有：

（一）患者角色的权利

1. 患者享有保守个人秘密的权利 患者有权要求对有关其病情资料、治疗内容和记录予以保密，有权要求对其医疗计划，包括病例讨论、会诊、检查和治疗审慎处理，不允许未经同意而泄露，不允许任意将患者姓名、身体状况、私人信息公开，更不能与无关人员讨论患者的病情和治疗。

2. 患者享有获得全部实情的知情权利 在治疗过程中患者有权获知有关自己的诊断、治疗和预后的最新信息。医疗机构及其医务人员应当将患者的病情、医疗措施、医疗风险等如实告知患者，如果因为特殊的原因不能告诉患者，则应告诉患者的亲属。

3. 患者享有平等的医疗权利 人的生存权利是平等的，享受的医疗权利也是平等的。每一个患者都有平等医疗的权利，有权得到医疗服务，任何医护人员和医疗机构都不得拒绝患者的求医要求。医护人员应平等地对待每一个患者，尊重患者的人格和生存的权利。

4. 患者享有对医务人员服务的选择和监督的权利 患者有比较和选择医疗机构、检查项目、治疗方案的权利。医务人员应力求较为全面细致地介绍治疗方案，让患者了解检查治疗内容，作出正确的判断和选择。患者同时还有权利对医疗机构的医疗、护理、后勤、管理、医德医风等方面进行监督，有权对医务工作者提出合理要求和正当批评，医院有责任向患者提出的任何疑问做出明确的、合理的答复。

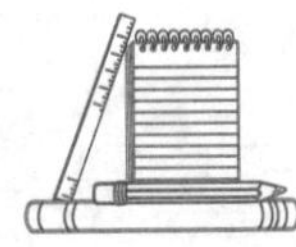

5. 患者享有参与决定有关个人健康的权利 患者有权在治疗前，如手术、重大的医疗风险、

医疗处置有重大改变等情形时，可以获得正确的信息。只有当患者完全了解可选择的治疗方法并同意后，治疗计划才能执行。

患者有权在法律允许的范围内拒绝治疗，医务人员要向患者说明拒绝治疗对生命健康可能产生的危害；患者有权拒绝作为临床试验研究项目的对象。

6. 患者享有休息和免除社会义务的权利　根据患者的病情，可以暂时或长期免除部分或者全部社会责任和义务。

7. 患者享有诉讼权和求偿权　因医疗事故而造成患者生命健康损害时，患者享有起诉医疗机构并要求赔偿的权利。

（二）患者角色的义务

权利和义务是相对的，患者在享有正当权利的同时，也应承担应尽的义务，对自身健康和社会负责。

1. 及时就医和恢复健康的责任与义务　一个人一旦患了疾病，要及时就医，尽量减少给家庭、社会造成的损失，使机体尽快恢复健康。

2. 积极配合治疗的义务　患者有责任和义务接受医疗服务，与医护人员合作，共同治疗疾病，恢复健康。无论医术多高明，药物疗效多好，离开了患者的密切配合，都不能很好地发挥作用。

3. 尊重医务人员的义务　患者有义务尊重医务人员，不得打骂、侮辱医务人员，应尊重他们的人格和劳动成果。

4. 遵守医院各项规章制度的义务　医院规章制度是医疗卫生工作得以顺利进行的保障，患者应遵守。同时，患者应支付医药费用，病愈后及时出院，协助医院的随访工作等。

5. 支持医学科学研究的义务　医务工作者经常需要对复杂疾病和罕见病症进行深入研究，以探索新的治疗和预防策略；有时需要研究新药物的应用或推广新的治疗方法；有时需要对死后的患者进行尸体解剖等事项，这些都需要得到患者的配合。因此，患者在医学科学研究中承担着支持的义务。

二、求医行为与遵医行为

（一）求医行为

求医行为是指人们发现自己处于疾病状态后寻求医疗帮助的行为。求医行为是人类进行防病、治病和保持身体健康的一种重要行为，也是患者角色行为的主要方面。

1. 求医行为的类型

（1）主动求医行为：患病后主动寻求医疗机构或人员帮助，是大多数患者通常的求医行为，属于正常的求医情况。

（2）被动求医行为：患者无法和无能力实施求医行为，由他人帮助代为求医的行为。多见于婴幼儿患者、意识丧失者、自知力缺乏的精神病患者、自理能力下降或行动不便的患者，此类患者必须由家长、亲友或者其他医护人员的帮助才能去求医。

（3）强制求医行为：亦属被动求医范畴，但更具有强制性，多为疾病本身可能会对社会、家庭造成危害者，如传染性疾病、精神疾病等。

2. 影响求医行为的因素

（1）疾病特点：据调查，有 75% 的急性病患者求医，而慢性病只有 20% 的患者求医。

（2）年龄：婴幼儿和儿童处于被保护的社会角色，这个年龄段的群体被动求医的行为相对

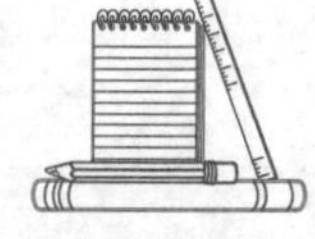

较多；老年人由于机体抵抗力下降，以及孤独、寂寞、害怕死亡等心理因素，导致求医行为相应增加。

（3）对疾病的认知评价：对疾病性质、严重程度、疾病预后、康复时间等认知不足；无主观症状，对健康态度冷漠；缺乏医疗卫生知识；对疾病没有正确的认识；恐惧害羞心理等，均可导致延迟求医。

（4）人格特征：敏感多疑、依赖性强的个体求医行为相对较多；孤僻、独立性强的个体求医行为相对较少。

（5）文化教育程度：在多数情况下，具有较高文化水平的人更能认识到疾病带来的危害，意识到早防早治的重要性，所以他们的求医行为比文化程度低的人会多。

（6）社会经济状况：社会地位高、经济富裕的人往往更关心自己的身体健康，就医率较高；农村医疗条件较差、经济欠发达地区的患者，求医行为较少。

（7）社会支持力量：社会支持如单位、亲属对求医行为的态度、关注程度等，影响求医行为。

（二）遵医行为

遵医行为是指患者求医行为开始以后，遵从医务人员开列的处方和遵照医嘱进行检查、治疗和预防疾病复发的行为。

1. 遵医行为的类型

（1）完全遵医行为：患者完全服从医务人员的指导和安排，配合做好医疗、护理和预防、保健等工作。

（2）不完全遵医行为或不遵医行为：患者不能全面遵从医务人员的指导和安排，甚至拒绝服从医嘱安排。

2. 影响遵医行为的因素

（1）与患者对医生的信任和满意度有关：医患关系是否融洽，医生的权威性、服务态度，直接影响患者对医生的信任和尊重程度，也影响着患者对医嘱的遵守程度。

（2）与患者对医嘱内容的理解、记忆和治疗方式的复杂程度有关：患者不能理解医嘱中的一些医学术语，或对医嘱产生理解偏差，或医嘱复杂导致患者记不住等。

（3）与疾病的种类、严重程度及患者的就医方式有关：门诊患者、病情较轻者、慢性病患者、神经症患者不遵医行为较多；而急危重症患者、住院患者、有器质性病变的患者遵医行为较多。

（4）与患者的主观愿望和医生治疗措施的吻合程度有关：例如，患者希望用中药治疗，而医生开出的却是西药等类似的情况，当两者发生矛盾或差异时，就容易出现不遵医行为。

（5）与患者是否有医学知识有关：患者如果缺乏医学知识，对不遵医行为的后果认识不足，其不遵医行为发生率就会高。

（6）与以往治疗、检查的经验有关：如果对以往治疗结果不满意或对治疗有偏见，或怀疑检查结果等，也会出现不遵医行为。

综上所述，提高患者的遵医行为，需要患者、家属、医院和社会各方面的有效配合、共同努力。患者、家属方面，要充分认识遵医行为的必要性和重要性，尽量多地了解一些医学健康知识，及时与医务人员交换意见，消除对诊断治疗的顾虑与偏见。医院方面，加强医院管理，提高全体医务人员为患者服务的素质，用精湛的技术、和蔼的态度、良好的医患关系，来赢得患者的信任。医务人员在下达医嘱时，应尽量通俗易懂，简明扼要，并向患者做出恰当的解释

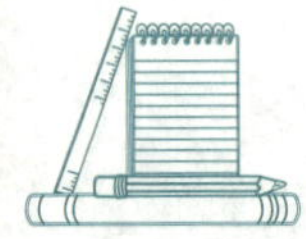

说明，调动患者的积极性，使其主动配合医生、执行医嘱。社会方面，健全医疗保健（险）制度，加强对医护群体的正面宣传，提高健康宣传水平，增强人们对疾病诊断、治疗和预防的认识，使人们不断掌握卫生知识，提高全社会成员遵医行为水平。

三、患者的基本心理特征

患者患病后的心理反应不同，对疾病的态度、表现也会各有差异，但其中会有共性的心理表现。患者的基本心理特征主要有以下四个方面。

（一）认知特征

1. 感知觉异常 进入患者角色后，患者的注意力由外部世界转向自身的体验和感受，往往主观感觉出现变化，表现为敏感性增强。如对声、光、冷、热等物理因素特别敏感，稍有声响就紧张不安；对躯体反应的感受性提高，尤其是对自身的心跳、呼吸、血压、胃肠蠕动及体位等的感觉都很敏感。由于主观感觉异常，患者还会出现时间知觉、空间知觉异常等现象，有的患者可能会出现味觉异常。住院患者若出现时间知觉异常，会感到时间过得慢，有度日如年的感觉。个别患者还会出现错觉和幻觉。

2. 记忆和思维能力受损 患者往往存在不同程度的记忆异常，并且患者的思维判断能力下降，猜疑心理明显，这可能会影响患者对外界事物的判断。

多数脑血管疾病患者伴有不同程度的认知功能障碍；糖尿病患者的注意力、定向力、记忆力和思维等也会由于血糖的波动而受到影响。

（二）情绪特征

情绪不稳定是患者患病后普遍存在的情绪特征。患者控制情绪能力下降，易激惹。临床上常见的患者情绪问题有焦虑、抑郁和愤怒等。

1. 焦虑 很多患者在焦虑时伴有明显的生理反应，主要表现为交感神经系统兴奋的症状，如心率增快、血压升高、出汗、呼吸加速、失眠、头痛等。产生焦虑的原因主要是患者对疾病的担心；对疾病的性质、转归和预后的不确定；对医学检查和治疗的安全性及可靠性的怀疑；对医院陌生环境的担心和害怕，尤其是目睹危重患者的抢救过程或死亡的情景。

2. 抑郁 患者的抑郁状态主要表现为：心情低落、兴趣减退、悲观失望、自卑自责；躯体上感觉精力耗尽、失眠、食欲减退等；社会退缩、言语减少等。严重的器官功能丧失、预后不良的疾病及某些对工作和生活影响较大的疾病更容易使患者产生抑郁情绪。另外，抑郁情绪的产生还与患者的人格特点、经济条件、家庭成员的关系等有关。

3. 愤怒 患者往往会认为自己得病是不公平的，再加上疾病的痛苦、正常生活受到影响，会使患者产生愤怒；因各种原因导致患者治疗受阻、病情恶化，或者发生医患冲突、纠纷，也会使患者产生愤怒情绪。愤怒常伴随着攻击行为。如果愤怒情绪指向外，患者可能会向周围的人如亲友、医护人员发泄不满；如果愤怒指向于内，患者可能自我惩罚或者自我伤害，如拒绝正当的治疗，甚至破坏正在采取的措施和已经开展的治疗。

（三）意志特征

患者患病后主要的意志特征表现为意志行为的主动性降低，对他人的依赖性增加，可能产生退行等行为。如有的患者不能按医生的要求完成治疗；有的患者用幼稚的行为唤起他人的注意、关心与同情；力所能及的事情也不做，希望得到亲友、医护人员无微不至的照顾与关怀等。

（四）个性特征

一般说来，个性具有稳定性，不会轻易改变。但在患病的情况下，部分患者会出现个性的

改变。多数患者会表现出独立性降低，依赖性增强，被动、顺从，缺乏自尊等。尤其是一些慢性疾病或病症导致体相改变，对患者的生活影响很大，患者往往很难适应新的行为模式，以致改变了患者原有的思维和行为方式，造成患者个性的改变，如自卑、自责、孤僻、社会行为退缩等。

此外，值得注意的是，下列两种极端的心理态度对疾病的康复会产生不利影响。第一是过度关注型：一些患者在患病后过分关注于自己的健康状况，他们反复向不同的医生咨询，深入探究自己的病情，仔细阅读药物说明书，并特别留意药物的副作用。这种过度的关注可能导致他们将轻微的不适感与药物副作用相对应，从而产生焦虑和恐惧，最终犹豫不决，不敢服用药物，这无疑会影响治疗效果。第二是忽视型：这部分患者对自己的病情漠不关心，他们不采取任何保养措施，不进行预防，也不寻求治疗，任由病情发展。这种态度往往会导致疾病的预后不理想。

四、特殊患者的心理特征

（一）急性期患者

临床观察发现，急性期患者大多病情紧急、危重，心理反应非常强烈，表现形式多种多样，但主要表现为严重的负性情绪反应，如急躁、紧张与恐惧、焦虑、愤怒等。急性期患者的不良心理反应受多方面因素影响，如疾病严重程度、治疗技术、环境因素、医患关系等，不同患者的心理反应会表现出不同的特征。因此，在对待某个具体患者时，需因人而异、有针对性地采取相应的措施来提供咨询或心理支持，稳定患者情绪，促进医疗工作的顺利开展。

（二）慢性疾病患者

慢性疾病指病程 3 个月以上，症状相对稳定，又无特效治疗方法的疾病。随着医学科学的发展，许多急性期患者经成功救治后转为慢性状态。此外，生活水平的提高，卫生保健事业的发展，人类平均寿命的延长，慢性病的患病概率会大大提高，如高血压、冠心病、糖尿病、慢性阻塞性肺病、伤残等。

影响慢性病患者心理的因素，除病因复杂、病程长、病情时好时坏、易反复、疗效欠佳，甚至终生带病外，还有因病而丧失或部分丧失社会生活能力、人格改变以及社会适应等问题，其心理变化复杂。主要表现有持续而长久的抑郁心境、怀疑治疗措施的有效性或大量出现的不遵医行为、“久病成良医”观念影响下的大量自我医疗行为等。不良的心理问题会干扰慢性病的治疗疗效，导致病程延长。针对不同状况可通过信息交流与沟通，加强患者社会支持系统工作，积极提供咨询与指导等措施来改善和解除患者的心理问题，从而提高患者的健康水平和生活质量。

（三）手术患者

手术对患者不仅带来身体的创伤性应激，而且会产生一定的心理反应，影响患者正常的心理活动，严重的消极心理反应还可以直接影响手术效果，甚至增加并发症的发生率。

手术前，患者的心理反应最常见的是手术前焦虑及相应的身体反应。主要表现为对手术的担心和恐惧，在躯体上往往表现为心悸、胸闷、尿频、腹痛、腹泻、失眠等。手术前有轻度的焦虑是可以理解的，但是严重的焦虑往往会对手术产生不良影响。术前焦虑的原因主要是患者对手术的安全性有担心，特别是对麻醉缺乏了解，顾虑重重；手术前心理准备不足，不能对手术做出客观的分析与评价；对医护人员过分挑剔，对手术医生的年龄、技术和手术经验反复思考，并为此感到焦虑；对手术疼痛的恐惧；以往痛苦的经历等。年龄、性别、文化程度、个性

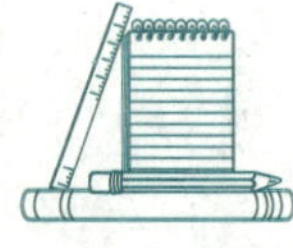

特点、家庭关系等也会影响患者术前焦虑反应的程度。

手术后，常见的心理反应有自卑、焦虑、人际关系障碍等。有的患者可能因为手术后一段时间内生活不能自理、长期卧床、不能继续工作、不能正常生活等原因产生严重的心理问题。术后常见的心理问题有意识障碍、精神疾病复发、抑郁、焦虑等。其影响因素主要是对手术的恢复过程缺乏了解、对手术结果的期望不切实际、与医护人员之间缺乏有效的沟通、情绪不稳定、治疗与康复的动机不足、缺乏自信心等。

对于手术患者，首先，可进行心理支持与指导。如建立良好的医患关系，增强沟通与交流；医护人员及时、详细地向患者提供有关手术的信息，尤其要对手术的安全性给出恰当的解释；术后要及时反馈手术完成的情况、及时处理术后疼痛；加强患者的社会支持等。其次，可采取行为控制技术，如放松训练、分散注意法、示范法、催眠暗示法、认知行为疗法等，减轻患者的焦虑、紧张，帮助其顺利度过手术期。

（四）癌症患者

癌症的病因十分复杂，发病机制还不十分清楚。有关研究提示，癌症的发生与遗传、环境和食品污染、不良生活方式、负性生活事件、性格等因素有关。癌症患者的不良心理反应和应对方式对其病情的发展和生存期有显著的影响。虽然目前临床上对癌症的诊断和治疗已经有了很大的进展，但是多数癌症仍然会发生转移或复发而难以治愈，这使得人们往往谈“癌”色变。所以，当患者得知癌症的诊断后，随着时间推移会出现一系列心理的变化，其心理反应大致分四期。

1. 休克－恐惧期　当患者得知自己身患癌症的消息时，反应剧烈，表现为震惊和恐惧，同时会出现一些躯体反应，如心慌、眩晕甚至昏厥。1 周左右会进入下一期。

2. 否认－怀疑期　当患者从剧烈的情绪震荡中冷静下来时，常会用否认机制来应对由癌症所带来的紧张和痛苦。因此，患者开始怀疑医生的诊断是否正确，会到处求医，希望能找到专家否定癌症的诊断，渴望有奇迹发生。这一时期会持续 1 ～ 2 周。

3. 愤怒－沮丧期　当自己的努力并不能改变癌症的诊断时，患者的情绪会变得易激惹、愤怒，有时还可能有攻击行为。同时，悲哀和沮丧的情绪油然而生，患者常感到绝望，有的患者甚至会产生轻生的念头或有自杀行为。这一过程持续 2 周以上。

4. 接受－适应期　当发现患病的事实已无法改变，患者最终会接受和适应患癌的事实，但多数患者很难恢复到患病前的心境，常进入慢性的抑郁和痛苦中。

（五）临终患者

临终患者，一般指生命体征和代谢等方面紊乱的濒死期患者。这一时期的患者，充满了痛苦、遗憾和恐惧。所以，医护人员应了解临终患者的心理特征，并尽可能减轻临终患者身体和心理上的痛苦，提高临终患者的生活质量，维护生命尊严，让患者宁静、坦然地面对死亡，帮助患者安然地度过生命的最后时刻。

由于疾病的折磨，对生的依恋，对死亡的恐惧，以及对亲人的挂念和对未完成事件的遗憾等，临终患者的心理活动和行为反应极其复杂多变。临终关怀心理学的创始人，美国精神病学家伊丽莎白·库伯勒·罗斯（Elisabeth Kubler–Ross）认为，临终患者心理活动一般要经历以下五个阶段。

1. 否认期　多数患者在得知自己的疾病已进入晚期时，最初的心理反应就是否认。患者不承认疾病无法逆转，极力否认和怀疑，不敢正视和接纳现实，怀疑诊断是否出了差错，四处求医，希望否定当前面临的现实。这一阶段较为短暂，此时患者尚未准备好去接受自己疾病的严

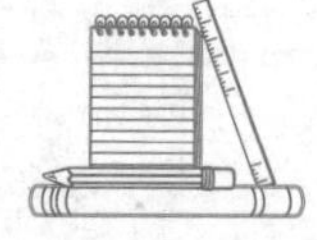

重性的现实。

2. 愤怒期 随着疾病的症状越来越严重，或自身疾病的坏消息被证实，病痛治疗无效，强烈的求生愿望无法满足，患者会产生焦虑、愤怒、怨恨的情绪，并伴随控制力下降，通常将愤怒情绪迁怒于家人、朋友或医护人员，对周围一切感到厌恶，充满敌意，甚至出现攻击行为，挑剔、不配合或抗拒治疗，以发泄愤懑情绪，疏泄内心的痛苦。

3. 协议期 当患者感到愤怒、怨恨于事无补，相反可能加剧疾病进程时，开始适应和接受痛苦的现实。此时，患者求生欲望超强，积极与疾病抗争，积极配合治疗和护理，情绪较平静，想方设法延长生命和减轻痛苦，对未来充满希望，渴望出现医学奇迹。

4. 抑郁期 虽积极配合治疗，但疗效终究难以令人满意，随着身体状况日益恶化，患者逐渐意识到生命将尽，死亡将至，生存的希望破灭，生的欲望不再强烈。疾病带来的各种折磨让患者感到悲伤、沮丧、绝望，从而出现明显的抑郁反应，表现为对周围的人和事漠不关心，沉默少语，悲哀哭泣等。

5. 接受期 患者被疾病折磨得虚弱无力，死亡已是即将发生的事，默认了残酷的现实，此时，患者显得既不痛苦也不害怕，认为重要的事情已经安排妥当，等待着与亲人的最终分别。一般情况下，患者的状态会表现为安宁、平静，原有的恐惧、焦虑和痛苦已逐渐消失。

事实上，临终患者的心理变化虽有一定规律可循，但终究要因时因地因人而异，不可主观教条地套用某种理论。有些患者可能不会经历上述的某个特定的阶段，有些患者可能会交替重复体验几个阶段，所以，在临终关怀的心理指导中，要针对不同的患者，善于观察，关心体贴，尊重患者人格，减轻患者痛苦，实时加以指导和帮助。特别提出的是，在临床上多数患者在临终前内心是否平衡和是否可以接受，与自身生命的价值感大小有很高相关性。因此，通过各种方式，提高患者的社会价值感、家庭价值感和工作价值感等，让患者安详、平静而有尊严地走完生命的最后旅程显得更加重要。

项目二 医患关系

案例导入

一位68岁的老者因腿部骨折被紧急送往医院。鉴于其体质虚弱，且患有高血压、糖尿病等慢性疾病，医生经过综合评估后，建议立即进行手术，并详细且全面地向家属阐述了手术的紧迫性。医生特别强调，若不及时开展手术，老人因需长期卧床，极有可能引发一系列严重的并发症，像肺部感染、血栓形成等。同时，医生也向老人的家属充分说明了手术可能带来的风险，尽管存在风险，但手术的成功率相对较高，且医院在处理此类手术方面拥有丰富的经验。

然而，家属对手术风险心存顾虑，十分担心老人在手术过程中遭遇意外状况。除此之外，家属对于医生所推荐的术前检查持有怀疑态度，甚至主观认为这可能是医院为增加盈利而设置的环节。这些疑虑与担忧不断发酵，进一步加剧了医患之间的紧张关系，使家属对医生的信任大打折扣，并且在病房中明显流露出不满情绪。

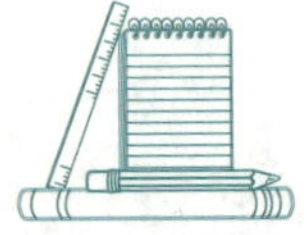

问题：医护人员在面对家属对手术风险和检查项目合理性的担忧时，应采取哪些策略缓解疑虑，重建信任的医患关系，确保患者及时有效接受治疗？

医患关系是人际关系在医疗情景中的具体化形式，是指医护人员与患者在健康与疾病问题上建立起来的真诚、信任、彼此尊重的一种特殊的人际关系。

疾病的诊治、护理过程是以医患关系为中心的医患交往过程，所有医疗工作都要通过医患关系来完成。医患关系不仅直接影响医疗过程的顺利进行和医疗质量，而且影响着患者对诊治、护理疗效的评价。

一、医患关系的重要性

1. 良好的医患关系是医疗活动顺利开展的必要基础　从诊断方面看，医患关系直接影响到诊断的准确性。医患之间没有充分沟通交流，医生往往就采集不到确切的病史资料。现代医学大量采用新技术、新设备对患者进行检查，这些检查往往需要患者的充分配合。没有患者的密切配合，这些设备就无法发挥应有的作用。从治疗方面看，患者遵从医嘱是治疗成功的关键，而患者的依从性往往与医患关系有着密切的联系。此外，疾病的防治往往涉及改变患者的生活方式，没有患者的合作，这一点也是难以做到的。而患者的合作来自对医护人员的信任，来自良好的医患关系。

2. 融洽的医患关系造就良好的心理氛围和情绪反应　良好的医患关系，对患者来说，不仅可以减轻或消除疾病所造成的心理应激，而且可以从良好的情绪反应所致的躯体效应中获益。对医生来说，这种友好的医疗活动可减轻工作压力，可得到更多的心理上的慰藉。因此，良好的医患关系既可以促进患者康复，又有利于医生的心理健康。

3. 良好的医患关系可以减少医疗纠纷　临床工作中，医患关系融洽，彼此就容易接受医疗效果，可最大程度地减少或减轻医疗纠纷。

临床实践证明，良好的医患关系可以提供彼此的信任，促进医患间的愉快合作，是正确诊断和成功治疗的重要影响因素，是促进康复和护理的基本保证。

二、医患关系模式

医患关系模式是医学模式在人际关系中的具体体现，通常把医患关系分成三种基本模式。

1. 主动－被动模式　这是一种患者处于被动地位，而医护人员处于主动的主导地位的模式，患者仅仅是医疗活动的被动接受者。这种模式的特点是“医生为患者做什么”，医务人员是医疗活动的决定者、患者生命健康的主宰者，具有绝对权威，患者完全听从医务人员的安排和处置，处于被动服从地位。

昏迷、休克、大手术、婴儿以及危重患者的复苏抢救等情况，适用于这种模式。但对于意识清醒，有分析能力和生活自理能力的患者并不适用，因为这种模式不利于发挥患者的主观能动性。

2. 指导－合作模式　这是一种医护人员指导，患者有限度地配合合作的过渡模式。这种模式的特点是“医生告诉患者做什么和怎么做”，医生起主导作用，患者积极配合。在医疗实践中，医生具有权威性，能从患者健康利益出发提出决定性诊疗意见。患者有自己的意愿，但愿意得到医生的指导，并乐于合作。患者尊重医生，接受医生的建议，遵照医嘱执行医疗方案。这是目前临床上最常见的医患关系模式。

这种模式主要适用于急症、危重患者，手术前、手术后患者及少年儿童患者等。此类患者神志清晰，但病情重，对疾病的治疗及预后了解少，需要依靠医生的指导和帮助。因此，需要医生有高度的工作责任感，良好的医患沟通技巧，指导患者更好地配合治疗。

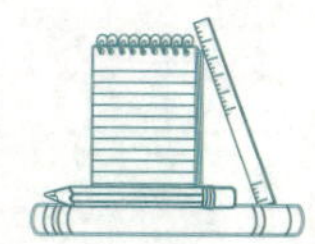

3. 共同参与模式 这是一种以平等关系为基础的医患关系模式，是现代生物－心理－社会医学模式及以健康为中心的医患关系模式。其特征是“医生帮助患者自我恢复”。在共同参与模式下，医患双方有着大致相同的权利与主动性，通过相互协商来决定医疗方案并予以具体实施，能够充分发挥患者的积极主动性。

这种模式适用于具有较高文化素养的慢性病患者，如糖尿病、溃疡病、慢性心血管疾病患者等。由于患者神志清楚，并对疾病的诊疗过程比较了解，其主观能动性得以发挥。医护人员和患者在认知、受教育程度和一般经验方面相似性越大，在诊疗过程中运用“共同参与”模式的可能性就越大。

在实际的医疗活动中，建立什么样的医患关系，既取决于疾病的性质，又与患者的人格特征密切相关。同时，医护人员同患者之间的医患关系模式不是固定不变的，随着患者病情的变化，可以由一种模式转向另一种模式。例如，对于一个因昏迷入院的患者，应按照主动－被动的模式加以处理；随着病情的好转和意识的恢复，就可以逐渐转入指导－合作模式；最后，随着病情的稳定或进入康复期，适宜的模式就变成了共同参与型（表 13–1）。

表 13–1 医患关系的三种模式

主动－被动型	医护人员的作用：为患者做某事 医护人员的作用：患者接受，不能反对或反对无效 临床应用：麻醉、严重外伤，昏迷、谵妄等 模型原型：父母－婴儿
指导－合作型	医护人员的作用：告诉患者做某事 患者的作用：合作、服从 临床应用：急性感染等 模型原型：父母－儿童
共同参与型	医护人员的作用：帮助患者自我恢复 患者的作用：积极的参与者，利用专家的帮助 临床应用：大多数慢性疾病 模型原型：成人－成人

三、影响医患关系的因素

医患关系的重要作用在于其与疾病的转归有着密切的联系。良好的医患关系对治疗效果起到积极作用，同时也能提高患者的依从性和满意度，增加患者对医务人员的信任度，增强患者战胜疾病的信心，有利于疾病的治疗和康复。影响医患关系的因素包括医院、患者和社会三个方面。

（一）医院方面影响医患关系的因素

1. 医务人员对医患沟通的重要性认识不够 很多医务人员仍然习惯于在生物医学模式下开展医疗服务工作，将医患关系视为单一的主动－被动型关系，觉得患者是来求医的，缺乏服务意识，医务人员有“居高临下”的感觉。部分医务人员认为患者只能被动地听从指令，忽视患者的心理和情感需求，不重视倾听患者的诉求和提问，没有认识到医患沟通可以通过影响患者的心理因素，从而影响疾病的康复和影响医患关系。

2. 医务人员人文素养、沟通技巧的缺乏　医学的服务对象是人，医学本身蕴含着丰富的人文精神，医学与人文融为一体才能更有效地为人类服务。医学人文精神强调尊重患者的情感世界，尊重患者意愿。由于一些医务人员人文知识贫乏，对患者缺乏足够的同情心，缺乏关怀、关爱，在医患沟通中不能敏锐地觉察和尊重患者的心理感受，不会根据患者的情绪、心理反应，运用不同的语言和非语言的沟通方式使患者获得精神、心理的慰藉，从而影响了医患沟通的效果。

3. 医务人员的业务知识水平不高　医患沟通中医务人员需要丰富的医学知识和经验，而医疗实践中有的医务人员业务知识水平不高，沟通中难以向患者全面详尽地介绍诊疗情况、告知患病风险和预后，难以说清要说明的问题，也不能较好地解答患者提出的疑问，难以取得患者的信任，导致医患沟通不良，进而影响医患关系。医疗过程中一旦出现患者不满意的结果，极易引发医疗纠纷。

4. 医疗管理者职业化水平不高　对医患关系的重要性认识不足是医疗机构管理层职业化管理相对薄弱的表现之一。目前，医疗卫生事业管理人才相对不足，特别是高层次医疗机构管理人才的专业化培训不足。目前，多数医疗机构管理者精通医学专业知识，在某种意义上对提高整体医疗水平有利，但若把主要精力放在临床医疗业务上，势必影响医疗机构经营管理方面的工作效率。医疗机构管理不同于临床医学，管理者需不断充实和更新管理理念，及时将先进的管理手段应用到实际的医疗机构经营发展过程中，并善于不断总结经验，坚持依法治理、科学管理的工作原则，构建和谐的医患关系与适合的医疗环境。

5. 医学的特殊性　医学具有高科技、高风险性，且其发展也有阶段局限性，有许多未知的领域需要通过临床实践不断探索、总结。因此，医务人员很难全面认识每个患者与疾病相关的所有状况，也不可能预知患者可能会出现的还未被认识的病症。医学的特殊性影响了医患沟通中的信息交流，医患沟通中告知不充分、不全面的情况客观存在且无法完全避免，所以，患者及其家属一旦发现这种情况，就会表现得难以理解，甚至导致医患关系恶化，引发医疗纠纷。

6. 不良医德医风的影响　临床上，极少数医务人员的不良行为，如索要红包、吃回扣以及过度医疗等，使医疗机构和医务人员的形象严重受损，在群众中留下了不好的印象。部分患者及家属由此对医疗机构、医务人员抱有成见，也在一定程度上影响了医患之间的沟通效果。

（二）患者方面影响医患关系的因素

1. 生理因素　包括患者暂时性生理不适和永久性生理缺陷。前者如疼痛、疲劳、哮喘等，会使患者难以较长时间集中精力与医务人员沟通；后者如智力水平较低、生理功能障碍等，也会影响医患沟通的效果。

2. 人格特征　不同人格特质的患者，在医患沟通中会有不同的表现。有的患者表现为对医生的过分依赖；有的患者需要不断地得到关注；有的患者固执己见，难以接受医生的意见等，这些都会明显地影响医患关系。

3. 文化因素　患者的年龄、职业、文化程度、民族、信仰等，也会对医患关系造成一定的影响。

（三）社会传媒导向对医患关系的影响

媒体在信息传播方面反映迅速、影响面广，对群众的态度、情感和行为具有较大的冲击力和导向性。新闻媒体对医患纠纷的报道趋向，会影响社会上多数人对医院及医务人员的认知评价，影响到医患关系的发展。

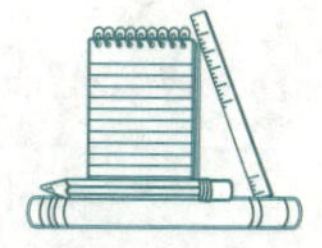

项目三 医患沟通

良好的医患关系是医疗护理工作取得预期效果的基础，而医患沟通是建立医患关系的重要手段。

沟通又称交流、传播，是个体与个体之间信息交流与传递的过程。医患沟通是人际沟通在医疗情境中的具体形式，是指医患双方为了患者疾病的治疗与康复，运用相同的方式，遵循共同的规则，所进行的互通信息、互相影响的过程。医护人员只有具备良好的人际沟通技巧，才能和患者建立良好的医患关系，取得患者的信任，对患者的心理状态和心理需求获得清晰的了解。根据患者的理解能力，把医学和心理学的相关知识有效传达给患者，并指导患者进行适当的活动，促进和维持患者的生理和心理健康。要建立良好的医患关系，促进医疗工作的顺利进行，基本的人际沟通技巧是必不可少的。

一、医患沟通的态度

态度是人们对外界客观事物的一种稳定的心理倾向，在医患沟通过程中，医患双方的态度对沟通效果起着重要的影响。

在医患沟通过程中，医护人员的态度应该表现为关注、真诚和尊重。

（一）关注

关注是一种体现认真、重视和负责精神的态度表现。关注态度是建立信任关系的前提。在医患沟通过程中，关注态度的一般表现是：

1. 聚精会神地倾听 避免与沟通无关的举动或手势，比如频繁看表、翻阅文件、整理衣服、摆弄物品等小动作。这样的动作会使患者认为医护人员心不在焉或者对他讲的话题不感兴趣，从而失去继续沟通的意愿。

2. 与对方目光保持正视 人与人交流时，沟通双方往往通过观察对方的眼睛来判断对方是否倾听自己说话。在交谈过程中倾听的一方目光飘忽不定，表明他心不在焉，对谈话内容不感兴趣；对说话者的注视，则表示对谈话颇感兴趣。如果在与患者沟通时，医护人员一直低着头记录，不看患者，患者就很难确定医护人员是否真的在听自己说话，很快就会失去继续沟通的意愿。医护人员需要进行必要的记录，但要注意时常抬头看看患者，经常与患者目光交流，通过眼神向患者表示理解和信任。当然，保持目光接触并不是要一直盯着对方的眼睛，否则对方也会感到不舒服。

3. 沟通过程中对对方的信息及时给予反馈 如适当的点头、摇头、微笑、皱眉等。除了目光交流之外，医护人员还可以通过点头等身体动作和恰当的面部表情，向患者表示自己对他所提供的信息感兴趣，理解他的意思。

4. 及时、恰当地提出一些问题。

（二）真诚

真诚的感情基础是发自内心的“爱”与“善”。需要说明的是，真诚并不仅仅是所谓的“实话实说”“心直口快”。在医患沟通过程中，有时说一些“善意的谎言”，同样也是真诚态度的表现。

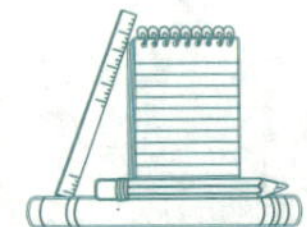

医护人员真诚态度的一般表现有：

1. 讲话自然、亲切，所讲的话、所表达的态度真实可信。

2. 能站在对方角度考虑问题。

3. 语言的表达与非语言的表达含义一致。

（三）尊重

尊重是建立良好医患沟通的基础，它表示对患者个体存在及其价值的认同与肯定，传递的信息是“我敬重你”“你对我很重要”。在沟通中要体现尊重的态度，除了关注与真诚外，一定要注意秉持平等原则，尽量不要使用命令式、旁观式的语言交谈。

关注、真诚、尊重，三者在沟通中相互联系、相互依存。没有关注，真诚的态度无从谈起，只有有了关注与真诚，才能体现尊重的态度。反过来，也只有有了尊重的态度，才会有关注与真诚的表现。

二、医患沟通的方式

医患沟通的方式包括言语沟通和非言语沟通。

（一）言语沟通

言语沟通包括临床专业性沟通和无声言语沟通。

1. 临床专业性沟通　临床专业性沟通是医务人员与患者相互沟通的重要形式。其主要目的是解决患者的健康问题，促进康复，减轻痛苦，使患者养成良好的生活习惯。临床专业性沟通的技巧有：

（1）倾听：当医务人员全神贯注地倾听患者诉说时，即向对方传递了这样的信息：“您对我很重要”“我很关注您所讲的内容”。倾听会增强患者交谈的信心、强化交谈的兴趣，对沟通的顺利进行起着重要作用。

在具体运用倾听技巧时应注意以下几点：①对交谈的内容要有充分的准备，以便能较准确地掌握交谈时间。②与对方保持合适的距离，面向对方，姿态保持轻松、自然，保持适当的视线接触，必要时身体可稍向前倾斜，适时地点头或应答。③避免分散注意力，交谈前尽量排除干扰因素。④不要随意打断对方的诉说或者妄加评论，以便让其完整地表达自己的意思。⑤注意观察对方非语言行为所传递的信息，善于听到言外之意，准确理解对方的本意和真实情感。

（2）核实：医务人员在倾听的过程中，为了弄清楚是否正确地理解了患者谈话的内容时所采用的技巧。核实是一种反馈形式，通过核实，患者可以明确我们正在倾听他的谈话，并理解其内容，这本身也体现了对患者的负责态度。核实应保持客观、中性，不应加入任何主观意见和感情。核实常用的方式有重复和澄清。

重复即将对方所说的话再说一遍，待对方认可后再继续交谈。重复可以直接引用对方的原话，也可改变部分词语，但意思不变。

澄清即在谈话中对于对方陈述不清楚、不明确的语言提出疑问，以求得到更清楚、更明确的信息。事实上，在临床实际交谈中，重复和澄清常常结合使用。

（3）提问：在临床专业性沟通中具有十分重要的作用。一方面，可以收集、核实相关资料；另一方面，使交谈始终围绕主题展开。因此，提问是交谈的基本形式。提问可分为开放式提问和封闭式提问。

开放式提问范围广，不受限制，可获得更多的信息，以便更全面更深刻地掌握患者的情况。如“您感觉有哪些不舒服”这样的提问，有利于患者开启心扉、充分表达自己的情感，自己选

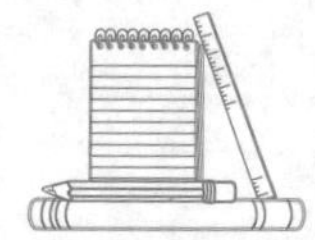

择讲话的内容及方式，有较多的自主权，缺点是耗时较长。

封闭式提问常在医患双方交谈的话题确定后使用，患者回答问题的选择性较少，甚至有时只要求回答“是”或“不是”，比较节省时间。但是，有时可能遗漏部分有价值的信息，并且因为患者缺乏主动性，往往不能充分表达自己的想法和情感。

开放式提问和封闭式提问在交谈中常常交替使用。但要注意每次提问一般应限于一个问题，待得到回答后再提问第二个问题。不然，易使患者感到困惑、紧张、有压力，不知先回答哪一个问题才好，不利于交谈的顺利展开。

（4）反映：在交谈中医务人员准确地把握患者流露出来的言外之意，并恰当地提出来，以帮助患者领悟自己的真实情感和想法，从而使交谈顺利进行。

（5）阐释：医务人员针对患者的陈述，提出一些新的看法和解释，以帮助患者更好地面对或处理自己遇到的问题。医务人员应尽量理解患者谈话的完整意义，阐释要简明，并使用患者容易理解的语言，语气委婉，让对方感受到关切、诚恳和尊重。

（6）沉默：在交谈中选择不同的时机、地点表示沉默，往往表示不同的含义，可以表达接受、关注和同情，也可以表示委婉的否认和拒绝，临床交谈中可灵活选择运用。

（7）副言语：指说话时所用的语调、语气、声音强弱、节奏快慢以及抑扬顿挫等信息。副言语伴随着言语，表达了说话人的真实情感与态度，给语词沟通赋予了深刻而生动的含义。如说话时的哽咽表示悲哀，口吃表示紧张，说话变调说明激动，发音沙哑或震颤预示着愤怒即将爆发。医务人员留意副言语信息，有助于更准确地理解患者言语的深层含义。

2. 无声言语沟通 无声言语沟通的方式主要是阅读和书写。其主要作用包括：

（1）交流作用：无声语言最主要的作用。医护人员通过医疗病历（护理文书）、病情记录等医疗护理文书的书写，可以为同行及医疗组织中其他医护人员提供有关患者的基本资料，使大家可以不受时间限制阅读了解患者的情况和需要，从而保证医疗护理工作的连续性和完整性。另外，医疗护理学术论文、总结、卫生宣传文章等书面资料，可以在更大范围和更长时间内交流沟通。

（2）教育作用：医疗护理文书及学术论文等资料，作为临床无声言语沟通的“产品”，对于医（护）学生来说，是最真实的、最生动的学习资料。

（3）司法作用：医疗护理文书，可以作为司法判决的证明文件。特别是出现医疗事故和纠纷时，医疗护理记录等原始资料是法庭认可的重要客观证据。

（4）统计作用：医疗护理文书可为流行病学调查及其他医疗卫生统计提供必要的数据资料。

（5）研究作用：医疗护理文书为医疗护理学术研究提供了最基本的临床资料积累，是进行医疗护理科学研究的基础。

（6）评价作用：医疗护理文书及学术论文等书面资料，可以集中反映医护人员的专业能力和业务水平，是考核评价医护人员的基本依据，同时也是评价医院服务质量和管理水平的依据。

由于无声言语沟通在临床工作中的特殊作用，所以医护人员在进行这种沟通时，要以科学、严谨的态度，保证书写记录的真实可靠、准确无误；医学术语和数据的运用、计量单位的书写等合乎规范；各项记录完整，不得涂改。

（二）非言语沟通

非言语沟通是指运用除语言信号以外的其他一切信号所进行的沟通。在具体的临床工作中，非言语信号所表达的信息往往比语言信息更真实、更准确，并且难以掩饰，因此，有时非言语沟通比言语沟通更重要，它可以使人们更真实地表达情感，显示沟通双方的关系，验证语言信

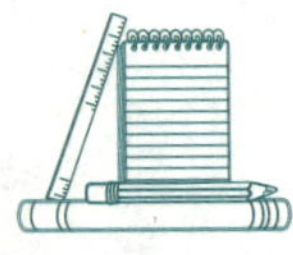

息，调节双方的互动行为等。非言语沟通的主要形式包括表情体态、空间距离和环境信息等。

1. 表情体态　表情体态包括一个人的面部表情、动作姿态和仪态服饰等。

（1）仪态服饰：医务人员衣着洁净、庄重，举止端庄，言谈优雅，会给患者以良好的印象；反之，则会给患者以消极影响。尤其在医患交往的初期，影响更为明显，医务人员应特别注意。

（2）面部表情：对人们所说的话起着解释、澄清、纠正和强化的作用。因此，医务人员应学会观察患者面部表情的各种含义，如嘴唇紧闭、表情抑郁，表示拒绝或不满意；嘴角下斜、目光旁视，可能表示怀疑、抗议或轻视等。在面部表情的交流中，尤其应重视目光和笑容的观察及运用。

俗话说，眼睛是心灵的窗户。它既可以沟通情感，也可以折射出个体的心理特征，从而影响对方的言行。如互相正视片刻表示尊重、坦诚；互相瞪眼表示敌意；医护人员温和的眼神可使新入院的患者消除焦虑；亲切的眼神可使孤独的患者得到亲人般的温暖；镇静的眼神可使危重患者获得安全感。因此，医务人员应时刻注意用自己的眼睛与患者进行真诚、自然的交流。目光是透露人的内心世界最有效的途径。人可以对自己的言语表达随意控制，却很难控制自己的目光。人的情绪、态度变化，都可以从目光中显现出来。

笑容是很具魅力的非语言信息，它可以表达出高兴、喜悦、同意、赞许、尊敬、同情等多种含义。医务人员的笑容能给患者以安慰，让患者感受到关心与体贴，增添战胜疾病的信心和勇气。但是，医务人员也要注意微笑的时间和分寸，否则会引起误会，甚至起到相反的作用。

（3）身体姿态：个体运用身体或肢体动作表达某种情感及态度的言语，是常见的一种沟通方式，含有丰富的内涵。比如，医患双方关系融洽时，各种姿态都比较从容、放松；而与陌生或不熟悉的人来往时，动作姿态往往比较拘谨。如直立时，双手前握，坐下时，双手重叠放于膝盖上，表示自然、舒展；双臂胸前交叉，并伴有面部表情紧张，可能是一种自我保护意识，或表示一定的警戒意识；等等。图 13–1 是常见姿态意义示意图。

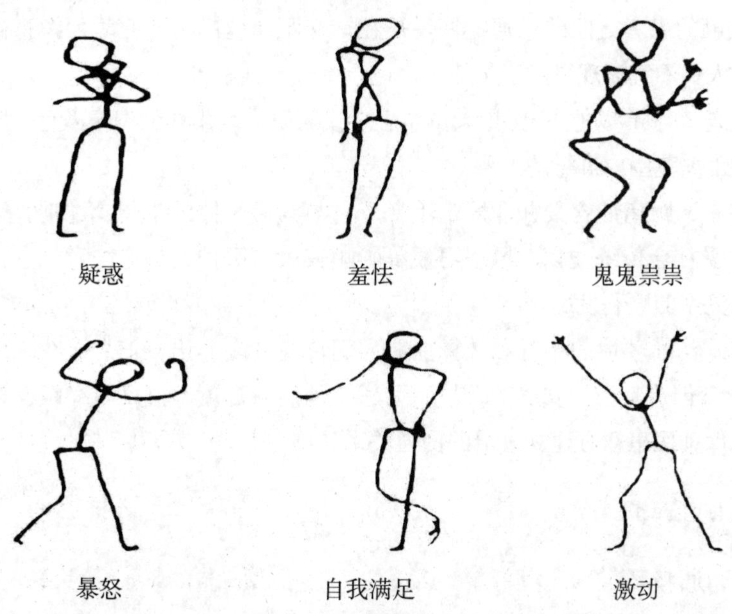

图 13–1　常见姿态意义示意

临床沟通中，医务人员应尽量放松姿态，以缓解对方紧张的情绪。

（4）身体动作：非言语沟通的一种特殊形式，具有其他沟通形式所不可替代的作用。身体动作包括握手、抚摸、依偎、搀扶、拥抱等形式。在身体动作中，触摸被认为是人际交往最有

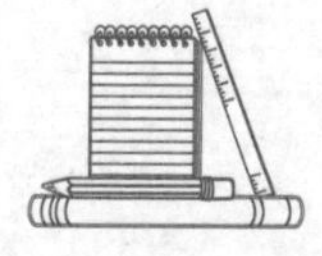

力的方式。身体接触是表达某些强烈情感的最有效方式。双方在身体上相互接受的程度，是情感上相互接纳水平的最有力的证明和表示。对身体的接受，是人际交往中安全感得到建立的标志。握手是一种融身体接触与身体运动于一体的特殊的沟通方式。不同的握手方式，可给他人以完全不同的心理感受，可以将你对他人的真实态度和整个心态都传递出去。掌握正确的握手方式，可以成功地给他人留下良好的第一印象。

在临床实际工作中，触摸既是评估和诊断疾病的重要方法，也是表达情感、促进交流的主要形式，在伴随语言交流时效果更好。因此，医护人员应特别注意，要根据不同情况选择不同的触摸形式。当对方有误会或效果不佳时，应随时调整。

2. 空间距离 医患双方都需要有自己相应的位置和空间。当患者得到的实际空间大于他所需要的空间距离时，就会感到孤独、寂寞，容易产生被遗弃、受冷落等情绪；当患者得到的实际空间小于他所需要的空间距离时，就会感到压抑，产生恐惧、焦虑等情绪。

医患双方空间距离的远近不同，所代表的含义也有差异。美国心理学家霍尔（Hole）博士将人际沟通中的距离划分为四种：亲密距离、个人距离、社交距离和公众距离，我们在临床工作中可以选择参考。

（1）亲密距离（0.5m 以内）：一般是指医患双方伸手可触摸到的距离，往往表示医患双方感情密切，沟通内容以安慰、爱抚、保护居多。在医患沟通过程中，双方有时需进入亲密距离范围，如体格检查、换药、注射、口腔及皮肤护理等操作，医护人员要主动解释清楚，并争取患者的积极配合，以免引起误会。

（2）个人距离（0.5 ～ 1.2m）：一种比较亲密的沟通距离，在工作中，表示沟通双方想进一步密切关系的愿望。医护人员与患者在个人距离范围内交流，传递关心、爱护、友好等良好的信息。

（3）社交距离（1.2 ～ 4.0m）：在此范围内，沟通双方以目光交流为主，或伴以动作、体态。医护人员与刚接触的患者之间的沟通，往往是在社交距离范围内。此时，医患初识，彼此尚未深刻了解，医护人员不宜表现得过于亲切，以免让患者感到不自然。

（4）公众距离（4.0m 以外）：医护人员给患者或家属进行集体的健康教育、学术报告、演讲时，都是在公众距离范围内进行的。

在医患交往中，距离的含义并非固定不变，它与沟通个体的年龄、性别、地位、人格特征等有一定关系，受社会传统文化、风俗习惯等影响较大。医护人员应注意观察，随时调整空间距离，以利医患关系的顺利发展。

3. 环境信息 沟通环境的布置和选择能向人们传递许多非语言信息。在临床工作中，医务人员应注意给患者创造整洁、安静的环境，如适宜的病室温度、湿度及光线，诊疗时注意保护患者隐私等，以保证医患双方建立融洽的沟通关系。

三、医患沟通的技巧

（一）言语沟通技巧

在沟通的过程中，信息的发出者和接收者在不断转换，医生和患者互为听者和说者。只有真正听懂患者想要表达的意思，医护人员才可能针对性地做出反应。只有确定患者真正理解了医护人员的意思，医患沟通才可能达到目的。因此，对于医护人员而言，听与说的技巧都非常重要。

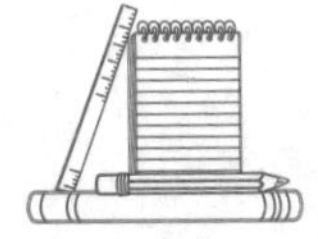

1. 有效倾听 医护人员认真倾听患者的表述，可以引导患者讲述自己的病情和与病情有关

的“故事”，本身就具有治疗功能。倾听的关键在于全神贯注，医护人员应当为患者提供足够的时间来述说自己的病情和感受，并尽可能不要进行干预。医护人员要认真倾听患者所谈内容，认真品味患者的弦外之音。当然，倾听并不意味着医护人员一言不发。为了更有效地倾听，医护人员可以通过提问的方式，让患者讲述得更详细和清晰。例如，当患者发出模棱两可的信息时，医护人员可以要求患者更详细地叙述，以便澄清某些重要细节。在患者的讲述告一段落后，医护人员可以将患者所说的内容重新编排后反馈给他，以便确认医护人员的理解是否准确，并帮助患者注意自己信息的内容。如果发现患者的讲述中存在矛盾和冲突，医护人员可以向患者探询，但是要注意采用指导性和建设性的方式提问，而不是提出异议或批评。

2. 善于引导患者谈话　医护人员对患者的关心和尊重，是患者是否愿意沟通的关键因素。但是如果缺乏技巧，即使医护人员有好的态度，也可能在面对患者时出现交流困难和病情了解不够的情况。

有些患者看到医护人员工作忙碌，担心其对自己的话不感兴趣，不愿意主动交流；有些患者由于自身的情绪状态和人格特点，或者对于医护人员的刻板印象，也不愿意主动交流。即使主动交谈，内容也仅限于治疗护理的技术性内容，而不愿流露自己的情感和心理状态，如对医疗护理的意见，对自己病情的理解、担心等。在这种情况下，医护人员需要采取一些方法，引导患者谈论与自身相关的内容，这样才能为心理治疗与护理提供基础资料。

对患者的主动交谈，医护人员要表现出比较大的兴趣，并通过开放式谈话方式，引导和促进谈话的继续。对于不愿主动交谈的患者，医护人员要有意找出患者可能感兴趣的事件并主动和其交谈。

同时，在与患者沟通过程中也要注意，医患沟通并不是一般朋友之间的闲聊，如果沟通的主题和患者的疾病与康复毫无关系，不符合医护人员的社会角色，这样的沟通也会让患者感到索然无味。

3. 多采用开放式谈话，少用闭合式谈话　在与患者沟通中，医护人员宜多采用开放式的谈话方式。所谓开放式谈话，指的是不能用“是”“否”或者其他简单词句来应对的谈话。与之相对应的谈话方式，则称为闭合式谈话。开放式谈话可以激发患者交流的愿望，鼓励患者进行陈诉。闭合式谈话可以帮助医护人员得到更加具体的信息，尽早确定问题，但过多的闭合式谈话会妨碍医患沟通。

例如，一位患者对医护人员说：“我昨晚没睡好。”如果医护人员回答：“那您今天好好休息吧。”谈话就没有办法继续下去了。患者很可能有话要说，“没有睡好”只是试图交谈的信号，但是医护人员的回答却阻碍了交谈的继续。医护人员不了解患者的内心动态，自然也就无法进行后面的心理帮助了。如果医护人员回答：“哦，怎么回事？”患者就有机会说出他想要说的话了。针对患者的描述，医护人员还可以继续提问，更为深入地了解患者更多的问题和想法。

4. 避免使用专业术语　在日常临床中，患者多数没有医学知识背景，若是医护人员过多使用专业术语，会严重影响医患交流的顺利进行。

5. 注意沟通的完整性，重视患者反馈信息　反馈是沟通的环节之一，只有通过反馈，信息发出者才能够确定信息接收者是否正确理解了自己的意图，并有针对性地做出调整。

医患沟通自然也不能忽视反馈的重要性。然而在现实的医患沟通中，反馈却常常得不到医护人员的重视。医护人员既不重视自身给予患者的反馈，也不寻求患者对自身发出信息的反馈。反馈的缺乏导致医患沟通过程不完整，常造成医患之间的误解和患者依从性问题。有一个笑话，讲的正是医患沟通障碍。某人到医院求治，医生给他开了一种液态的口服药。患者临走前，医

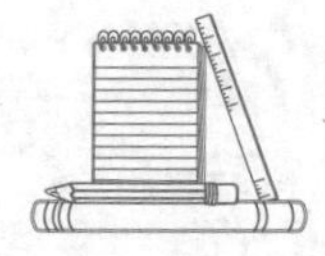

生特意嘱咐“摇匀了再喝”。两日后患者又来医院，找到前日开药的医生，要求换药。医生感到莫名其妙，问：“药物并不苦涩，也无明显副反应，为何要求换药？”患者回答：“每次服药，都要先把我自己摇晕了，实在太难受了。”在实际工作中，医患沟通若不注意准确反馈，尽管不会像笑话中说得那样严重，但也确实会给患者造成一定障碍。因此，与患者沟通过程中，医护人员必须重视患者的反馈信息，确认患者正确地理解了病情，以避免造成误会，甚至不良的后果。

6. 处理好谈话中的沉默 患者在谈话中经常会出现沉默。医护人员需要分析患者沉默可能的原因，区别对待。处理得当，将促进医患沟通继续进行；处理不当，则会阻碍正常的沟通过程。

一般而言，患者表现沉默的原因可能有以下几种。

（1）患者在讲述中故意停顿一下，寻求医护人员的反馈信息，或者观察医护人员是否注意力集中、是否感兴趣。这时医护人员有必要给予一般性插话，以鼓励其进一步交流。

（2）有时患者突然沉默，是因为讲述中因激动或者有新的观念突然闪现而思维突然中断。这时医护人员最好根据患者前面谈到的内容，引导其依照原来的思路继续讲述。

（3）患者沉默的第三种可能原因是有难言之隐。对于患者的隐私，医护人员不必追问不休。但是患者隐私如果与病情有关，医护人员应当向患者讲明了解事实真相的重要性，并保证对患者隐私保密，通过各种方式，启发患者讲明情况，以便正确诊断和治疗。

（4）患者沉默的第四种可能原因是患者思路的自然延续。有时谈话看起来暂时停顿了，实际上却是谈话内容富有情感色彩的引申，正所谓“此处无声胜有声”。沉默本身也是一种信息交流。

与患者谈话时，医护人员也可运用沉默的手段。通过沉默，给患者思考的时间，或者观察患者的反应。但长时间的沉默会导致“冷场”，不利于沟通进行，应当避免。

7. 善于使用积极的语言，避免使用伤害性言语 语言对人的心理状态能起到特殊的作用。医护人员与患者沟通时，务必注意到自己的言谈措辞，要多用积极鼓励的语言，忌用消极攻击的语言。美好温暖的语言，不仅使患者心情愉快，感到亲切舒畅，而且还会起到治疗的作用；对病痛中的患者给予安慰，会使他感到温暖，有助于保持其良好的心态。而医护人员对他的鼓励，实际上是对患者的心理支持，对于调动患者与疾病作斗争的积极性是十分重要的。由于病情的需要，患者要说出不愿意说的话、做出不愿做的事情，这时往往需要医护人员加以劝说，这就需要医护人员具有说服他人的能力。

另外，医护人员要善于使用积极的暗示性语言。积极的暗示性语言可以使患者在有意无意中受到良好的刺激，提高依从性和治疗效果。如“这种药效果很好，您吃了一定会见效”。为了使治疗达到最好的效果，医护人员必要时还应当使用指令性语言，例如“这种药物必须饭后服用”，使患者认识到医嘱的重要性而特别加以注意。

伤害性言语会给患者以强烈的负性刺激，造成明显的心理压力，并对其生理健康造成不良影响。医护人员一句漫不经心的话就可能会导致医源性疾病的发生。在临床上，伤害性言语主要表现为直接伤害性言语和消极暗示性言语。直接伤害性言语是对患者的指责、威胁、讥讽，直接对其身心造成伤害。消极暗示性语言则能加重患者原有的焦虑、恐惧心理，造成严重的消极情绪和心理障碍。

此外，医护人员之间的窃窃私语也常常会给患者造成困扰。诊治过程中，患者总是渴望及时了解自己的病情，也时常留意医护人员的言谈举止，并同自己的病情联系起来。医护人员在患者面前窃窃私语，往往使其听到只言片语而引起胡乱猜测，或者根本没有听清楚而造成错觉，

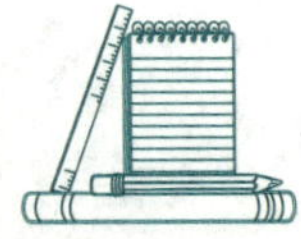

都可能给患者带来痛苦和造成严重后果。因此，在患者面前，医护人员要态度大方，言谈稳重得体，以免给患者造成不良的暗示和影响。

（二）非语言沟通技巧

在传递比较微妙的感受、情绪时，非言语沟通方式往往比言语沟通方式更真切有效。弗洛伊德说过："没有一个人守得住秘密，即使他缄默不语，他的手指尖都会说话，他身体的每个汗孔都泄露他的秘密。"医护人员必须了解各种非言语行为的表现形式和含义，并有效利用非言语行为促进医患沟通。

1. 有效利用副语言　言语表达的方式，比如声音特点、说话速度、流畅性、停顿及重音、短暂的沉默，为言语交往过程赋予了生动而深刻的含义。一个人的音调及说话速度，尤其是富于感情的述说，与其谈话内容同样重要。例如，说话速度快、声调上扬、声音高亢，常常被听众解释为紧张和激动，而说话速度慢、声调低沉、声音微弱则常常被解释为冷漠与沮丧。因此，在与患者进行沟通时，医护人员不仅要注意言语信息的准确、严谨，还要注意副语言信息，以免患者产生误解。

2. 保持目光接触　目光接触是非言语沟通的主要渠道。如前所述，医护人员通过与患者保持目光接触，也可以表达出对患者的重视和关注。除此之外，目光接触还可以帮助谈话双方的话语同步，思路保持一致。医护人员还可以通过目光接触来检验自己传达的信息是否被患者所接受，从患者视线回避等瞬间的目光接触中来判断患者的心理状态。在临床工作中，常可见到患者凝视医护人员，这种凝视多数情况下意味着患者在求助。

3. 通过面部表情沟通　面部表情是人的情绪和情感的外在表露，是个体内心体验的真实表现。医护人员要细心观察患者的面部表情，更应当对自己的面部表情有较强的意识，并善于控制面部表情，使之与沟通的内容和目的相匹配。有时医护人员的微微一笑，比得上千言万语。"微笑是最美好的语言"，这句话颇有道理。

4. 运用身体语言表达沟通　在医患沟通中，医护人员恰当使用挥手、点头、摇头等身体语言，可以向患者传达很多难以言表的信息。例如，在对患者进行某项操作前，医护人员诚恳友善地点头示意，患者便会产生温暖和安全感。

5. 人际距离　医护人员与患者接触的过程中，要注意距离对沟通的影响。如果医护人员有意与患者保持过大的人际距离，就会让患者感到被疏远和冷淡。但是医患沟通中交往距离过短，也会给患者造成压力，还可能会引起患者的反感。医护人员要有意识地控制与患者的距离，适当的人际距离会促进医患之间的情感沟通，使患者感到医护人员的可亲可信，从而获得安全感。对某些类型的患者，如孤独自怜的患者、儿童和老年患者，应适当缩短交往距离，并使用适宜的身体接触，更有利于情感沟通。

6. 身体接触　身体接触的正确应用可以起到良好的情感沟通作用。在中国的文化背景和风俗中，身体接触，特别是异性之间的接触是较为禁忌的。因此，除了握手之外，在医院这样的公共场合，医护人员只有与儿童的身体接触较为随便。

但是，对于成年患者，医护人员的身体接触若使用恰当，也可收到良好的效果，会给患者带来极大的心理安慰和支持。如医护人员为呕吐患者轻轻拍背，因为行动不便者轻轻翻身变换体位，搀扶患者下床活动，紧握危重症患者的手，轻拍患者的肩头表示对患者的信任和自己对治疗的信心，身体检查后为患者整理一下衣服，双手紧握出院患者的手以示祝贺等，这些有益的身体接触，都会使患者感到医护人员的善意和关怀，增强战胜疾病的信心和勇气，为医患关系加分。

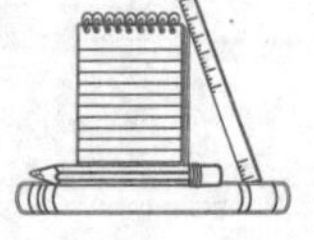

四、良好沟通的判断标准

语言与非言语沟通是否成功，可从反馈、反应、效率及灵活性四个方面来判断。

1. 反馈及时 即医患双方能及时地将信息引起的效应反馈给另一方，使双方对信息的含义得到确认、扩展或修正。

2. 反应恰当 是指医患双方接收信息时，理解与反应符合实情，与输送的信息没有偏差。传出信息时，强度适宜，既不使对方因刺激太强而感到超负荷，也不因刺激太弱而被忽略。

3. 效率高 是指传递信息简洁明了，主题突出，没有对方不易理解的术语，沟通效果良好。

4. 灵活性 是指沟通过程自然流畅，不拘谨，形式和内容都比较灵活，医患双方通过交谈能产生新的信息，但又不随意放任，而是因势利导把握方向，达到预期的沟通效果。

当一个人被理解，而且这种理解符合上述几项标准时，这种沟通就是成功的。相反，如果缺少上述标准中的一项或多项，就可能说明沟通双方信息交流受阻，从而妨碍双方沟通。

复习思考题

一、名词解释

1. 患者角色
2. 求医行为
3. 遵医行为
4. 医患关系
5. 医患沟通

扫一扫，查阅复习思考题答案

二、简答题

1. 患者的权利和义务有哪些？
2. 影响求医行为的因素有哪些？
3. 影响遵医行为的因素有哪些？
4. 简述医患关系的基本模式。
5. 影响医患关系的因素有哪些？
6. 非言语沟通主要包括哪些形式？

三、论述题

1. 医务人员进行医患沟通时的基本态度有哪些？你是如何理解的？
2. 良好医患沟通的判断标准是什么？你是如何理解的？

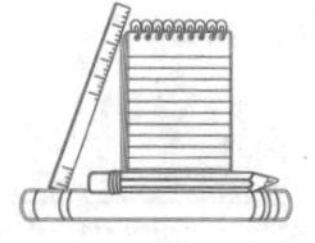

附录一　实　验

实验一　记忆广度实验

【实验目的】测量个体短时记忆的广度。

【实验仪器和材料】3 ～ 11 个数字的数字串。

【实验方法】

1. 指导语：我们做一个实验，测试一下你的短时记忆能力。我念一个数字串，念完后你立刻大声复述出来，我从 3 个数字的数字串开始，然后逐渐增加数字，直到你无法复述为止。下面我们开始。

2. 步骤

（1）主试于实验前先准备好 3 ～ 11 个数的数字串各一组，建议 3 串为一组，如：

$$\begin{cases} 8\ 5\ 2 \\ 6\ 9\ 4 \\ 2\ 7\ 1 \end{cases} \cdots\cdots \begin{cases} 7\ 4\ 9\ 6\ 1\ 3\ 9\ 6\ 8\ 2\ 5 \\ 6\ 9\ 4\ 7\ 9\ 1\ 7\ 4\ 2\ 5\ 9 \\ 1\ 8\ 2\ 5\ 1\ 9\ 8\ 6\ 8\ 4\ 3 \end{cases}$$

（2）主试从 3 个数字的数字串开始念，要求 1 秒钟念 1 个数字，念完一串后让被试立即复述，接着进行下一串，一组完成后，再继续下一组，实验至某一组都未能完成为止。

结果计算：每通过一组为 1 分（从 1 个数算起），一组中的一串为 1/3 分。例如某一被试通过 6 个数的全部（3 串全通过），7 个数通过 1 串，8 个数通过 2 串，9 个数未通过，而 10 个数又通过 1 串，那么，记忆广度＝ 6 ＋ 1/3（7 个数）＋ 2/3（8 个数）＝ 7，而因 9 个数都未通过，则不记 10 个数的成绩。

【实验报告】

1. 根据实验结果说明各自记忆广度的大致范围及分布情况。

2. 思考并回答用记忆广度来测定短时记忆是否合适。

3. 将各自的记忆广度与同小组成员进行比较。

实验二　注意分配实验

【实验目的】测定被试在同一时刻注意力分配给不同对象的能力。

【实验仪器和材料】纸、笔、秒表。

【实验方法】

1. 三位同学为一组，轮流做主试、助手和被试。主试要负责观察被试的整个实验过程，助

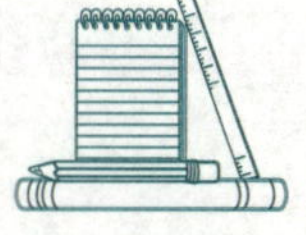

手负责记录时间和成绩。当一个同学完成测试后，交换角色。

2. 指导语：今天我们做一个注意分配的实验，看看你能不能在同一时间内将你的注意力很好地分配到两件事上。所以，你可以先放松，然后集中精力，做好准备。下面是步骤。

（1）请从 100 起倒数（100，99，98……1）不能出错（错了纠正后再继续），每 30 秒记录读数 L1。（2 分钟）

（2）拿出准备好的纸，用笔从 51 起顺序往下写（51，52，53……），要求快而不出错，每 30 秒作一记号，记录写过的符号数 R1。（2 分钟）

（3）同时进行 1，2 两项作业（倒数，顺写）每 30 秒为一单元分别记录读写的符号 L2，R2。（2 分钟）

3. 用注意分配公式求得 Q，分析是否有注意分配及其分配能力的大小。

4. 结果：将实验所得结果填入下表。

项　目 时间（分）	L1	R1	L2	R2	Q
1					
2					
3					
4					

计算：注意分配 $Q=\sqrt{\frac{L1}{L2}\bullet\frac{R1}{R2}}$

$Q<0.5$ 表示没有注意分配；$0.5<Q<1.0$ 表示有注意分配；$Q=1.0$ 表示注意分配最大。

【实验报告】

1. 比较对单一信号刺激反应与同时对两种信号刺激反应的工作效率。

2. 根据实验结果，说明注意分配必须具备的条件。

3. 比较在同一时间内不同条件下，注意分配的情况。

4. 思考用什么样的方法可以训练注意分配水平。

实验三　气质类型调查实验

【实验目的】通过气质问卷调查，了解自己的气质类型，并能进行自我评价。

【实验材料】气质问卷调查表。

【实验方法】使用气质问卷调查表对自己进行测查，自行阅题、答卷、计算、进行结果评价。

【评定标准】

1. 如果某一气质类型得分明显高于其他三种，且均高出 4 分以上，则可定为该气质类型。如果该气质类型得分超过 20 分，则为典型型；如果该气质类型得分在 10 ～ 20 分，则为一般型。

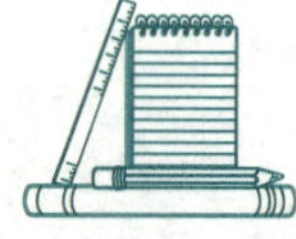

2. 两种气质类型得分接近，其差异低于 3 分，而且又明显高于其他两种类型，高出 4 分，则可定为这两种气质类型的混合型。

3. 三种气质类型得分接近而且均高于第四种，则为三种气质类型的混合型。

【实验报告】

1. 请将自己的得分按照计分表填写出来，并计算出结果。

2. 对照结果，看与实际表现是否相符。如果有差异，请思考为什么？（从气质和性格等因素考虑）

3. 可将全班同学随机分为几组，将本组同学的得分按计分表填写出来，根据自己的观察看测试结果与实际情况是否相符？为什么？

实验四 渐进放松练习实验

【实验目的】掌握渐进放松练习的过程和方法；体验紧张、放松的感觉，学会自我放松。

【实验材料】

准备姿势：

1. 马车夫式：想象一位车夫从容坐在椅子或凳子上，头微微向前，手和胳膊轻松地放在大腿上，两腿取较舒适的姿势，脚尖微微朝外，闭上双眼。

2. 软椅式：舒适地坐在一张软椅上，胳膊和手放在椅子的扶手或自己的腿上，双腿和脚取舒适的姿势，脚尖略向外，闭上双眼。

3. 躺式：仰面躺下，头舒服地靠在枕上，两臂微微弯曲，手心向下放在身体两旁，两腿放松，稍分开，脚尖略朝外，闭上双眼。

准备动作：想象自己套上一副放松面罩，这副神奇的面罩把脸上紧锁的双眉和紧张的皱纹舒展开来，放松了脸上的全部肌肉，眼睛向下盯着鼻尖，闭上眼睛，下巴放松，嘴略微张开，舌尖贴在上龈，慢慢地、柔和地、放松地做深呼吸。当空气吸入时，会感到腹部隆起，然后慢慢地呼出，呼出的时间是吸入的两倍，每一次呼吸的时间都比上一次更长一些。第一次可以是一拍，最后达到六拍左右。然后再把刚才的过程反过来，吸入六拍，呼出十二拍，吸入五拍，呼出十拍，一直降到吸入一拍为止。做 2 ～ 3 分钟这种准备动作后，接着开始做以下练习。

放松训练二十项练习指导语：

1. 请注意听以下暗示语，它们会有助于你提高放松能力。每次我停顿时，继续做你刚才正在做的事。好，轻轻地闭上双眼并深呼吸 3 次……

2. 左手紧握拳，握紧，注意有什么感觉……现在放松……

3. 再次握紧你的左手，体会一下你感觉到的紧张状况……再来一次，然后放松并想象紧张从手指上消失……

4. 右手紧紧握拳，全力紧握，注意你的手指，手和前臂的紧张状况，好，现在放松……

5. 再一次握紧右拳……再来一次……请放松……

6. 左手紧紧握拳，左手臂弯曲使二头肌拉紧，紧紧坚持着……好，全部放松，感觉暖流沿二头肌流经前臂，流出手指……

7. 右手握紧拳头，左手臂弯曲，使肱二头肌拉紧，紧紧坚持着，感觉这紧张状态……好，放松，集中注意这感觉流过你的手臂……

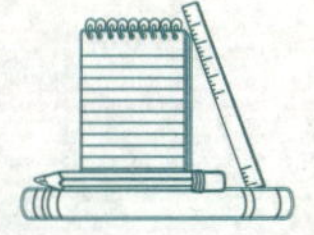

8. 请立即握紧双拳，双臂弯曲，使其处于紧张状态，保持这个姿势，想一下感觉到的紧

张……好，放松，感觉整个暖流流过肌肉，所有的紧张流出手指……

9. 请皱眉头，并使双眼尽量闭小。要使劲眯眼睛，感觉到这种紧张通过额头和双眼。好，放松，注意放松的感觉流过双眼。好，继续放松……

10. 好了，上下腭紧合在一起，抬高下巴使颈部肌肉拉紧并闭紧嘴唇……好，放松……

11. 现在，各部位一起做。皱上额头，紧闭双眼，使劲咬上下腭，抬高下巴，拉紧颈肌，紧闭双唇。保持全身姿势，并且感觉到紧张贯穿前额、双眼、上下腭、颈部和嘴唇。保持姿势。好，放松，请全身放松并体会到刺痛的感觉……

12. 现在，尽可能使劲地把双肩往前举，一直感觉到后背肌肉被拉得很紧，特别是肩胛骨之间的地方。拉紧肌肉，保持姿势。好，放松……

13. 重复上述动作，同时把腹部尽可能往里收，拉紧腹部肌肉，感到整个腹部都被拉紧，保持姿势……好，放松……

14. 再一次把肩胛骨往前推，腹部尽可能往里收，拉紧腹部肌肉，紧拉的感觉贯穿全身。好，放松……

15. 现在，我们要重复曾做过的所有肌肉系统的练习。首先，深呼吸 3 次……准备好了吗？握紧双拳，双臂弯曲，把肱二头肌拉紧，紧皱眉头，紧闭双眼，咬紧上下颚，抬起下巴，紧闭双唇，双唇向前举，收腹，并用腹肌顶住。保持姿势，感觉到强烈的紧张贯穿上述各部位。好，放松。深呼吸一次，感到紧张消失。想象一下所有肌肉都放松……手臂、头部、肩部和腹部。放松……

16. 现在轮到腿部，把左脚跟紧紧靠向椅子，努力往下压，抬高脚趾，使小腿和大腿都绷得很紧。只抬脚趾，使劲蹬紧后脚跟。好，放松……

17. 再一次，把左脚跟紧紧靠向椅子，努力往下压，抬高脚趾，使小腿和大腿都绷得很紧。仅抬脚趾，使劲蹬紧后脚跟。好，放松……

18. 接着，把右脚跟紧紧靠向椅子，努力往下压，抬高脚趾，使小腿和大腿都绷得很紧。仅抬脚趾，使劲蹬紧后脚跟。好，放松……

19. 双腿一起来，双脚后跟紧靠向椅子，压下双脚后跟，尽力抬高双脚趾，保持姿势。好，放松……

20. 好，深呼吸 3 次……正像你所练习过后肌肉都拉紧，左拳和肱二头肌、右拳和肱二头肌、前额、眼睛、腭部、颈肌、嘴唇、肩膀、腹部、右腿、左腿、保持姿势……好，放松……深呼吸 3 次，然后从头到尾再做一次，接着全部放松。在你深呼吸以后，全部绷紧接着又放松的同时，注意全部放松后的感觉。好，拉紧……放松……接着，进行正常的呼吸，享受你身体和肌肉完全无紧张的惬意之感……

【实验方法】

1. 每两个学生为一组，一人充当治疗人员，另一人充当治疗对象。

2. 充当治疗对象的同学坐在椅子上，尽量使自己感到舒适愉快，并轻轻地闭上眼睛。

3. 充当治疗人员的同学按实验材料中的内容和顺序，以低沉、轻柔和愉快的言语进行指示。

4. 完成整个过程后两人互换角色。

5. 全部完成后，在老师的指示下，请同学进入全身放松状态，并记录放松时间。

【实验报告】写出自己全身放松持续的时间和对放松疗法的体会。

实验五 动作稳定性实验

【实验目的】测量简单动作的稳定性，并检验情绪对动作稳定性的影响。

【实验材料】动作稳定测试仪、纸、笔、秒表。

【实验方法】

1. 两位同学为一组，轮流做主试和被试。

2. 指导语：这是一个瞄准运动测验。你面前有一个斜面板，上面有 9 个大小不一的孔（孔洞大小自左至右排列），你的任务是用手握住测试棒尖，插进孔里、碰到底部，顺序是从大至小，直至进入最小一个孔并碰到底部。希望你发挥最大的判断能力。在用测试棒插孔的过程中，尽量不要碰到孔边，同时尽快地通过 9 个孔。

3. 被试理解指导语后，先用左手后用右手，按以上顺序进行实验。左、右手各做 5 次后，将凹槽板转 180 度，让被试换一种方向（即原来是自左向右运动，换成由右向左运动），按以上顺序进行实验。

4. 实验结束主试按计时器“T/N”键，记录显示的时间（T）及出错次数（N）（未通过的孔数）。主、被试交换角色进行实验。

5. 将全班分为 4 组，每组选派 3 名同学参加瞄准比赛。选一名同学担任裁判，在比赛过程中分别报告各组进行的情况，造成竞赛的紧张气氛。分别统计参赛同学的时间及出错次数。

【实验报告】

1. 分别统计被试左、右手完成任务的时间及通过孔的个数。你能发现什么规律？

		左手 1	左手 2	左手 3	左手 4	左手 5	右手 6	右手 7	右手 8	右手 9	右手 10
从左 至右	个数										
	时间										
从右 至左	个数										
	时间										

2. 分别统计被试自左向右、自右向左时完成任务的平均时间及通过凹槽边标尺刻度平均数。你能从中发现什么规律？

3. 在实验与竞赛两种状态下，同学们的表现有差异吗？为什么？

附录二 心理学常用量表

气质问卷调查表

一、指导语

下面60道题，可以帮助你大致了解自己的气质类型。在回答这些问题时，你认为：最符合自己情况的，请记2分；比较符合自己情况的，请记1分；介于两者之间的，请记0分；比较不符合的，请记 –1分；完全不符合自己情况的，请记 –2分。

二、答题表

1. 做事力求稳妥，不做无把握的事。
2 遇到可气的事就怒不可遏，把心里话说出来才痛快。
3. 宁肯一人干事，不愿多人在一起。
4. 到一个新环境很快就能适应。
5. 厌恶那些强烈的刺激。
6. 和别人争吵时，总是先发制人。
7. 喜欢安静的环境。
8. 善于和人交往。
9. 羡慕那些善于克制自己感情的人。
10. 生活有规律，很少违反作息制度。
11. 在多数情况下，情绪是乐观的。
12. 碰到陌生人觉得很拘束。
13. 遇到令你气愤的事，能很好地自我克制。
14. 做事总是有旺盛的精力。
15. 遇到问题时，常举棋不定，优柔寡断。
16. 在人群中从不觉得过分的拘束。
17. 干事的兴趣，由情绪的高低来决定。
18. 当注意力集中时，别的事很难分心。
19. 理解问题总比别人快。
20. 碰到危险情景会产生一种极度恐怖感。
21. 对学习、工作、事业都有很高的热情。

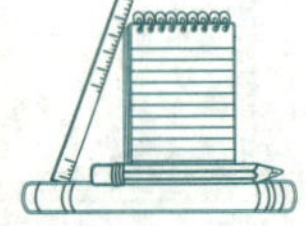

续表

22. 能长时间做枯燥、单调的工作。
23. 符合兴趣的事干起来劲头十足，否则就不想干。
24. 一点小事就能引起情绪波动。
25. 讨厌需要耐心而细致的工作。
26. 与人交往不卑不亢。
27. 喜欢参加热烈的活动。
28. 爱看感情细腻的文学作品。
29. 工作、学习时间长了，常感到厌倦。
30. 不喜欢长时间的谈论，愿意动手干。
31. 宁愿侃侃而谈，不愿窃窃私语。
32. 别人说我总是闷闷不乐。
33. 理解问题常比别人慢些。
34. 只要短暂休息，就能解除疲倦。
35. 心里有话不愿说出来。
36. 希望尽快实现目标，否则绝不罢休。
37. 学习、工作同样时间，常比别人更疲劳。
38. 做事有些莽撞，常常不考虑后果。
39. 听新知识、新技术讲授时，总希望能慢些，多重复几遍。
40. 能很快忘记那些不愉快的事。
41. 完成作业或工作总比别人花时间多。
42. 喜欢大运动量的体育活动或各种文艺活动。
43. 不能很快地把注意力转移。
44. 接受一个任务后，希望迅速完成。
45. 认为墨守成规比冒险强些。
46. 能够同时注意几件事物。
47. 当我烦闷时，别人很难使我高兴起来。
48. 爱看情节起伏、激动人心的小说。
49. 对工作认真严谨，始终一贯。
50. 和周围人的关系总是相处不好。
51. 喜欢复习学过的知识，做掌握了的工作。
52. 希望做变化大、花样多的工作。
53. 比别人更能记住小时候会背的诗歌。
54. 别人说我“出语伤人”，可我并不觉得。
55. 在体育活动中常因反应慢而落后。
56. 反应敏捷，头脑机智。
57. 喜欢有条理而不甚麻烦的工作。
58. 兴奋事常使我失眠。
59. 理解新概念很慢，但懂了以后很难忘记。
60. 假如工作枯燥，马上情绪低落。

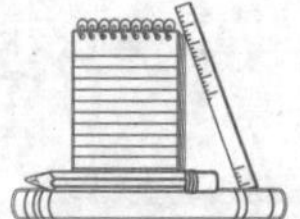

三、计分表

胆汁质	题号	2	6	9	14	17	21	27	31	36	38	42	48	50	54	58	总分
	得分																
多血质	题号	4	8	11	16	19	23	25	29	34	40	44	46	52	56	60	总分
	得分																
抑郁质	题号	3	5	12	15	20	24	28	32	35	37	41	47	51	53	59	总分
	得分																
黏液质	题号	1	7	10	13	18	22	26	30	33	39	43	45	49	55	57	总分
	得分																
计算结果		你的气质类型是：															

四、评定方法

1. 如果某一气质得分明显高出其他 3 种，均高出 4 分以上，则可定为该类气质。如果该型气质得分超过 20 分，则为典型型；在 10 ～ 20 分之间，则为一般型。

2. 2 种气质类型得分接近，其差异低于 3 分，而且又高出其他 2 种类型 4 分以上，则可定为这 2 种气质的混合型。

3. 3 种气质得分均高于第 4 种，而且接近，则为这 3 种气质的混合型。

艾森克人格问卷

一、指导语

请回答下列问题。回答“是”时，就在（ ）内打“√”；回答“否”时，就在（ ）内打“╳”。本测验没有对你不利的题目，每个答案都无所谓正确与错误。请尽快回答，不要在每道题目上思索太多。回答时不要考虑应该怎样，只回答你平时是怎么样的。

注意：每个题目都要回答！

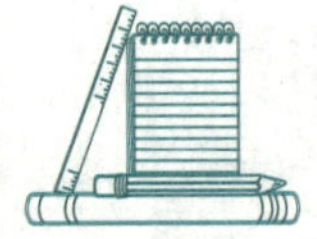

二、测验题

内　容	答　题
1. 你是否有广泛的爱好?	(　)
2. 在做任何事情之前，你是否都要考虑一番?	(　)
3. 你的情绪经常波动吗?	(　)
4. 当别人做了好事，而周围的人都以为是你做的时候，你是否感到得意扬扬?	(　)
5. 你是一个健谈的人吗?	(　)
6. 你曾无缘无故地觉得自己"可怜"吗?	(　)
7. 你曾有过贪心使自己多得分外的物质利益吗?	(　)
8. 晚上你是否小心地把门锁好?	(　)
9. 你认为自己活泼吗?	(　)
10. 当你看到小孩（或动物）受折磨时，是否感到难受?	(　)
11. 你是否时常担心自己会说出（或做出）不应该说（或做）的事情?	(　)
12. 若你说过要做某件事，你是否不管遇到什么困难都要把它做成?	(　)
13. 在愉快的聚会中，你通常是否尽情享受?	(　)
14. 你是一位易怒的人吗?	(　)
15. 你是否有过自己做错了事反倒责备别人的时候?	(　)
16. 你喜欢会见陌生人吗?	(　)
17. 你是否认为参加储蓄是一种好办法?	(　)
18. 你的感情是否容易受到伤害?	(　)
19. 你想服用有奇特效果或具有危险性的药物吗?	(　)
20. 你是否时常感到"极其厌烦"?	(　)
21. 你曾多占多得别人的东西（甚至是一针一线）吗?	(　)
22. 如果条件允许，你喜欢经常外出（旅行）吗?	(　)
23. 对你所喜欢的人，你是否为取乐少而开过过头的玩笑?	(　)
24. 你是否常因"自罪感"而烦恼?	(　)
25. 你是否有时候谈论一些你自己毫无所知的事?	(　)
26. 你是否宁愿看些书，也不想去会见别人?	(　)
27. 有坏人想去害你吗?	(　)
28. 你认为自己"神经过敏"吗?	(　)
29. 你的朋友多吗?	(　)
30. 你是个忧虑重重的人吗?	(　)
31. 你在儿童时代是否立即听从大人的吩咐而毫无怨言?	(　)
32. 你是一个无忧无虑、逍遥自在的人吗?	(　)
33. 有礼貌、爱整洁对你很重要吗?	(　)
34. 你是否担心将会发生可怕的事情?	(　)
35. 在结识新朋友时，你通常是主动的吗?	(　)
36. 你觉得自己是个非常敏感的人吗?	(　)

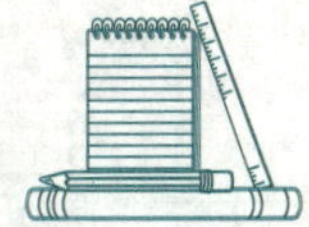

续表

内容	答题
37. 和别人在一起的时候，你是否不常说话？	（ ）
38. 你是否认为结婚是个旧框框，应该废除？	（ ）
39. 你有时有点自吹自擂吗？	（ ）
40. 在一个沉闷的场合，你能给大家添点生气吗？	（ ）
41. 慢腾腾开车的司机是否使你讨厌？	（ ）
42. 你担心自己的健康吗？	（ ）
43. 你是否喜欢说笑话和谈论有趣的事？	（ ）
44. 你是否觉得大多数事情对你都是无所谓的？	（ ）
45. 你小时候曾经有过对父母鲁莽无礼的行为吗？	（ ）
46. 你喜欢和别人打成一片、整天相处在一起吗？	（ ）
47. 你失眠吗？	（ ）
48. 你饭前必定先洗手吗？	（ ）
49. 当别人问你话时，你是否对答如流？	（ ）
50. 你是否宁愿有富裕时间，喜欢早点动身去赴约会？	（ ）
51. 你经常无缘无故感到疲倦和无精打采吗？	（ ）
52. 你打游戏或打牌时曾经作弊吗？	（ ）
53. 你喜欢紧张地工作吗？	（ ）
54. 你时常觉得自己的生活很单调吗？	（ ）
55. 你曾经为了自己而利用过别人吗？	（ ）
56. 你是否参加的活动太多，已超过自己可能分配的时间？	（ ）
57. 是否有那么几个人时常躲着你？	（ ）
58. 你是否认为人们为保障自己的将来而精打细算勤俭节约所费的时间太多？	（ ）
59. 你是否曾经想过去死？	（ ）
60. 若你确知不会被发现，你会少付给人家钱吗？	（ ）
61. 你能使一个联欢会开得成功吗？	（ ）
62. 你是否尽力使自己不粗鲁？	（ ）
63. 一件使你为难的事情过去之后，是否使你烦恼好久？	（ ）
64. 你曾否坚持要照你的想法办事？	（ ）
65. 当你去乘火车时，你是否最后一分钟到达？	（ ）
66. 你是否“神经质”？	（ ）
67. 你常感到寂寞吗？	（ ）
68. 你的言行总是一致的吗？	（ ）
69. 你有时喜欢玩弄动物吗？	（ ）
70. 有人对你或你的工作吹毛求疵时，是否容易伤害你的感情？	（ ）
71. 你去赴约会、上班时，曾否迟到？	（ ）
72. 你是否喜欢在你周围有许多热闹和高兴的事？	（ ）
73. 你愿意让别人怕你吗？	（ ）
74. 你是否有时兴致勃勃，有时却很懒散不想动？	（ ）

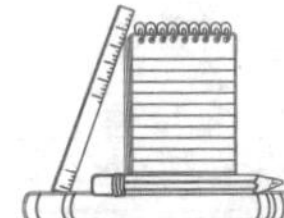

续表

内 容	答 题
75. 你有时会把今天应做的事拖到明天吗?	( )
76. 别人是否认为你是生气勃勃?	( )
77. 别人是否对你说许多谎话?	( )
78. 你是否对有些事情易性急生气?	( )
79. 若你犯了错误，是否都愿意承认?	( )
80. 你是一个整洁严谨、有条不紊的人吗?	( )
81. 在公园里或马路上，你是否总是把果皮或残纸扔到垃圾箱里?	( )
82. 遇到为难的事情，你是否拿不定主意?	( )
83. 你是否有过随口骂人的时候?	( )
84. 若你乘车或飞机外出时，你是否担心会碰撞或出意外?	( )
85. 你是一个爱交往的人吗?	( )

三、评分方法和解释

1. 分值换算方法 把被试的答案与原始分标准对照进行记分，算出各量表原始分，再根据常模换算出标准分，平均分为 50 分，标准差为 10 分。所以标准分在 43.3 ～ 56.7 分为中间型；在 38.5 ～ 43.3 分或 56.7 ～ 61.5 分为倾向型；在 38.5 分以下或 61.5 分以上为典型型。

2. 计算原始分

精神质（P）：第 19、23、27、38、41、44、57、58、65、69、73、77 题“是”和第 2、8、10、17、33、50、62、80 题答“否”的每题各得 1 分。

内外向（E）：第 1、5、9、13、16、22、29、32、35、40、43、46、49、53、56、61、72、76、85 题答“是”和第 26、37 题答“否”的每题各得 1 分。

神经质（N）：第 3、6、11、14、18、20、24、28、30、34、36、42、47、51、54、59、63、66、67、70、74、78、82、84 题答“是”的每题各得 1 分。

掩饰性（L）：第 12、31、48、68、79、81 题答“是”和第 4、7、15、21、25、39、45、52、55、60、64、71、75、83 题答“否”的每题各得 1 分。

3. 换算标准分

原始分	P	0	1	2	3	4	5	6	7	8	9	10
标准分	男	31	34	37	40	44	47	50	51	56	59	62
	女	32	35	39	42	46	49	52	56	59	62	66
原始分	P	11	12	13	14	15	16	17	18	19	20	
标准分	男	65	68	72	75	78	81	84	87	90	93	
	女	69	73	76	79	83	86	90	93	96	100	
原始分	E	0	1	2	3	4	5	6	7	8	9	10
标准分	男	27	30	32	34	37	39	41	43	46	48	50
	女	28	31	33	35	38	40	43	45	48	50	52
原始分	E	11	12	13	14	15	16	17	18	19	20	21

续表

标准分	男	52	55	57	59	62	64	66	68	71	73	75		
	女	28	31	33	35	38	40	43	45	48	50	52		
原始分	N	0	1	2	3	4	5	6	7	8	9	10	11	12
标准分	男	28	30	33	35	37	39	41	43	46	48	50	52	54
	女	26	29	31	33	35	37	39	42	44	46	48	50	52
原始分	N	13	14	15	16	17	18	19	20	21	22	23	24	
标准分	男	56	59	61	63	65	67	69	72	74	76	78	80	
	女	54	57	59	61	63	65	67	69	72	74	76	78	
原始分	L	0	1	2	3	4	5	6	7	8	9	10		
标准分	男	27	29	30	32	34	36	37	39	41	43	44		
	女	16	19	22	24	27	30	33	36	39	42	44		
原始分	L	11	12	13	14	15	16	17	18	19	20			
标准分	男	46	48	50	51	53	55	56	58	60	62			
	女	47	50	53	56	59	62	64	67	70	73			

4. 每一维度除单独解释外，还可与其他维度相结合进行解释。例如，E 量表与 N 量表结合，以 E 为横轴、N 为纵轴，便构成四组，即外向 – 不稳定，它相当于古代气质分型的胆汁质；外向 – 稳定，相当于多血质；内向 – 稳定，相当于黏液汁；内向 – 不稳定，相当于抑郁质。

症状自评量表（SCL – 90）

一、指导语

以下表格中列出了有些人可能有的病痛或问题，请仔细阅读每一项，然后根据最近 1 星期以内下列问题影响您或使您感到苦恼的程度，在方格内选择最合适的一格打“√”。请不要漏掉问题。

二、表格

	从无 0	轻度 1	中度 2	偏重 3	严重 4
1. 头痛					
2. 神经过敏，心中不踏实					
3. 头脑中有不必要的想法或字句盘旋					
4. 头昏或昏倒					
5. 对异性的兴趣减退					
6. 对旁人责备求全					
7. 感到别人能控制您的思想					
8. 责怪别人制造麻烦					

续表

	从无 0	轻度 1	中度 2	偏重 3	严重 4
9. 忘性大					
10. 担心自己的衣饰整齐及仪态的端正					
11. 容易烦恼和激动					
12. 胸痛					
13. 害怕空旷的场所或街道					
14. 感到自己的精力下降，活动减慢					
15. 想结束自己的生命					
16. 听到旁人听不到的声音					
17. 发抖					
18. 感到大多数人都不可信任					
19. 胃口不好					
20. 容易哭泣					
21. 同异性相处时感到害羞不自在					
22. 感到受骗，中了圈套或有人想抓住您					
23. 无缘无故地突然感到害怕					
24. 情不自禁地大发脾气					
25. 怕单独出门					
26. 经常责怪自己					
27. 腰痛					
28. 感到难以完成任务					
29. 感到孤独					
30. 感到苦闷					
31. 过分担忧					
32. 对事物不感兴趣					
33. 感到害怕					
34. 您的感情容易受到伤害					
35. 旁人能知道您的私下想法					
36. 感到别人不理解您，不同情您					
37. 感到人们对您不好，不喜欢您					
38. 做事必须做得很慢以保证做得正确					
39. 心跳得很厉害					
40. 恶心或胃部不舒服					
41. 感到比不上他人					
42. 肌肉酸痛					
43. 感到有人在监视您、谈论您					
44. 难以入睡					

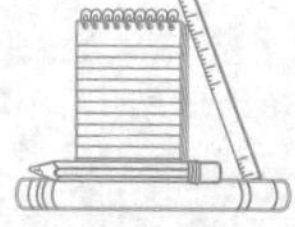

续表

	从无 0	轻度 1	中度 2	偏重 3	严重 4
45. 做事必须反复检查					
46. 难以做出决定					
47. 怕乘电车、公共汽车、地铁或火车					
48. 呼吸有困难					
49. 一阵阵发冷或发热					
50. 因为感到害怕而避开某些东西、场合或活动					
51. 脑子变空了					
52. 身体发麻或刺痛					
53. 喉咙有梗塞感					
54. 感到前途没有希望					
55. 不能集中注意力					
56. 感到身体的某一部分软弱无力					
57. 感到紧张或容易紧张					
58. 感到手或脚发重					
59. 想到死亡的事					
60. 吃得太多					
61. 当别人看着您或谈论您时感到不自在					
62. 有一些不属于您自己的想法					
63. 有想打人或伤害他人的冲动					
64. 醒得太早					
65. 必须反复洗手、点数目或触摸某些东西					
66. 睡得不稳不深					
67. 有想摔坏或破坏东西的冲动					
68. 有一些别人没有的想法或念头					
69. 感到对别人神经过敏					
70. 在商店或电影院等人多的地方感到不自在					
71. 感到做任何事情都很困难					
72. 一阵阵恐惧或惊恐					
73. 感到在公共场合吃东西很不舒服					
74. 经常与人争论					
75. 单独一人时神经很紧张					
76. 别人对您的成绩没有做出恰当的评价					
77. 即使和别人在一起也感到孤单					
78. 感到坐立不安、心神不定					
79. 感到自己没有什么价值					
80. 感到熟悉的东西变成陌生或不像是真的					

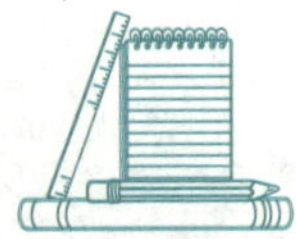

续表

	从无 0	轻度 1	中度 2	偏重 3	严重 4
81. 大叫或摔东西					
82. 害怕会在公共场所昏倒					
83. 感到别人想占您的便宜					
84. 为一些“性”的想法很苦恼					
85. 您认为应该因为自己的过错而受到惩罚					
86. 感到要赶快把事情做完					
87. 感到自己的身体有严重的问题					
88. 从未感到和其他人很亲近					
89. 感到自己有罪					
90. 感到自己的脑子有毛病					

三、评定方法

采取五级评分法（0～4 分），即对于所列情况或症状在某一时间内的严重程度进行评定：无 =0 分，轻度 =1 分，中度 =2 分，偏重 =3 分，严重 =4 分。

四、量表结构及意义

因子（最高分）	题　号	意　义
1. 躯体化（48）	1，4，12，27，40，42，48，49，52，53，56，58	反映身体不适感如头痛、背痛、肌肉酸痛及焦虑的其他躯体症状
2. 强迫症状（40）	3，9，10，28，38，45，46，51，55，65	反映与强迫观念、行为有关症状
3. 人际关系敏感	6，21，34，36，37，41，61，69，73	反映人际交往障碍，如自卑、不自在、社会交往时焦虑不安
4. 忧郁（52）	5，14，15，20，22，26，29，30，31，32，54，71，79	反映心境不佳、悲观失望、忧郁、对生活无兴趣，甚至有自杀的想法
5. 焦虑（40）	2，17，23，33，39，57，72，78，80，86	反映烦躁、坐立不安、紧张过敏以及躯体征象
6. 敌对（24）	11，24，63，67，74，81	反映敌意的情绪、思想和行为
7. 恐怖（28）	13，25，47，50，70，75，82	反映空旷场地恐惧及对高空、人群、社交场合产生恐怖感觉
8. 偏执（24）	8，18，43，68，76，83	反映投射性思维、猜疑、妄想、被动体验和夸大等偏执思维
9. 精神病性（40）	7，16，35，62，77，84，85，87，88，90	反映各种限定的严重精神病急性症状和行为
10. 其他（20）	19，44，59，60，64，66，89	反映睡眠和饮食情况

抑郁自评量表（SDS）

一、填表注意事项

下面20项文字，请仔细阅读每一项，把意思弄明白，然后根据您最近1周的实际情况在适当的方格里打“√”。每一项文字后有4个方格，表示：1没有或很少时间；2少部分时间；3相当多时间；4绝大部分或全部时间。

二、表格

	1	2	3	4
1. 我觉得闷闷不乐，情绪低沉	□	□	□	□
*2. 觉得一天之中早晨最好	□	□	□	□
3. 我一阵阵哭出来或觉得想哭	□	□	□	□
4. 我晚上睡眠不好	□	□	□	□
*5. 我吃得跟平常一样多	□	□	□	□
*6. 我与异性密切接触时和以往一样感到愉快	□	□	□	□
7. 我发觉我的体重在下降	□	□	□	□
8. 我有便秘的苦恼	□	□	□	□
9. 我心跳比平时快	□	□	□	□
10. 我无缘无故地感到疲乏	□	□	□	□
*11. 我的头脑像往常一样清楚	□	□	□	□
*12. 我做事像平时一样不感到困难	□	□	□	□
13. 我坐卧不安，难以保持平静	□	□	□	□
*14. 我对未来感到有希望	□	□	□	□
15. 我比平时更容易激怒	□	□	□	□
*16. 我觉得决定什么事很容易	□	□	□	□
*17. 我感到自己是有用的和不可缺少的人	□	□	□	□
*18. 我的生活很有意义	□	□	□	□
19. 假若我死了别人会过得更好	□	□	□	□
*20. 我仍旧喜爱自己平时喜爱的东西	□	□	□	□

注：* 为反向计分。

三、评定方法

主要统计指标为总分。把20个题的得分相加为粗分，粗分乘以1.25取整数，即得到标准分。抑郁评定的分界值为53分，分数越高，抑郁倾向越明显。

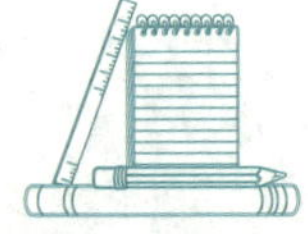

焦虑自评量表（SAS）

一、注意事项

下面有20项文字，请仔细阅读每一项，把意思弄明白，然后根据您最近1周的实际感觉，在适当的方格里画一个“√”。每一项文字后有4个方格，表示：1没有或很少时间；2少部分时间；3相当多时间；4绝大部分或全部时间。

二、表格

	1	2	3	4
1. 我觉得比平常容易紧张或着急	□	□	□	□
2. 我无缘无故地感到害怕	□	□	□	□
3. 我容易心里烦乱或觉得惊恐	□	□	□	□
4. 我觉得我可能将要发疯	□	□	□	□
*5. 我觉得一切都很好，也不会发生什么不幸	□	□	□	□
6. 我手脚发抖打颤	□	□	□	□
7. 我因为头痛、颈痛和背痛而苦恼	□	□	□	□
8. 我感觉容易衰弱和疲乏	□	□	□	□
*9. 我觉得心平气和，并容易安静坐着	□	□	□	□
10. 我觉得心跳得很快	□	□	□	□
11. 我因为一阵阵头晕而苦恼	□	□	□	□
12. 我有晕倒发作，或觉得要晕倒似的	□	□	□	□
*13. 我吸气和呼气都感到很容易	□	□	□	□
14. 我的手脚麻木和刺痛	□	□	□	□
15. 我因为胃痛和消化不良而苦恼	□	□	□	□
16. 我常常要小便	□	□	□	□
*17. 我的手脚常常是干燥温暖的	□	□	□	□
18. 我脸红发热	□	□	□	□
*19. 我容易入睡并且一夜睡得很好	□	□	□	□
20. 我做噩梦	□	□	□	□

注：*为反向计分。

三、评定方法

主要统计指标为总分。把20个题的得分相加为粗分，粗分乘以1.25取整数，即得到标准分。焦虑评定的分界值为50分，分数越高，焦虑倾向越明显。

A型行为量表

指导语：请回答下列问题。凡是符合您的情况的就在“是”上打“√”；凡是不符合您的情况的就在“否”上打“√”。每个问题必须回答，答案无所谓对与不对、好与不好。请尽快回答，不要在每个问题上太多思索。回答时不要考虑应该怎样，只回答您平时是怎样就可以了。		
题目	是	否
1. 我常常力图说服别人同意我的观点	□	□
2. 即使没有什么要紧事，我走路也很快	□	□
3. 我经常感到应该做的事情很多，有压力	□	□
4. 我自己决定了的事，别人很难使我改变主意	□	□
5. 我常常为一些事发脾气或和人争吵	□	□
6. 遇到买东西排长队时，我宁愿不买	□	□
7. 有些工作我根本安排不过来，只能临时挤时间去做	□	□
8. 我上班或赴约会时，从来都不迟到	□	□
9. 当我正在做事时，谁要是打扰我，不管有意无意，我都非常恼火	□	□
10. 我总看不惯那些慢条斯理、不紧不慢的人	□	□
11. 有时我简直忙得透不过气来，因为该做的事太多了	□	□
12. 即使跟别人合作，我也总想单独完成一些更重要的部分	□	□
13. 有时我真想骂人	□	□
14. 我做事情喜欢慢慢来，而且总是思前想后	□	□
15. 排队买东西，要是有人插队，我就忍不住指责他或出来干涉	□	□
16. 我觉得自己是一个无忧无虑、逍遥自在的人	□	□
17. 有时连我自己都觉得我所操心的事远远超过我应该操心的范围	□	□
18. 无论做什么事，即使比别人差，我也无所谓	□	□
19. 我总不能像有些人那样，做事不紧不慢	□	□
20. 我从来没想过要按照自己的想法办事	□	□
21. 每天的事情都使我的神经高度紧张	□	□
22. 在公园里赏花、观鱼等，我总是先看完，等着同来的人	□	□
23. 对别人的缺点和毛病，我常常不能宽容	□	□
24. 在我所认识的人里中，个个我都喜欢	□	□
25. 听到别人发表不正确的见解，我总想立即去纠正他	□	□
26. 无论做什么事，我都比别人快一些	□	□
27. 当别人对我无礼时，我会立即以牙还牙	□	□
28. 我觉得我有能力把一切事情做好	□	□
29. 聊天时，我也总是急于说出自己的想法，甚至打断别人的话	□	□
30. 人们认为我是一个相当安静、沉着的人	□	□
31. 我觉得世界上值得我信任的人实在不多	□	□

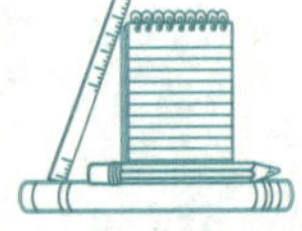

续表

题目	是	否
32. 对未来我有许多想法，并总想一下子都能实现	□	□
33. 有时我也会说人家的闲话	□	□
34. 尽管时间很宽裕，但我吃饭也快	□	□
35. 听人讲话或报告时我常替讲话人着急，总想还不如我来讲	□	□
36. 即使有人冤枉我，我也能够忍受	□	□
37. 我有时会把今天该做的事拖到明天去做	□	□
38. 人们认为我是一个干脆、利落、高效率的人	□	□
39. 有人对我或我的工作吹毛求疵时，很容易挫伤我的积极性	□	□
40. 我常常感到时间晚了，可一看表还早呢	□	□
41. 我觉得我是一个非常敏感的人	□	□
42. 我做事总是匆匆忙忙的，力图用最少的时间办更多的事情	□	□
43. 如果犯错误，我每次都愿意承认	□	□
44. 坐公共汽车时，我总觉得司机开车太慢	□	□
45. 无论做什么事，即使看着别人做不好我也不想替他做	□	□
46. 我常常为工作没做完，一天又过去了而感到忧虑	□	□
47. 很多事情如果由我来负责，情况要比现在好得多	□	□
48. 有时我会想到一些坏得说不出口的事	□	□
49. 即使受工作能力和水平很差的人所领导，我也无所谓	□	□
50. 必须等待什么的时候，我总是心急如焚，“像热锅上的蚂蚁”	□	□
51. 当事情不顺利时，我就想放弃	□	□
52. 假如我可以不买票白看电影，而且不会被发觉，我可能会这样做	□	□
53. 别人托我办的事，只要答应了，我从不拖延	□	□
54. 人们认为我做事很有耐性，干什么都不会着急	□	□
55. 约会或乘车、船，我从不迟到，如果对方耽误了，我就恼火	□	□
56. 我每天都会看电影，不然心里不舒服	□	□
57. 许多事情本来可以大家分担，可我喜欢一个人去干	□	□
58. 我觉得别人对我的话理解太慢，甚至理解不了我的意思似的	□	□
59. 人们说我是个暴性子的人	□	□
60. 我常常比较容易看到别人的缺点而忽视别人的优点	□	□

评定方法：

此量表包含60个题目，分成3部分：

1. TH共25题，表示有时间匆忙感、紧迫感，做事快等。

2. CH共25题，表示争强好胜、怀有戒心、敌意和缺乏耐心等。

3. L共10题，为真实性纠正题。

前两部分包含冠状动脉粥样硬化性心脏病患者所具有的性格或行为表现的主要特征，L专门用于测试受试者回答问卷的真实性。每题的回答与标准答案相符合者记1分。

A型行为量表标准答案

答“是”	答“否”
TH：2，3，6，7，10，11，19，21，22，26，29，34，38，40，42，44，46，50，53，55，58	TH：14，16，30，54
CH：1，4，5，9，12，15，17，23，25，27，28，31，32，35，39，41，47，57，59，60	CH：18，36，45，49，51
L：8，20，24，43，56	L：13，33，37，48，52

解释：

1. L分≥7，反映回答不真实，答卷无效。

2. TH+CH=行为总分

行为总分≥36分，视为具有A型行为特征。

行为总分在28～35分，视为中间偏A型行为特征。

行为总分在19～26分，视为中间偏B行为特征。

行为总分≤18分，视为具有B型行为特征。

行为总分为27分，视为极端中间型。

医学应对问卷（MCMQ）

说明：下面列出一些问题，以了解你的某些想法、感受和行为，这些与你目前所患的疾病有关，请在每一问题后的四个答案中选取与你的实际情况最接近的一个打“√”。
*1. 你在多大程度上希望自己参与做出各种治疗决定？
（1）非常希望（2）中等希望（3）有点希望（4）不希望
2. 你是否经常想与亲戚朋友谈论你的疾病？
（1）不想（2）有时想（3）经常想（4）总是想
3. 在讨论你的疾病的时候，你是否经常发现自己却在考虑别的事情？
（1）从不这样（2）有时这样（3）经常这样（4）总是这样
*4. 你是否经常觉得自己要完全恢复健康是没有指望的？
（1）总是这样（2）经常这样（3）有时这样（4）从不这样
5. 几个月来，你从医生、护士等专业的人那里得到多少有关疾病的知识？
（1）极少（2）一些（3）较多（4）很多
6. 你是否经常觉得因为疾病自己对今后各方面的事不关心了？
（1）从不这样（2）有时这样（3）经常这样（4）总是这样
7. 你在多大程度上愿意与亲友谈别的事，因为你没有必要老去考虑疾病？
（1）极低程度（2）一定程度（3）相当程度（4）很大程度
8. 你的疾病在多大程度上使你以更积极的态度去考虑生活中的一些事？
（1）极低程度（2）一定程度（3）相当程度（4）很大程度

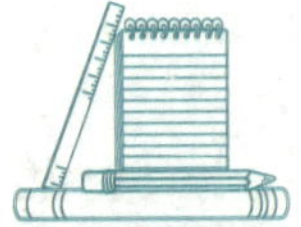

教材目录

注：凡标☆者为"十四五"职业教育国家规划教材。

序号	书　名	主　编		主编所在单位	
1	医古文	刘庆林	江　琼	湖南中医药高等专科学校	江西中医药高等专科学校
2	中医药历史文化基础	金　虹		四川中医药高等专科学校	
3	医学心理学	范国正		娄底职业技术学院	
4	中医适宜技术	肖跃红		南阳医学高等专科学校	
5	中医基础理论	陈建章	王敏勇	江西中医药高等专科学校	邢台医学院
6	中医诊断学	王农银	徐宜兵	遵义医药高等专科学校	江西中医药高等专科学校
7	中药学	李春巧	林海燕	山东中医药高等专科学校	滨州医学院
8	方剂学	姬水英	张　尹	渭南职业技术学院	保山中医药高等专科学校
9	中医经典选读	许　海	姜　侠	毕节医学高等专科学校	滨州医学院
10	卫生法规	张琳琳	吕　慕	山东中医药高等专科学校	山东医学高等专科学校
11	人体解剖学	杨　岚	赵　永	成都中医药大学	毕节医学高等专科学校
12	生理学	李开明	李新爱	保山中医药高等专科学校	济南护理职业学院
13	病理学	鲜于丽	李小山	湖北中医药高等专科学校	重庆三峡医药高等专科学校
14	药理学	李全斌	卫　昊	湖北中医药高等专科学校	陕西中医药大学
15	诊断学基础	杨　峥	姜旭光	保山中医药高等专科学校	山东中医药高等专科学校
16	中医内科学	王　飞	刘　菁	成都中医药大学	山东中医药高等专科学校
17	西医内科学	张新鹃	施德泉	山东中医药高等专科学校	江西中医药高等专科学校
18	中医外科学☆	谭　工	徐迎涛	重庆三峡医药高等专科学校	山东中医药高等专科学校
19	中医妇科学	周惠芳		南京中医药大学	
20	中医儿科学	孟陆亮	李　昌	渭南职业技术学院	南阳医学高等专科学校
21	西医外科学	王龙梅	熊　炜	山东中医药高等专科学校	湖南中医药高等专科学校
22	针灸学☆	甄德江	张海峡	邢台医学院	渭南职业技术学院
23	推拿学☆	涂国卿	张建忠	江西中医药高等专科学校	重庆三峡医药高等专科学校
24	预防医学☆	杨柳清	唐亚丽	重庆三峡医药高等专科学校	广东江门中医药职业学院
25	经络与腧穴	苏绪林		重庆三峡医药高等专科学校	
26	刺法与灸法	王允娜	景　政	甘肃卫生职业学院	山东中医药高等专科学校
27	针灸治疗☆	王德敬	胡　蓉	山东中医药高等专科学校	湖南中医药高等专科学校
28	推拿手法	张光宇	吴　涛	重庆三峡医药高等专科学校	河南推拿职业学院
29	推拿治疗	唐宏亮	汤群珍	广西中医药大学	江西中医药高等专科学校

序号	书 名	主 编		主编所在单位	
30	小儿推拿	吕美珍	张晓哲	山东中医药高等专科学校	邢台医学院
31	中医学基础	李勇华	杨 频	重庆三峡医药高等专科学校	甘肃卫生职业学院
32	方剂与中成药☆	王晓戎	张 彪	安徽中医药高等专科学校	遵义医药高等专科学校
33	无机化学	叶国华		山东中医药高等专科学校	
34	中药化学技术	方应权	赵 斌	重庆三峡医药高等专科学校	广东江门中医药职业学院
35	药用植物学☆	汪荣斌		安徽中医药高等专科学校	
36	中药炮制技术☆	张昌文	丁海军	湖北中医药高等专科学校	甘肃卫生职业学院
37	中药鉴定技术☆	沈 力	李 明	重庆三峡医药高等专科学校	济南护理职业学院
38	中药制剂技术	吴 杰	刘玉玲	南阳医学高等专科学校	娄底职业技术学院
39	中药调剂技术	赵宝林	杨守娟	安徽中医药高等专科学校	山东中医药高等专科学校
40	药事管理与法规	查道成	黄 娇	南阳医学高等专科学校	重庆三峡医药高等专科学校
41	临床医学概要	谭 芳	向 军	娄底职业技术学院	毕节医学高等专科学校
42	康复治疗基础	王 磊		南京中医药大学	
43	康复评定技术	林成杰	岳 亮	山东中医药高等专科学校	娄底职业技术学院
44	康复心理	彭咏梅		湖南中医药高等专科学校	
45	社区康复	陈丽娟		黑龙江中医药大学佳木斯学院	
46	中医养生康复技术	廖海清	艾 瑛	成都中医药大学附属医院针灸学校	江西中医药高等专科学校
47	药物应用护理	马瑜红		南阳医学高等专科学校	
48	中医护理	米健国		广东江门中医药职业学院	
49	康复护理	李为华	王 建	重庆三峡医药高等专科学校	山东中医药高等专科学校
50	传染病护理☆	汪芝碧	杨蓓蓓	重庆三峡医药高等专科学校	山东中医药高等专科学校
51	急危重症护理☆	邓 辉		重庆三峡医药高等专科学校	
52	护理伦理学☆	孙 萍	张宝石	重庆三峡医药高等专科学校	黔南民族医学高等专科学校
53	运动保健技术	潘华山		广东潮州卫生健康职业学院	
54	中医骨病	王卫国		山东中医药大学	
55	中医骨伤康复技术	王 轩		山西卫生健康职业学院	
56	中医学基础	秦生发		广西中医学校	
57	中药学☆	杨 静		成都中医药大学附属医院针灸学校	
58	推拿学☆	张美林		成都中医药大学附属医院针灸学校	